U0359225

中醫典籍叢刊

證類本草箋釋

〔宋〕唐慎微 撰

王家葵　蔣　淼 箋釋

二

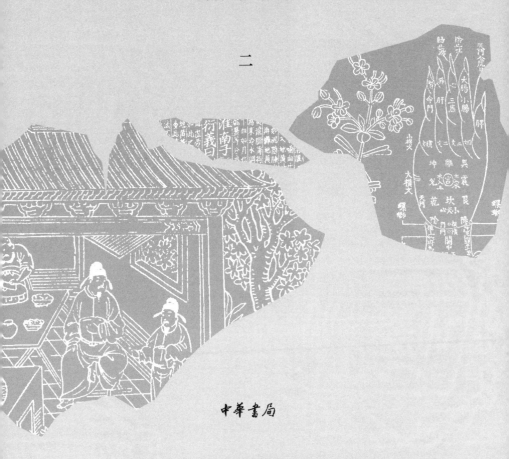

中華書局

本册目録

重修政和經史證類備用本草卷第七 ·········· 697

重修政和經史證類備用本草卷第五

玉石部下品總九十三種

一十二種神農本經白字。

一十一種名醫別録墨字。

一十種唐本先附注云"唐附"。

八種今附皆醫家常用,有効,注云"今附"。

一十一種新補

五種新定

一種唐慎微續補墨蓋子下是。

三十五種陳藏器餘

　　凡墨蓋子已下並唐慎微續證類

伏龍肝　　　　　　　　石灰百草霜(續注)。

礜石　　　　　　　　　砒霜今附。砒黄(續注)。

鐺墨今附。　　　　　　硇砂唐附。

鉛丹　　　　　　　　　鈆新補。

粉錫

東壁土好土、土消、土檳榔(續注)。

437

赤銅屑唐附。銅器(續注)。

銅青新補。

代赭赤土(附)。

戎鹽鹽藥(續注)。

卤鹹

井華水新補。

地漿自草部移。

泉水新補。

熱湯新補。繰絲湯、燖猪湯(附)。

冬灰

自然銅今附。鍦石(附)。

銅鑛石唐附。

金星石新定。銀星石(附)。

握雪礜石唐附。

土陰孽

釭音工。中膏今附。

鍛竈灰竈突墨、竈中熱灰(續注)。

方解石

礬石唐附。麃黃石、麥飯石、水中圓石等(附)。

井泉石新定。

花乳石新定。

石腦油新定。

錫銅鏡鼻古鑑(續注)。

井底砂

石鷰唐附。

大鹽

漿水新補。冰漿(附)。

菊花水新補。

臘雪新補。

半天河自草部移。

白堊烏恪切,白土也。

青琅玕瑠璃、玻瓈(續注)。

金牙

銅弩牙

特生礜石

梁上塵唐附。

車脂今附。

淋石今附。

礓石新定。

蒼石

石蠶今附。

白瓷瓦屑唐附。

烏古瓦_{唐附}。　　　　不灰木_{今附}。

蓬砂_{新補}。　　　　　鉱霜_{新補}。

古文錢_{新補}。　　　　蛇黃_{元在蟲部,今移唐附}。

三十五種陳藏器餘

玉井水	碧海水	千里水
秋露水	甘露水	繁露水
六天氣	梅雨水	醴泉
甘露蜜	冬霜	雹
溫湯	夏冰	方諸水
乳穴中水	水花	赤龍浴水
糧罌中水	甑氣水	好井水
正月雨水	生熟湯	屋漏水
三家洗椀水	蟹膏投漆中化爲水	豬槽中水
市門衆人溺坑中水	鹽膽水	水氣
塚井中水	陰地流泉	銅器蓋食器上汗
炊湯	諸水有毒	

伏龍肝　味辛,微溫。主婦人崩中,吐血,止欬逆,止血,消癰腫毒氣。

陶隱居云:此竈中對釜月下黃土也。取擣篩,合葫塗癰,甚效。以竈有神,故號爲伏龍肝,并以迁隱其名爾。今人又用廣州鹽城屑以療漏血、瘀血,亦是近耳之土,兼得火燒之義也。臣禹錫等謹按,藥性論云:伏龍肝,單用亦可,味鹹,無毒。末與醋調塗癰腫。**蕭炳**云：釜月中墨，一名釜臍下墨。**陳藏器**云：竈中土及四交道土，合末以飲兒，辟夜啼。**日華子**云：伏龍肝，熱，微毒。治鼻洪，腸風，帶下，血崩，泄精，尿血，催生下胞及小兒夜啼。

圖經：文具石灰條下。

【雷公云：凡使，勿悮用竈下土。其伏龍肝是十年已來竈額內火氣積，自結如赤色石，中黃，其形兒八棱，取得後細研，以滑石水飛過兩遍，令乾，用熟絹裹却，取子時安於舊額內一伏時，重研了用。

聖惠方：治小兒臍瘡久不差，用伏龍肝傅之。

外臺秘要：《救急》治心痛冷熱：伏龍肝末，煮水服方寸匕，若冷，以酒服。　**又方**：治癰腫：伏龍肝以蒜和作泥塗，用布上貼之，如乾則再易。

千金方：治風痱者，卒不能語，口噤，手足不隨而強直方：伏龍肝五升，以水八升，和攪取汁飲之，能盡爲善。　**又方**：治諸腋臭：伏龍肝燒作泥傅之，立差。　**又方**：治鬼魘不悟：取伏龍肝末吹鼻中。　**又方**：治中風，心煩恍惚，或腹中痛滿，或時絕而復甦者：取釜下土五升，搗末，以冷水八升和之，取汁盡服之。口已噤者，強開以筒灌之，使得下入，便愈，甚効。　**又方**：發背欲死方：伏龍肝末，以酒調，厚傅其上，瘡口乾即易，不日平復。　**又方**：小兒卒重舌：釜下土，苦酒和塗舌下。　**又方**：灸瘡痛腫，急痛：竈中黃土水煮令熱，淋渫之，即良。

千金翼：治狂癲不識人：以水服伏龍肝方寸匕，日進三。

肘後方：治諸癰疽發背及乳房：釜下土搗取末，鷄子中黃和塗之,佳。

簡要濟眾:治小兒丹毒從臍中起方:伏龍肝是年深竈下黃土,研爲末,以屋漏水和如糊,傅患處,乾即再傅,以差爲度。用新汲水調亦得。

廣利方:治吐血,鼻衄不止:伏龍肝半升,以新汲水一大升淘取汁,和蜜頓服。

傷寒類要:姙娠熱病方:以水調伏龍肝一鷄子許服之。**又方**:姙娠遭時疫熱病,令子不墮:竈下土,水和塗臍,乾又塗之,以酒調亦妙。

十全博救方:治子死腹中,其母氣欲絶,不出方:伏龍肝三錢匕,以水調下,其土當兒頭上戴出,甚妙。

子母秘録:小兒赤遊,行於身上下,至心即死:伏龍肝末,和鷄子白塗,乾即易。 **又方**:小兒尿灰瘡:伏龍肝和鷄子白塗之。

産寶:治胞衣不出:取竈下土一寸,研碎,用好醋調令相得,内於臍中,續取甘草湯三四合服之,出。

賈相公進過牛經①:牛糞血者,取竈中黃土二兩,酒一升,煎,候冷灌之,立差。

楊氏産乳:療患時行,令胎不損:伏龍肝末和水服,塗臍方寸,乾即易。

丹房鏡源云:伏龍肝,或經十年者竈下掘深一尺下真片

---

① 賈相公進過牛經:底本"進過牛經"爲小字,據本書"證類本草所出經史方書"有《賈相公牛經》,改爲大字書名。以下類似改動不再出注。

紫甃色者可用，伏砂縮賀，妙。賀者，錫也。

衍義曰：伏龍肝，婦人血露，蚕沙一兩炒，伏龍肝半兩，阿膠一兩，同爲末，温酒調，空肚服二三錢，以知爲度。本條中有東壁土，陳藏器云"取其東壁土，久乾也"。今詳之，南壁土亦向陽久乾也，何不取？蓋東壁常先得曉日烘炙，日者太陽真火，故治瘟瘧。或曰：何不取午盛之時南壁土，而取日初出東壁土者何也？火生之時其氣壯，故《素問》云"少火之氣壯"；及其當午之時，則壯火之氣衰，故不取。實用此義。或曰：何以知日者太陽真火？以水精珠，或心凹銅鑑，向日射之，以艾承接其光聚處，火出，故知之。

[箋釋]

伏龍肝又稱竈心土，陶弘景説是"對釜月下黃土"。按，"釜月"一詞未見有確切的解釋，據蕭炳《四聲本草》云："釜月中墨，一名釜臍上墨。"因此"釜月"應該就是"釜臍"的意思，指釜鬵底部正中心位置。

陶弘景又説："以竈有神，故號爲伏龍肝，并以迂隱其名爾。"祀竈的習俗淵源甚古，《禮記·祭法》竈爲七祀之一，鄭玄注："小神居人之間，司察小過，作譴告者爾。"《論語·八佾》云："與其媚於奧，寧媚於竈。"《莊子·達生》云："沈有履，竈有髻。"司馬彪云："竈神其狀如美女，著赤衣，名髻也。"這些文獻所討論的都是竈神與祀竈，但並無助於解釋竈心土何以得名"伏龍肝"。

《後漢書·陰識傳》李賢注引《雜五行書》云："竈神名禪，字子郭，衣黃衣，夜披髮從竈中出。知其名呼之，可除

兇惡。宜市豬肝泥竈，令婦孝。"這是所見文獻中"竈"與
"肝"的唯一聯繫之處。故《容齋四筆》引證説："予嘗見臨
安醫官陳與大夫言，當以砌竈時，納豬肝一具於土中，俟其
積久與土爲一，然後用之，則稍與名相應。"又云："《廣濟
曆》亦有此説，又列作竈忌日，云'伏龍在不可移作'。所
謂伏龍者，竈之神也。"

石灰　味辛，温。主疽瘍，疥瘙，
熱氣，惡瘡，癩疾，死肌，墮眉，殺痔
蟲，去黑子息肉，療髓骨疽。一名惡
灰，一名希灰。生中山川谷。

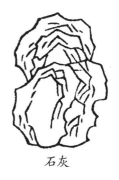

石灰

陶隱居云：中山屬代郡。今近山生石，
青白色，作竈燒竟，以水沃之，即熱蒸而解
末矣。性至烈，人以度酒飲之，則腹痛下
痢，療金瘡亦甚良。俗名石堊。古今多以構塚，用捍水而辟蟲。
故古塚中水洗諸瘡，皆即差。唐本注云：《別録》及今人用療金
瘡，止血，大效。若五月五日採繁蔞、葛葉、鹿活草、槲葉、芍藥、
地黃葉、蒼耳葉、青蒿葉，合石灰搗爲團如雞卵，暴乾，末，以療瘡
生肌，大神驗。今按，別本注云：燒青石爲灰也。有兩種，風化、
水化，風化爲勝。臣禹錫等謹按，蜀本云：有毒，墮胎。藥性論
云：石灰，治瘑疥，蝕惡肉，不入湯服。止金瘡血，和雞子白、敗舩
茹，甚良。日華子云：味甘，無毒。生肌長肉，止血，并主白癜、瘑
瘍、瘢疵等。療冷氣，婦人粉刺，痔瘻疽瘡，瘻贅疣子。又治產後
陰不能合，濃煎汁熏洗。解酒味酸，令不壞。治酒毒，暖水藏，倍

443

勝爐灰。又名鍛石。

圖經曰：石灰生中山川谷，今所在近山處皆有之。此燒青石爲灰也，又名石鍛。有兩種，風化、水化。風化者，取鍛了石，置風中自解，此爲有力；水化者，以水沃之，則熱蒸而解，力差劣。古方多用合百草團末，治金創殊勝。今醫家或以臘月黃牛膽取汁搜和，却內膽中，挂之，當風百日，研之，更勝草蒪者。又敗舩茹灰刮取用亦同。又冬灰，生方谷川澤。浣衣黃灰，燒諸蒿藜積聚鍊作之。今用灰多雜薪蒸，乃不善；惟桑薪灰純者，入藥絕奇。古方以諸灰雜石灰熬煎，以點疣、痣、黑子等，丹竈亦用之。又鍛鐵竈中灰，主堅積，古方二車丸用之。竈中對釜月下黃土，名伏龍肝；竈額上墨，名百草霜，並主消化積滯，今人下食藥中多用之。鐺下墨、梁上塵，並主金創。屋塵煤，治齒斷腫出血。東壁土，主下部瘡，脫肛。皆醫家常用，故并見此。傷寒黑奴丸，用釜底墨、竈突墨、梁上塵三物，同合諸藥，蓋其功用亦相近矣。

【雷公云：凡使，用醋浸一宿，漉出待乾，下火煅，令腥穢氣出，用瓶盛著，密蓋，放冷，拭上灰，令净，細研用。

聖惠方：治螻蛄咬人：用石灰醋和塗之。　**又方**：治大腸久積虛冷，每因大便脫肛，接不得入方：炒石灰令熱，故帛裹，坐其上，冷即易之。

外臺秘要：元希聲侍郎治卒發癍秘驗方：石灰隨多少，和醋、漿水調塗，隨手即減。

千金方：治眉髮髭落：石灰三升，右以水拌令匀，焰火炒令焦，以絹袋貯，使好酒一斗漬之，密封，冬十四日，春秋七日。取服一合，常令酒氣相接，服之百日，即新髭髮生，不落。　又方：治瘰癧：取古塚中石灰，傅厚調塗之。

肘後方：治產後陰道開不閉：石灰一斗熬之，以水二斗投灰中，適寒溫，入水中坐，須臾更作。　**又方**：治湯火灼瘡：石灰細篩，水和塗之，乾即易。　**又方**：治金刃所傷：急以石灰裹之，既止痛，又速愈。無石灰，灰亦可用。瘡若深，未宜速合者，以滑石傅之。

經驗方：治蚯蚓蟲咬，其形如大風，眉鬚皆落：以石灰水浸身亦良。

梅師方：治產後陰腫，下脫腸出，玉門不閉：取石灰一斗，熬令黃，以水三斗投灰中，放冷澄清，取一斗三升煖洗。　**又方**：治金瘡止血速差方：炒石灰和雞子白，和丸如彈子大，炭火煅赤，搗末，以傅瘡上，立差。

孫用和：治誤吞金銀或錢在腹內不下方：石灰一杏核大，硫黃一皂子大，同研爲末，酒調下，不計時候服。

孫真人食忌：治疥淋：石灰汁洗之。　**又方**：去靨子：取石灰，炭上熬令熱，插糯米於灰上，候米化，即取米點之。

斗門方：治刀斧傷：用石灰上包，定痛止血佳，差。　**又方**：治中風，口面喎斜：向右即於左邊塗之，向左即於右邊塗之，候才正如舊，即須以水洗下，大妙。

崔氏：治血痢十年方：石灰三升熬令黃，以水一斗攪令清澄。一服一升，日三服。

抱朴子內篇：古大墓中多石灰汁，夏月行人有瘡者，見墓中清水,用自洗浴,瘡自愈。於是諸病者聞之,悉往洗之,傳有人飲之以中病。

新唐書李百藥傳[①]:百藥勸杜伏威朝京師,既至歷陽,中悔,欲殺之,飲以石灰酒,因大利,頓欲死,既而宿病皆愈。

丹房鏡源云:石灰伏硫黄,去錫上暈,制雄黄、制砒砂可用之。

衍義曰:石灰,水調一盞如稠粥,揀好糯米粒全者,半置灰中,半灰外。經宿,灰中米色變如水精。若人手面上有黑靨子及紋刺,先微微以針頭撥動,置少許如水精者於其上,經半日許,靨汁自出,剔去藥不用,且不得著水,三二日愈。又取新硬石灰一合,以醋炒,調如泥,於患偏風牽口喎邪人口唇上,不患處一邊塗之,立便牽正。

〔箋釋〕

石灰即燒石成灰,于謙詩"千錘萬鑿出深山,烈火焚燒若等閑"便是此意。《博物志》卷四云:"燒白石作白灰,既訖,積著地,經日都冷,遇雨及水澆即更燃,煙焰起。"《本草經集注》亦説:"今近山生石,青白色,作竈燒竟,以水沃之,即熱蒸而解末矣。"張華、陶弘景所描述的都是石灰石 limestone 碳酸鈣 $CaCO_3$,燒成生石灰 quicklime 氧化鈣 CaO,生石灰遇水潰解成熟石灰 hydrated lime 氫氧化鈣 $Ca(OH)_2$,並釋放出大量熱能的過程。

石灰在釀酒中有特殊應用。蒸餾法發明以前,釀造酒的酒精濃度不高，在貯藏過程中可能進一步氧化爲乙酸，稱爲"酸敗"。爲了避免酸敗，往往在發酵成熟之前向醪液中加入適量的石灰，以降低酸度，並使醪液變清。《雞肋編》卷上説："二浙造酒皆用石灰，云無之則不清。嘗在平江常熟縣，見官務有燒灰柴，歷漕司破錢收買，每醅一石，用石灰九兩。以樸木先燒石灰令赤，並木灰皆冷，投醅中。私務用尤多。或用桑柴。樸木，葉類青楊也。李百藥爲杜伏威欲殺，飲以石灰酒，因大利瀕死，既而宿病皆愈。今南人飲之無恙，豈服久反得愈病之功乎？"

　　李百藥被杜伏威逼飲石灰酒的故事兩《唐書》皆有，墨蓋子下的引文出自《新唐書·李百藥傳》，唐慎微引用時只抽取石灰酒後"大利瀕死，既而宿病皆愈"的情節，而脱漏前因後果，顯得孤立無助。據本傳，李百藥"幼多病，祖母趙以百藥名之"，經過這一次折騰，因禍得福，最終享高壽八十四歲。莊綽在《雞肋編》中拈出李百藥的故事，表示飲用石灰酒存在"個體差異"，後人則據此説灰酒的方法出於唐代。

　　按，循常理推度都可以知道，李百藥被迫飲下的石灰酒當然不會是宋代人説的"灰酒"。醇醪經石灰處理以後，酯化反應減慢，決定酒風味的酯類物質生成減少，所以一般認爲灰酒滋味不佳，此如岳珂詩所言"自言畏灰如畏虎，有酒不向官坊酤"，但也不至於令人飲之大瀉，甚至奪人性命。檢《千金要方》卷十三有治頭髮落不止石灰酒方，用石灰三升炮炙操作以後，以酒三斗漬宿，折合石灰濃度爲10%，服用要求爲"初服半合，日三四夜二，稍加至一合"。

這種石灰酒是否能够治療脱髮渺不可知，更大劑量的飲用，腐蝕消化道，甚至致死，也是可能的，這或許才是李百藥所飲用者。

唐代没有灰酒的確切記載，但《千金要方》卷二十三另一首主生毛髮鬚眉去大風的石灰酒方，則是以石灰汁配合松脂、枸杞根藥物，與糧食、酒麴一起發酵釀酒，此或許是宋代造灰酒的前身。

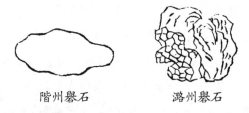

階州礐石　　　　　潞州礐石

礐石　味辛、甘，大熱，生温熟熱，有毒。主寒熱，鼠瘻，蝕瘡，死肌，風痺，腹中堅，癖邪氣，除熱，明目，下氣，除膈中熱，止消渴，益肝氣，破積聚，痼冷腹痛，去鼻中息肉。久服令人筋攣。火鍊百日，服一刀圭。不鍊服，則殺人及百獸。一名青分石，一名立制石，一名固羊石，一名白礐石，一名太白石，一名澤乳，一名食鹽。生漢中山谷及少室。採無時。得火良，棘針爲之使，惡馬目毒公、鶩屎、虎掌、細辛，畏水。

陶隱居云：今蜀漢亦有，而好者出南康南野溪及彭城界中。洛陽城南壂常取少室生礐石内水中，令水不冰，如此則生亦大熱。今以黄土泥苞，炭火燒之一日一夕，則解碎可用，療冷結爲良。丹方及黃白術多用之，此又湘東新寧及零陵皆有。白礜石能柔金。**唐本注**云：此石能拒火，久燒但解散，不可奪其堅，今市人乃取潔白細理石當之，燒即爲灰，非也。此藥攻擊積聚痼冷之病爲良，若以餘物代之，療病無效，正爲此也。今漢川武當西遼坂名礜石谷，此即是其真出處。少室亦有，粒細理，不如漢中者也。**臣禹錫等謹按，吳氏**云：白礜石一名鼠鄉。神農、岐伯：辛，有毒；桐君：有毒；黃帝：甘，有毒；季氏云：或生魏興，或生少室，十二月採。**山海經**云：皋塗之山有白石焉，名曰礜，可以毒鼠。郭注云：今礜石若鼠，蠶食而肥也。**説文解字**云：礜，毒石也。**博物志**云：鸛伏卵時，取礜石周圍遶卵，以助暖氣。方術家取鸛巢中礜石爲真也。**藥性論**云：礜石，使，鈆丹爲之使，味甘，有小毒。主除胸膈間積氣，去冷濕風痺，瘙癢皆積年者。忌羊血。**蕭炳**云：不入湯。

　　圖經曰：礜石生漢中山谷及少室，今潞州亦有焉。性大熱，置水中令水不冰，又堅而拒火，燒之一日夕，但解散而不奪其堅。市人多取潔白石當之，燒即爲灰也。此藥攻擊積聚痼冷之病爲良，用之須真者乃佳。又有特生礜石，生西域，張華《博物志》云“鸛伏卵，取礜石周圍遶卵，以助暖氣，方術家用之，取鸛巢中者爲真”，即此特生礜石也。然此色難得，人多使漢中者，外形紫赤，內白如霜，中央有臼，形狀如齒，其塊小於白礜石，而肌粒大數倍，乃如小豆許。白礜石粒細，才若粟米耳。又有握雪礜石，出徐州西宋里山，入土丈餘，生於爛土石間，色白細軟如麪也。又下條蒼石，生西域，蘇恭云：“特生礜石，一名蒼礜石，而梁州特生，亦有青者。房陵、漢川與白礜石同處，亦有青色者，多與特生同,但不入方用。"而今醫家多只用礜石,即白礜石也,形類相近,如此尤宜詳擇之耳。古方治寒冷積聚,皆用礜石。胡洽大露宿丸,主寒冷百病方:礜石鍊、乾薑、桂心、皂莢、桔梗各三兩,附子二兩,六物擣篩,蜜丸。服如梧子五丸,日三,漸增,以知爲度。又有匈奴露宿丸、硫黄丸,並主積聚及飲食不下,心腹堅實,皆用礜石。近世乃少用者。

【丹房鏡源云】:紅皮礜石能伏丹砂,養汞。

衍義曰:礜石并特生礜石,《博物志》及陶隱居皆言此二石鸛取之以壅卵,如此則是一物也。隱居又言"仙經不云特生,則止是前白礜石",今補注但隨文解義,不見特生之意。蓋二條止是一物,但以特生不特生爲異耳。所謂特生者,不附著他石爲特耳,今用者絕少,惟兩字"礜石"入藥,然極須慎用,其毒至甚。及至論鸛巢中者,又却從謬説,鸛巢中皆無此石,乃曰鸛常入水,冷,故取以壅卵。如此則鸕鷀、鸂鶒之類皆食於水,亦自繁息生化,復不用此二石。其説往往取俗士之言,未嘗究其實而窮其理也。嘗官於順安軍,親檢鸛巢,率無石。矧礜石焉得處處有之?然治久積及久病胸腹冷有功,直須慎用,蓋其毒不可嘗。

〔箋釋〕

礜石有毒,《説文》云:"礜,毒石也,出漢中。"《山海經·西山經》説:"(皋塗之山)有白石焉,其名曰礜,可以毒鼠。"因爲可以藥鼠,所以白礜石,《吴普本草》一名鼠鄉;特生礜石,《名醫別録》一名鼠毒。

礜石、特生礜石、蒼石皆可以確定爲砷黄鐵礦 arseno-pyrite,又名毒砂,化學組成爲 FeAsS。這種礦石常呈銀白色或灰白色，久曝空氣中則變爲深灰色，此所以有白礜石、蒼礜石、蒼石、青分石諸名。

　　按照王奎克《五石散新考》中的意見，礜石是五石散或稱寒食散的重要成分。《諸病源候論》卷六記服寒食散五候："人進食多，是一候；氣下，顏色和悅，是二候；頭面身癢搔，是三候；策策惡風，是四候；厭厭欲寐，是五候也。"這些現象皆符合慢性砷中毒的特徵，王奎克解釋説："這五候，進食多是消化系統機能加强的現象；面上氣色變好是血象和營養情況有改進的現象，這是初服時的療效，是好的方面。至於全身皮膚發癢、怕風和昏昏欲睡，則已經是慢性中毒，皮膚和神經中樞發生病變的現象。"對於礜石條，《名醫別錄》説："火鍊百日，服一刀圭。不鍊服，則殺人及百獸。"王奎克在《砷的歷史在中國》一文中的解釋也很有道理："礜石在空氣中氧化或緩慢加熱時，會生成有毒的砷酸鐵 $FeAsO_4$。高溫鍛燒時，則所含的砷和硫分別成爲氣態的氧化砷和二氧化硫被除去，剩下的殘渣主要是無毒的氧化鐵 Fe_2O_3。但這殘渣中會含有少量尚未分解的礜石或新生成的砷酸鐵。當以殘渣入藥時，這少量的砷化合物就可以起無機砷劑的作用，例如促進紅血球增生，殺滅瘧原蟲等。"（兩文皆載趙匡華主編《中國古代化學史研究》）

　　五石散服後渾身燥熱，需進冷食，故又名寒食散。從舊傳五石散組成藥物來看，鍾乳、白石英、紫石英，《本草經》皆標"溫"或"微溫"；石流黄，《本草經》"溫"，《名醫別錄》"大熱"；赤石脂，《本草經》"平"，《名醫別錄》"大溫"。

不特如此,按照現代藥理研究,這些物質確不足以引起機體發熱,或令服用者産生温熱感。礜石則不同,不僅《本草經》謂其"大熱",《名醫別録》補充"生温熟熱",毒理學也證實,慢性砷中毒可出現中樞神經感覺異常,外周神經病變則引起四肢灼熱感。因此王奎克五石散以礜石爲主藥的意見,確有見地。

礜石藥性之"大熱"本是砷中毒的生理學反應,後竟逐漸訛變爲"熱能"的物理學概念,由此附會各種傳説。《博物志》卷三云:"鶬,水鳥也,伏卵時則不鳴,卵冷,取礜石用繞卵,以時助燥氣。"(《四庫全書》本如此,《證類本草》引文稍有不同)陶弘景説:"生礜石内水中,令水不冰,如此則生亦大熱。"劉敬叔《異苑》卷七説:"魏武北征蹹頓,升嶺眺矚,見山崗不生百草。王粲曰:是古塚,此人在世服礬石,而石生熱,蒸出外,故卉木焦滅。即令發看,果得大墓,内有礬石滿塋。"前面礬石條已經指出,引文中"礬石"爲"礜石"之訛。埋藏有礜石之地,居然熱氣蒸騰,寸草不生,這實在是誇大其辭。果如其説,那麼砷礦區就該是不毛之地了。

砒霜　味苦、酸,有毒。主諸瘧,風痰在胸膈。可作吐藥,不可久服,能傷人。飛鍊砒黄而成,造作別有法。今附。

臣禹錫等謹按,日華子云:砒霜,暖。治婦人血氣衝心痛,落胎。又砒黄,暖,亦有毒。畏菉豆、冷水、醋。治瘧疾,腎氣,帶辟蚤蟲。入藥以醋煮殺毒,乃用。

　　圖經曰:砒霜,舊不著所出郡縣,今近
銅山處亦有之,惟信州者佳。其塊甚有大
者,色如鵝子黃,明澈不雜。此類本處自是
難得之物,每一兩大塊真者,人競珍之,市之
不啻金價。古服食方中亦或用之,必得此類
乃可入藥。其市肆所蓄,片如細屑,亦夾土
石,入藥服之,爲害不淺。誤中解之,用冷水
研菉豆漿飲之乃無也。

　　【雷公云:凡使,用小甆瓶子盛,後入
紫背天葵、石龍芮二味,三件便下火煅,從巳
至申,便用甘草水浸,從申至子,出,拭乾,却
入瓶盛,於火中煅,別研三萬下用之。

信州砒霜

　　聖惠方:治卒中風,昏憒若醉,痰涎壅
盛,四肢不收方:用砒霜如菉豆大,研,以新汲水調下少許,用熟
水投,大吐即愈。若未吐,再服。　　**又方**:治惡刺方:用砒霜細
研,和膠清塗之。

　　博濟方:治小兒牙宣,常有鮮血不止,牙齗臭爛:砒黃一
錢,麝香半錢,同研細,先用紙條子以生油塗之,後摻藥末在上,
少用末,剪作小片紙碁子大,看大小用,插在爛動處。

453

　　孫尚藥:治痔疾:信砒二兩,別研如粉,寒水石三兩,別搗
爲末。右用一生鐵銚子,先鋪石末一半,後堆砒末在上,又以石
末蓋頭。然後取厚盞蓋之,周迴醋糊紙條子密封約十重,以炭火
一斤已來,安銚子在上。候紙條子黑取出,置冷地上,候冷,取開

盞子,净刮取砒石末一處,入乳鉢內細研,以軟粟米飯和丸如梧子。更別作小丸子一等,以備小兒服。以飛過辰砂爲衣,候乾,入甕合收。每人服時,於發日早,臈茶清下一丸,一日內不得熱物。合時,先掃灑一净室中,合之,不得令婦人、猫、犬、鷄、鼠等見,收得時亦如然。若婦人患,則男著在口中,男子患亦然。

靈苑方:治療瘻:用信州砒黃,細研,滴濃墨汁丸如梧桐子大,於銚子內炒令乾,後用竹筒子盛。要用於所患處灸破或針,將藥半丸敲碎貼之,以自然蝕落爲度。覺藥盡時,更貼少許。

青霞子:《寶藏論》云:砒霜,若草伏住火煅,色不變移,鎔成汁,添得者,點銅成銀。若只質枯折者,不堪用。

丹房鏡源云:砒霜化銅乾汞。

別說云:謹按,今信州玉山有砒井,官中封禁甚嚴。生不夾石者,色赤甚如雄黃,以冷水磨,解熱毒,治痰壅甚効,近火即殺人,《圖經》所謂“不啻金價”者此也。若今市人通貨者,即取山中夾砂石者,燒煙飛作白霜,乃碎屑而芒刺,其傷火多者,塊大而微黃,則《圖經》所謂如鵝子色明澈者此也。古方並不入藥,唯見燒煉丹石家用。近人多以治瘧,然大意本以生者能解熱毒,蓋瘧本傷暑,故用。今俗醫乃不究其理,即以所燒霜用,服之必吐下,因此幸有安者,遂爲定法,爾後所損極多,不可不慎也。初取飛燒霜時,人在上風十餘丈外立,下風所近草木皆死。又多見以和飯毒鼠,若猫、犬食死鼠者亦死,其毒過於射罔遠矣,可不察之。又衡山所出一種,力差劣於信州者云。

衍義曰:砒霜,瘧家或用,纔過劑,則吐瀉兼作,須濃研菉豆汁,仍兼冷水飲,得石腦油即伏。今信州鑿坑井,下取之。其坑常封鎖,坑中有濁淥水,先絞水盡,然後下鑿取。生砒謂之砒黄,其色如牛肉,或有淡白路,謂石非石,謂土非土,磨研酒飲,治癖積氣有功。纔見火,更有毒,不可造次服也。取砒之法,將生砒就置火上,以器覆之,令砒煙上飛,着覆器,遂凝結,纍然下垂如乳。尖長者爲勝,平短者次之。《圖經》言大塊者,其大塊者以是下等,片如細屑者極下也。入藥當用如乳尖長者,直須詳謹。

〔箋釋〕

砒霜即是 As_2O_3。這種砒霜有兩個來源,一是含砷礦石加工而成,一是天然砷華,尤以前者較爲普遍。早期砒霜是煉丹家爐燧的産物,如《千金要方》卷十二“治客忤霍亂、腹痛脹滿、尸疰惡氣、癲狂鬼語、蠱毒妖魅、温瘧”之太一神精丹,用丹砂、曾青、雌黄、雄黄、磁石、金牙等六物,入爐燒煉,升華物凝著釜上,所謂“五色者上,三色者次,一色者下,雖無五色,但色光明皎潔如雪最佳”。化學史家模擬實驗,確認生成物就是比較純净的砒霜 As_2O_3。《雲笈七籤》卷七十一《太清丹經要訣》記神仙大丹異名之太一神精丹即此。

發展到宋代,如陳承云:“今市人通貨者,即取山中夾砂石者,燒煙飛作白霜。”這是利用升華法取霜,甚爲簡易。明代《天工開物》記載,湖南衡陽以土窑燒砒,年産量“一廠有造至萬鈞者”。

鎧墨　主蠱毒中惡,血暈吐血,以酒或水細研,温服之。亦塗金瘡,生肌止血。瘡在面,慎勿塗之,黑入肉如印。此鐺下墨是也。今附。

臣禹錫等謹按,蜀本云:鐺墨無毒。

圖經:文具石灰條下。

【千金方:臭氣,鼻氣壅塞不通方:水服釜墨末①。 又方:治舌卒腫如豬胞狀,滿口,不治須臾死:以釜墨和酒塗舌下,立差。 又方:治心痛:取鐺墨,以熱小便調下二錢匕。 又方:治逆生:以手中指取釜下墨,交畫兒足下,順生。 又方:治中惡,心痛欲絶:用釜下墨半兩,鹽一錢,和研,以熟水一盞調,頓服。

肘後方:治轉筋入腸中欲轉者:釜底墨末,和酒服之,差。

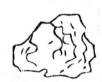

經驗方:治霍亂:取鍋底墨煤少許,只半錢已下。又於竈額上取少許,以百沸湯一盞,投煤其中,急攪數十下,用椀蓋之,汗出,通口微呷一兩口,吐瀉立止。

硇砂

砲砂 味鹹、苦、辛,温,有毒。不宜多服。主積聚,破結血,爛胎,止痛下氣,療欬嗽宿冷,去惡肉,生好肌。柔金銀,可爲銲音旱。藥。出西戎,形如牙

456

證類本草箋釋

① 臭氣鼻氣壅塞不通方水服釜墨末:劉甲本作"鼻中息肉:細篩釜底墨,水服三五日"。

消,光净者良。驢馬藥亦用。

今按,陳藏器本草云：硇砂,主婦人、丈夫羸瘦積病,血氣不
調,腸鳴,食飲不消,腰脚疼冷,痃癖痰飲,喉中結氣,反胃吐水。
令人能食,肥健。一飛爲酸砂,二飛爲伏翼,三飛爲定精,色如鵝
兒黃,和諸補藥爲丸,服之有暴熱。飛鍊有法,亦能變鐵。又按,
別本注云：胡人謂爲濃沙,其性大熱,今云溫,恐有誤也。唐本先
附。臣禹錫等謹按,藥性論云：硇砂,有大毒。畏漿水,忌羊血。
味酸、鹹。能銷五金八石,腐壞人腸胃。生食之,化人心爲血。
中者,研生菉豆汁,飲一二升解之。道門中有伏鍊法,能除冷病,
大益陽事。蕭炳云：硇砂,使。生不宜多服,光净者良,今生北庭
爲上。日華子云：北庭砂,味辛、酸,暖,無毒。畏一切酸。補水
藏,煖子宮,消冷癖瘀血,宿食不消,氣塊痃癖,及血崩帶下,惡瘡
息肉,食肉飽脹,夜多小便,女人血氣心疼,丈夫腰胯酸重,四肢
不任。凡修制,用黃丹、石灰作櫃,鍛赤使用,並無毒,世人自疑。
爛肉,如人被刀刃所傷,以北庭署傅定,當時生痂。亦名狄鹽者。

圖經曰：硇砂出西戎,今西涼夏國及河東、陝西近邊州郡
亦有之。然西戎來者,顆塊光明,大者有如拳,重三五兩,小者如
指面,入藥最緊。邊界出者,雜碎如麻豆粒,又夾砂石,用之,須
飛澄去土石訖,亦無力,彼人謂之氣砂。此藥近出唐世,而方書
著古人單服一味,伏火作丸子,亦有兼硫黃、馬牙消輩合餌者,不
知方出何時,殊非古法。此本攻積聚之物,熱而有毒,多食,腐壞
人腸胃,生用又能化人心爲血,固非平居可餌者。而西土人用淹
肉炙以當鹽,食之無害,蓋積習之久,若魏武噉野葛不毒之義也。
又名北庭砂,又名狄鹽。本經云"柔金銀,可爲釬藥",今人作釬

藥乃用鵬砂。鵬砂出於南海，性溫，平，今醫家治咽喉最爲要切。其狀甚光瑩，亦有極大塊者，諸方亦稀用。

【陳藏器云：有暴熱，損髮。

聖惠方：治懸癰卒腫：用硇砂半錢，綿裹含，嚥津，即差。

外臺秘要：《救急》治魚骨哽在喉中：以少硇砂，口中咀嚼嚥之，立下。

經驗方：硇砂丸方：硇砂不計多少，用罐子内著硇砂，上面更坐罐子一箇，用紙筋、白土和，上下俱涅了。窖乾後，從辰初時便用蒼耳自在落下葉，將來搗羅爲末，藥上鋪頭蓋底，上面罐子内用水坐著，水旋添，火燒從罐子外五寸已來圍遶，欲盡更添火，移向前罐子周迴，火盡更旋燒促向前，計一伏時爲度，更不移火，却閑雜人及婦人不得見，一伏時住。取來搗羅爲末，醋、麵糊爲丸如桐子大。每服逐日十丸至十五丸，溫酒或米飲下，並無忌，若燒喫三二斤，進食無病。

陳巽：治元藏虛冷，氣攻臍腹疼痛：硇砂一兩，川烏頭生去皮臍，杵爲末取二兩，硇砂生研，用纖霞草末二兩，與硇砂同研匀，用一小砂罐子，不固濟，慢火燒通赤熱，將拌了者硇砂入罐子内，不蓋口，加頂火一秤，候火盡爐寒取出研，與烏頭末同研匀，湯浸蒸餅丸如桐子大。每服三丸，熱木香湯、醋湯任下。

青霞子：《寶藏論》：硇砂，若草服伏住火不碎，可轉制得諸石藥，并引諸藥，可治婦人久冷。硇砂爲五金賊也，若石藥并灰霜伏得者，不堪用也。

太清服煉靈砂法云：北庭砂所禀陰石之氣，性含陽毒之精，功能消敗去穢益陽，其功甚著。

丹房鏡源云：硇砂性有大毒，或沉冷之疾可服則愈，久服有癥腫。出北庭白黄者，訣曰爲之金賊，能制合群藥。藥中之使，自制雄雌黄。

　　衍義曰：硇砂，金銀有僞，投鎔窩中，其僞物盡消散。矧人腹中有久積，故可潰腐也。合他藥治目中瞖。用之須水飛過，入瓷器中，於重湯中煑其器，使自乾，殺其毒及去其塵穢。

〔箋釋〕

　　硇砂最早爲煉丹家所用，《道藏》本《丹方鑒源》卷上說："（硇砂）謂之金賊，能制合群藥之中使也，亦有制雄雌（黄）之力也。"《庚道集》卷四以辰錦朱砂、精光硇砂、西朋砂、針砂爲"四砂"。《證類本草》本條後引用《寶藏論》《太清服煉靈砂法》《丹房鏡源》，乃至《本草衍義》，皆涉及硇砂在煉丹術中的應用。

　　《新修本草》謂硇砂"出西戎"，據《隋書·西域傳》，康國、龜茲皆出鐃（硇）砂；《新唐書·地理志》記安西大都護府土貢硇砂。硇砂以出高昌（今新疆吐魯番）北庭山者最有名，稱"北庭砂"。宋姚寬《西溪叢語》卷下說："北庭山中出硇砂，山中常有煙氣湧起，而無雲霧，至夕，光焰如炬火，照見禽鼠皆赤。採硇砂者著木底鞋，若皮爲底者即焦。有穴出青泥，出穴即變爲砂石，土人取以治皮。"核檢道書，唐代已重視北庭砂，《金石簿五九數訣》云："硇砂，但光明映徹者堪用。云火山有，不如此北亭（庭）者最爲上好。"按，硇砂爲氯化銨 NH_4Cl 礦，主要出產在火山熔巖的巖穴中，此記載尤其肯定硇砂的名實古今未變。

《新修本草》又言硇砂"可爲焊藥",氯化銨塗在焊接面上,受熱分解成 NH_3 和 HCl,其中 NH_3 具還原性,可以清除金屬表面的氧化膜;HCl 可與金屬氧化物起復分解反應,生成金屬氯化物,後者沸點較低,易氣化揮發,也能起到清潔焊接面的作用。

鉛丹　味辛,微寒。主吐逆胃反,驚癇癲疾,除熱下氣,止小便利,除毒熱臍攣,金瘡溢血。鍊化還成九光,久服通神明。一名鉛華。生於鉛。生蜀郡平澤。

陶隱居云:即今熬鉛所作黃丹也。畫用者,俗方亦稀用,惟仙經塗丹釜所須。云"化成九光"者,當謂九光丹以爲釜爾,無別變鍊法。唐本注云:丹、白二粉,俱炒錫作,今經稱鉛丹,陶云熬鉛,俱誤矣。今注:此即今黃丹也,與粉錫二物,俱是化鉛爲之。按李含光《音義》云"黃丹、胡粉皆化鉛",未聞用錫者。故《參同契》云:"若胡粉投炭中,色壞,還爲鉛。"《抱朴子內篇》云:"愚人乃不信黃丹及胡粉是化鉛所作。"今唐注以二①物俱炒錫,大誤矣。臣禹錫等謹按,藥性論云:鉛丹,君。主治驚悸狂走,嘔逆,消渴。煎膏用,止痛生肌。蕭炳云:臣,不入湯。日華子云:黃丹,涼,無毒。鎮心安神,療反胃,止吐血及嗽,傅金瘡長肉,及湯火瘡,染鬚髮。可煎膏。

圖經:文具鉛錫條下。

【外臺秘要:《集驗》療逆産方:真丹刀圭,塗兒蹠下。

460

---

① 二:底本作"三",據劉甲本改。

肘後方：客忤中惡之類①，多於道間門外得之，令人心腹疼痛，脹滿，氣衝心胸，不即治亦害人，救之方：真丹方寸匕，蜜三合和服之，口噤者折齒灌之。**又方**：治傷寒及時氣，溫病頭痛壯熱，脈盛：真丹塗身令遍，向火坐，令汗出。　**又方**：蝎螫人：黃丹醋調塗之。

經驗方：碧霞丹，治吐逆立效：北來黃丹四兩篩過，用好米醋半升，同藥入銚內煎令乾，却用炭火三秤，就銚內煅透紅，冷，取研細爲末，用粟米飯丸如桐子大。煎醇湯下七丸，不嚼，只一服。

王氏博濟：治風癇驅風散：鉛丹二兩，白礬二兩，爲末。用塼一口，以紙鋪塼上，先以丹鋪紙上，次以礬鋪丹上，然後用紙扭，却將十斤柳木柴燒過爲度，取出細研。每服一錢，溫酒下。

劉氏：治小兒瘧方：黃丹兩錢匕，以蜜水和與服，冷，即以酒和，令服之，良。

子母秘錄：治小兒重舌方：黃丹如豆大，內管中，以安舌下。

治瘧：百草霜：黃丹等分細研，每服二錢匕，於發日空心米飲調服，不過兩服愈。

衍義曰：鉛丹本謂之黃丹，化鉛而成，別有法。唐本注"炒②錫作"，然經稱鉛丹，則炒錫之說誤矣。亦不爲難辨，蓋錫

---

① 客忤中惡之類：劉甲本作"客忤者，中惡之類也"。
② 炒：底本作"沙"，據《新修本草》原文改，本段後文亦説："則炒錫之説誤矣。"

則色黯暗，鈆則明白，以此爲異。治瘡及久積皆用。

〔箋釋〕

　　黃丹，《本草經》名鉛丹，一名鉛華。陶弘景説：“即今熬鈆所作黃丹也。”在煉丹家眼中，鉛與汞有着同樣重要的地位，其中一項原因是，鉛與汞一樣，爐燧生成物存在紅白之間的轉化，同樣可以得到紅色，乃至紅紫色的“丹”，即鉛丹，成分爲四氧化三鉛 Pb_3O_4。《淮南子·人間訓》云：“鉛之與丹，異類殊色，而可以爲丹者，得其數也。”《周易參同契》云：“胡粉投火中，色壞，還爲鉛。”説的都是這種變化。《抱朴子内篇·黃白》講得更加清楚：“鉛性白也，而赤之以爲丹；丹性赤也，而白之以爲鉛。”其白色者即是鉛粉，詳後粉錫條。

　　鉛丹來自古代煉丹家的貢獻，《黃帝九鼎神丹經訣》卷十二載狐剛子九轉鉛丹法，這是已知最早的鉛丹做法。有云：“鉛十斤，鐵杯中銷鑠，令作青沙；鐵盆中鐵錘研騰，取黃汁新瓦上暴，取粉黃和玄精汁爲團如雞子，陰乾；鐐爐中銷取鉛精，鐵杯中猛火還銷鑠一伏時，即鉛丹。如此九轉爲丹，名曰九轉鉛。”

　　鉛丹是鉛的氧化物，並没有錫參與反應，所以《開寶本草》《本草衍義》都對《新修本草》鉛丹乃是“炒錫作”的説法提出異議。但《新修本草》之説也有原因，據趙匡華等研究，中國古代最早獲得的鉛化合物可能是白色的鉛粉，成分爲碱式碳酸鉛，因爲古代鉛錫不分，所以這種鉛粉也被稱作粉錫，遂被蘇敬等誤認爲是炒錫所作。

鈆

鈆　味甘，無毒。鎮心安神，治傷寒毒氣，反胃嘔噦，蛇蝪所咬，炙熨之。新補。見日華子。

圖經曰：鈆生蜀郡平澤，錫生桂陽山谷，今有銀坑處皆有之，而臨賀出錫尤盛，亦謂之白鑞。鈆丹，黄丹也；粉錫，胡粉也。二物並是化鈆所作，故附於鈆。鏡雖銅，而皆用錫雜之，乃能明白，故鏡鼻附於錫。謹按，字書爲錫，爲鑞，鈆爲青金，雖相似，而入用殊别也。又有鈆霜，亦出於鈆。其法以鈆雜水銀十五分之一，合煉作片，置醋瓮中密封，經久成霜，亦謂之鈆白霜。性極冷，入治風痰及嬰孺驚滯藥。今醫家用之尤多。凡鑄銅之物，多和以錫。《考工記》“攻金之工”，金有六齊是也。凡藥用銅弩牙、古文錢之類，皆以有錫，故其用亦近之。又鈆灰治瘰癧，劉禹錫著其法云：取鈆三兩，鐵器中熬之，久當有脚如黑灰，和脂塗癧子上，仍以舊帛貼之，數數去帛，拭惡汁又貼，如此半月許，亦不痛、不破、不作瘡，但内消之爲水，差。雖流過項亦差。

【**陳藏器**云：錫、鈆及琅玕、銅鏡鼻銅。陶云“琅玕殺錫毒”，按錫有黑有白。黑錫，寒，小毒，主癭瘤，鬼氣疰忤，錯爲末，和青木香，傅風瘡腫惡毒。本經雖有條，皆以成丹及粉，非專爲鈆、錫生文也。錫爲粉，化鈆爲丹，本經云鈆丹、錫粉是也。蘇云鈆爲丹，錫爲粉，深誤。

經驗方：治發背及諸般癰毒瘡：黑鈆一斤，甘草三兩，微炙剉，用酒一㪷，著空瓶在傍，先以甘草置在酒瓶内，然後鎔鈆投在酒瓶中，却出酒，在空瓶内取出鈆，依前鎔後投，如此者九度，并甘草去之，只留酒，令病者飲，醉寢即愈。

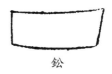

勝金方：烏髭鬢，明目，牢齒牙：黑錫半斤，大鍋内鎔成汁，旋入桑條灰，柳木攪令成沙，右以熟絹羅爲末。每日早晨如常揩齒牙後，用温水漱在盂子内，取用其水洗眼，治諸般眼疾。髭黄白者，用之皆變黑也。　**又方**：治金石藥毒：用黑錫一斤，以甘鍋中鎔成汁，投酒一升，如此十數迴，候酒至半升，去錫，頓服之，差。

青霞子：《寶藏論》云：黑錫草伏得成寶，可點銅爲銀，并鑄作鼎，養朱砂住得火，養水銀住火，斷粉霜住火。

太清服煉靈砂法：錫、錫俱稟北方壬癸陰極之精也，性濡滑，服之而多陰毒，傷人心胃。

丹房鏡源云：錫，鹹。錫者不出銀，熟錫是也。嘉州隴陁利州出錫精之葉，深有變形之狀①。文曰紫背錫②，錫能碎金鋼鑽。草節錫，出嘉州，打着碎，如燒之，有硫黄臭煙者。信州錫、盧氏錫，此麁惡，用時直須濾過。陰平錫，出釯州，是鐵之苗。錫黄花投汞中，以文武火養，自浮面上掠刮取，炒作黄丹色。釣脚錫，出雅州山洞溪砂中，形如皂子，又如蝌蚪子，黑色。炒錫丹法：錫一斤，土硫黄一兩，消石一兩。右先鎔錫成汁，下醋點之，袞沸時下土硫黄一小塊，并續更下消石少許，沸定再點醋，依前下少許消、黄，已，消沸盡，黄亦盡，炒爲末成丹。

464

---

① 嘉州隴陁利州出錫精之葉深有變形之狀：《道藏》本《丹方鑒源》卷上此句作"嘉州隴陀和出鉛精，精華也，有變化"。
② 文曰紫背錫：《道藏》本《丹方鑒源》卷上云："白鉛亦曰紫真鉛。"疑與此句有關。

〔箋釋〕

　　《説文》云：“鉛，青金也。從金，㕣聲。”隸定以“鉛”爲正字，俗體寫作“鈆”，於是以“金公”爲鉛的隱名，所指代的都是單質鉛。錫的金屬性質與鉛有近似之處，《説文》“錫，銀鉛之間也”，《説文繫傳》謂“銀色而鉛質也”，鉛被稱爲“黑錫”，即因爲此。錫又稱爲“鑞”，《周禮·職方氏》“其利金錫竹箭”，鄭玄注：“錫，鑞也。”故《本草圖經》説“臨賀出錫尤盛，亦謂之白鑞”。鑞也指鉛錫合金，形容中看不中用的俗語“銀樣鑞槍頭”，意謂以鉛錫合金作標槍頭，顯然硬度不够。此即《抱朴子内篇·論仙》所説，“夫班狄不能削瓦石爲芒針，歐冶不能鑄鉛錫爲干將”。

粉錫　味辛，寒，無毒。主伏尸毒螫，音釋。殺三蟲，去鼈瘕，療惡瘡，墮胎，止小便利。一名解錫。

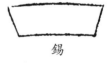

錫

　　陶隱居云：即今化鈆所作胡粉也。其有金色者，療尸蟲彌良，而謂之粉錫，事與經乖。唐本注云：鈆丹、胡粉，實用錫造。陶今言化鈆作之，經云粉錫，亦爲誤矣。今注：按本經呼爲粉錫，然其實鈆粉也。故英公序云“鈆錫莫辨”者，蓋謂此也。臣禹錫等謹按，藥性論云：胡粉，使，又名定粉。味甘、辛，無毒。能治積聚不消，焦炒，止小兒疳痢。陳藏器云：胡粉，本功外，主久痢成疳。和水及雞子白服，以糞黑爲度，爲其殺蟲而止痢也。日華子云：光粉，涼，無毒。治癰腫瘻爛，嘔逆，療癥瘕，小兒疳氣。

　　圖經：文具鈆條下。

【**外臺秘要**：誤吞錢并金銀物：以胡粉一兩，搗調之，分再服，食水銀金如泥，吞金銀物在腹中，服之，令消洋出之①。

千金方：治瘡中水：胡粉、炭灰白等分，脂和，塗孔上，水即止。 **又方**：治諸腋臭：胡粉三合，以牛脂和，煎令可丸，塗之。

肘後方：治篤病新起，早勞，食飲多，致復欲死方：水服胡粉少許。《傷寒類要》同。 **又方**：治卒從高落下，瘀血搶心，面青短氣欲死方：胡粉一錢匕，和水服之，即差。

孫真人食忌：治火燒瘡：以胡粉、羊髓和塗上，封之。

食醫心鏡：治小兒舌上瘡：取胡粉末并豬䯏骨中髓傅之，日三度。

張文仲：治乾濕癬等及陰下常濕且臭，或作瘡：但以胡粉一分粉之，除即差止，常用大驗。《肘後方》同。 **又方**：治寸白蟲：熬胡粉，令速燥，平旦作肉臛，以藥方寸匕內臛中，服之有大効。 **又方**：小兒疳瘡：胡粉熬八分，豬脂和塗之，差爲度，油亦得。

子母秘録：小兒夜啼：胡粉服水調三豆大，日三服。 **又方**：小兒腹脹：胡粉鹽熬色變，以摩腹上，兼治腹皮青。若不理，須臾死。 **又方**：治小兒無辜痢赤白兼成痔：胡粉熟蒸，熬令色變，以飲服之。 **又方**：治小兒耳後月蝕瘡：胡粉和土塗上。

466

———————————

① 誤吞錢并金銀物……服之令消洋出之：此條《證類本草》引文錯亂，據《外臺秘要》卷八雜誤吞物方引《古今録驗》療誤吞銀及釵者方云："取水銀一兩分服之，釵便下去也；亦可以胡粉一兩，搗調之，分再服，食銀令如泥也。若吞金銀物在腹中，皆服之，令消烊出也。"

丹房鏡源云：胡粉可制硫黄，亦可作外櫃。

衍義曰：粉錫，胡粉也，又名定粉。止泄痢，積聚久痢。

〔箋釋〕

"鉛"又寫作"鈆"，故鍊丹家以"金公"隱射之。《本草綱目》卷八引《土宿真君本草》云："金公變化最多：一變而成胡粉，再變而成黃丹，三變而成蜜陀僧，四變而爲白霜。"

胡粉，《本草經》名粉錫，一名解錫。古人不太區別鉛與錫，鉛一名黑錫，故鉛粉亦名粉錫。陶弘景説："即今化鈆所作胡粉也。"《開寶本草》也説："本經呼爲粉錫，然其實鉛粉也。"據《釋名》卷四云："胡粉。胡，糊也。脂和以塗面也。"故知所謂"胡粉"，並非舶來之意。鉛粉爲碱式碳酸鉛 $2PbCO_3 \cdot Pb(OH)_2$，其色白膩，多作繪畫用白色顏料以及化妝品。鉛粉的使用歷史悠久，考古研究者證實，秦陵兵馬俑的白顏料即是鉛粉。一些年代久遠的壁畫人物面部泛黑，往往是因爲胡粉氧化的緣故。

粉錫、鉛丹都是用鉛 Pb 燒煉製得，陶弘景説"即今化鈆所作胡粉"，與《抱朴子内篇》説"愚人乃不信黄丹及胡粉是化鉛所作"一致，皆無錯誤；《新修本草》認爲"鉛丹、胡粉，實用錫造"，鈆丹條也説"丹、白二粉，俱炒錫作，今經稱鉛丹，陶云熬鈆，俱誤矣"，其實没有理解此"錫"乃是指"黑錫"；在錫銅鏡鼻條，《新修本草》更説"臨賀出者名鈆，一名白鑞"，對照《本草圖經》"臨賀出錫尤盛，亦謂之白鑞"之説，懷疑蘇敬等人誤把鉛 Pb 與錫 Sn 所對應的金屬弄反了，故孔志約在《新修本草》序中譏笑陶弘景"鉛錫莫辨"，反而"還著于本人"了。

　　至於陶弘景注釋中説"其有金色者，療尸蟲彌良"，此當是《黄帝九鼎神丹經訣》所説"取胡粉燒之，令如金色"者；燒煉胡粉生成物應該是金黄色的氧化鉛 PbO，已經不是胡粉（碱式碳酸鉛）本身了。

東壁土　主下部瘡，脱肛。

　　陶隱居云：此屋之東壁上土爾，當取東壁之東邊，謂常先見日光，刮取用之。亦療小兒風臍，又可除油污衣，勝石灰、滑石。唐本注云：此土摩乾、濕二癬，極有效也。臣禹錫等謹按，藥性論云：東壁土亦可單用。性平。刮末細篩，點目中去瞖。又東壁土、蜆殼細末，傅豌豆瘡及主温瘧。日華子云：東壁土，温，無毒。陳藏器云：好土，味甘，平，無毒。主洩痢，冷熱赤白，腹内熱毒絞結痛，下血。取入地乾土，以水煮三五沸，絞去滓，適稀稠，及煖，服一二升。又解諸藥毒，中肉毒、合口椒毒、野菌毒並解之。取東壁土用之，功亦小同。止洩痢，霍亂煩悶爲要。取其向陽壁久乾也。張司空云：土三尺已上曰糞，三尺已下曰土。服之當去上惡物，勿令入客水。又食牛馬肉及肝中毒者，先剃頭髮，令寸長，拌好土，作溏泥二升，合和飲之，須臾，髮皆貫所食肝出。牛馬獨肝者有大毒，不可食，漢武云"文成食馬肝死"。又人卒患心痛，畫地作"五"字，以撮取中央土，水和一升，絞，服之良也。又云：土消，大寒，無毒。主傷寒時氣，黄疸病，煩熱，湯淋取汁，頓服之。《莊子》云"蛣蜣轉丸"是也。藏在土中，掘地得之，正員，如人捻作，彌久者佳。又云：土檳榔，主惡瘡，諸蟲咬及瘰癧、疥瘻等,細研油塗之,狀如檳榔,於土穴中及堵除間得之。新者猶軟,云蟾蜍屎也。蟾食百蟲,故特主惡瘡。

圖經:文具石灰條下。

【外臺秘要:治肛門凸出:故東壁土一升研,皂莢三挺長一尺二寸,壁土挹粉肛門頭出處,皂莢炙煖,更遞熨之,差。

肘後方:服藥過劑及中毒,煩悶欲死:刮東壁土,以水一二升調飲之。

經驗方:治背癰癤:以多年煙薰壁土并黃蘗二件等,搗羅末,用生薑汁拌成膏,攤貼之,更以茅香湯調下一錢匕服,妙也。

子母秘録:治小兒臍風瘡,歷年不差方:東壁土傅之。

衍義:東壁土文具伏龍肝條下。

〔箋釋〕

東壁土取自土牆東壁,陶弘景説"當取東壁之東邊,謂常先見日光",這大約是取向陽乾燥的意思,即陳藏器所言"取其向陽壁久乾也"。《本草衍義》則從方術角度加以解釋,伏龍肝條説:"今詳之,南壁土亦向陽久乾也,何不取?蓋東壁常先得曉日烘炙,日者太陽真火,故治瘟瘧。或曰:何不取午盛之時南壁土,而取日初出東壁土者何也?火生之時其氣壯,故《素問》云'少火之氣壯';及其當午之時,則壯火之氣衰,故不取。實用此義。"《本草綱目》更進一步發揮云:"蓋脾主土,喜燥而惡濕,故取太陽真火所照之土,引真火生發之氣,補土而勝濕,則吐瀉自止也。《嶺南方》治瘴瘧香椿散内用南壁土,近方治反胃嘔吐用西壁土者，或取太陽離火所照之氣，或取西方收斂之氣，然皆不過借氣補脾胃也。"但客觀言之，以土入藥，除了近似於活性炭的吸附作用，以減少胃腸道毒性物質吸收而有一定的解毒作用，看不出更多的客觀療效。

赤銅屑　以醋和如麥飯，袋盛，先刺腋下脉去血，封之，攻腋臭神効。又熬使極熱，投酒中，服五合，日三，主賊風反折。又燒赤銅五斤，内酒二斗中百徧，服同前，主賊風甚驗。

今按，陳藏器本草云：赤銅屑主折傷，能銲人骨及六畜有損者。取細研酒中溫服之，直入骨損處。六畜死後，取骨視之，猶有銲痕。赤銅爲佳，熟銅不堪。唐本先附。臣禹錫等謹按，日華子云：銅屑，味苦，平，微毒。明目，治風眼，接骨銲齒。療女人血氣及心痛。又云：銅器，平。治霍亂轉筋，腎堂及臍下㽰痛，並衣被襯後，貯火熨之。

【外臺秘要】：治狐臭，崔氏方：先用清水净洗，又用清酢漿净洗訖，微揩使破，取銅屑和酢熟揩。　又方：赤銅屑以酢和，銀器中炒極熱，以布裹熨腋下，冷復易，差止，甚驗。

太清服煉靈砂法云：銅稟東方乙陰之氣，結而成魄。性利，服之傷腎。

朝野僉載云：定州人崔務，墜馬折足，醫者令取銅末和酒服之，遂痊平。及亡後十餘年改葬，視其脛骨折處，有銅束之。

丹房鏡源云：武昌銅若作丹，打之不裂拆。

〔箋釋〕

赤銅屑是單質銅，有關接骨的問題在自然銅條詳細討論。

錫銅鏡鼻　臣禹錫等謹按，月閉通用藥云：錫銅鏡鼻，平。主女子血閉，癥瘕，伏腸，絕孕及伏尸邪氣。生桂陽山谷。

陶隱居云：此物與胡粉異類，而今共條，當以其非止成一藥，故以附見錫品中也。古無純銅作鏡者，皆用錫雜之，《別録》用銅鏡鼻，即是今破古銅鏡鼻爾。用之當燒令赤，内酒中飲之。若置醯中出入百過，亦可擣也。鈆與錫，本經云生桂陽，今則乃出臨賀，猶是分桂陽所置。鈆與錫相似，而入用大異。唐本注云：臨賀出者名鈆，一名白鑞，唯此一處資天下用；其錫出銀處皆有之，雖相似，而入用大異也。今按，別本注云：凡鑄鏡皆用錫和，不爾即不明白，故言錫銅鏡鼻，今廣陵者爲勝。臣禹錫等謹按，藥性論云：銅鏡鼻，微寒。主治産後餘疹刺痛三十六候，取七枚投醋中，熬過呷之。亦可入當歸、芍藥煎服之。藥訣云：鏡鼻，味酸，冷，無毒。日華子云：古鑑，平，微毒。辟一切邪魅，女人鬼交，飛尸蠱毒，小兒驚癇，百蟲入人耳鼻中，將就彼敲，其蟲即出。又催生，及治暴心痛，並燒酒淬服之。

圖經：文具鈆錫條下。

【聖惠方：治小兒卒中客忤：用銅照子鼻燒令赤，著少許酒中淬過，少少與兒服之。

古鏡使用銅錫合金,如中國歷史博物館藏有一枚四神博局鏡,其銘文云:"新有善銅出丹陽,和以銀錫清且明,左龍右虎掌四彭,朱爵玄武順陰陽,八子九孫治中央,刻妻博局去不羊,家常大富宜君王。"所謂"和以銀錫"即是合金之意。銅鏡背中央多有一隆起,穿孔繫索,便於執持,此即鏡鼻。從實物和模範來看,古鏡之鏡體、鏡鼻一體鑄成,極少另外焊接鏡鼻的情況,所以從物質層面而言,鏡鼻與鏡體成分並沒有差別。如陶弘景注説"即是今破古銅鏡鼻爾",但陶没有解釋何以專用鏡鼻。從交感巫術的角度考慮,方術之士用銅鏡辟邪袪魅,如《日華子本草》謂古鑑"辟一切邪魅,女人鬼交,飛尸蠱毒",即淵源於此。鏡鼻有無可能被視爲鏡的"靈魂所在",從而獲得特別的使用價值,缺乏文獻支持,不能斷言;或許僅僅因爲鏡鼻穿孔,而具有通血閉、破癥痕的作用。

銅青　平,微毒。治婦人血氣心痛,合金瘡,止血,明目,去膚赤息肉。生銅皆有青,青則銅之精華,銅器上綠色是,北庭署者最佳。治目時淘洗用。新補。見陳藏器、日華子。

【陳藏器云:陶云"青銅不入方用",按青銅明目,去膚赤,合金瘡,止血,入水不爛,令瘡青黑。生熟銅皆有青,即是銅之精華。大者即空綠,以次空青也。銅青獨在銅器上綠色者是。

經驗方:治痰涎潮盛,卒中不語,《備急》大効碧琳丹:生碌二兩净洗,於乳鉢內研細,以水化去石,澄清,同碌粉慢火熬令乾,是取辰日辰時於辰位上修合。再研勻,入麝香一分同研,以糯米糊和丸如彈子大,陰乾。如卒中者,每丸作二服,用薄荷酒研下。癱緩一切風,用硃砂酒研化下,候吐涎出,沫青碧色。瀉下惡物。　　又方:治小兒綠雲丹:不計分兩,研細如粉。用醋麵糊和丸如雞頭大。每有中者,纔覺,便用薄荷酒磨下一丸,須臾便吐,其涎如膠,令人以手拔之。候吐罷,神效。

〔箋釋〕

　　銅青又稱銅綠,《本草綱目》説"近時人以醋制銅生綠,取收曬乾,貨之",此即銅器在空氣中氧化生成的鏽衣,主要成分爲碱式碳酸銅 $CuCO_3 \cdot Cu(OH)_2$。本條墨蓋子下引陳藏器語"陶云'青銅不入方用'",按,此句原文似指銀屑條陶弘景注:"今銅有生熟,鍊熟者柔赤,而本草並無用。今銅青及大錢皆入方用,並是生銅,應在下品之例也。"《本草拾遺》引用時誤作"青銅",並曲解陶弘景原意。

【井底沙　至冷,主治湯火燒瘡用。

千金方:蝎螫人:以井底泥塗傅之,溫則易之。

肘後方:臥忽不寤,勿以火照,火照之殺人。但痛齧其踵及足拇指甲際,而多唾其面即活。井底泥塗目畢,令人垂頭於井中,呼其姓名便起。　　**又方**:治姙娠得時疫病令胎不傷:取井底泥傅心下。

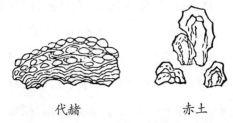

代赭　　　　　赤土

代赭　味苦、甘、寒，無毒。主鬼疰，賊風，蠱毒，殺精物惡鬼，腹中毒邪氣，女子赤沃漏下，帶下百病，産難，胞衣不出，墮胎，養血氣，除五藏血脉中熱，血痺血瘀，大人、小兒驚氣入腹及陰痿不起。一名須丸，出姑幕者名須丸，出代郡者名代赭。一名血師。生齊國山谷。赤紅青色，如雞冠有澤，染爪甲不渝者良。採無時。畏天雄。

陶隱居云：舊説云是代郡城門下土，江東久絶，頃魏國所獻，猶是彼間赤土爾，非復真物。此於俗用乃疎，而爲仙方之要，并與戎鹽、鹵鹹皆是急須。唐本注云：此石多從代州來，云山中採得，非城門下土。又言“生齊地山谷”，今齊州亭山出赤石，其色有赤、紅、青者。其赤者亦如雞冠且潤澤，土人惟採以丹楹柱，而紫色且暗，此物與代州出者相似，古來用之。今靈州鳴沙縣界河北，平地掘深四五尺得者，皮上赤滑，中紫如雞肝，大勝齊、代所出者。臣禹錫等謹按，藥性論云：代赭，使。鴈門城土，乾薑爲使。味甘，平。主治女子崩中，淋瀝不止，療生子不落。末，溫服之，辟鬼魅。蕭炳云：代赭，臣。日華子云：代赭，畏附子。止吐血，鼻衂，腸風，痔瘻，月經不止，小兒驚癇，疳疾，反胃，止瀉痢，脱精，尿血，遺溺，金瘡長肉，安胎，建脾，又治夜多小便。

圖經曰：代赭生齊國山谷，今河東、京東山中亦有之，以赤紅青色，如雞冠有澤，染爪甲不渝者良。古方紫丸治小兒用代赭，云“無真者，以左顧牡蠣代”，使[1]乃知真者難得。今醫家所用，多擇取大塊，其上文頭有如浮漚丁者爲勝，謂之丁頭代赭。採無時。次條又有白堊，生邯鄲山谷，即畫家所用者，多而且賤，一名白善士。胡居士云“始興小桂縣晉陽鄉有白善，俗方稀用”，今處處皆有，人家往往用以浣衣。《山海經·西山經》“石腵音跪。之山，其陰灌水出焉，而北流于愚水，其中有流赭，以塗牛馬，無病”，郭璞注云：“赭，赤土也。今人以朱塗牛角，云以辟惡。”又云：“大次之山，其陽多堊。”又《北山經》：“天池之山，其中多黃堊。”又《中山經》：“葱聾之山，其中有大谷，多白、黑、青、黃堊。”注云：“言有雜色之堊也。”然則赭以西土者爲貴，堊有五色，入藥惟白者耳。

【雷公云：凡使，不計多少，用蠟水細研盡，重重飛過，水面上有赤色如薄雲者去之，然後用細茶腳湯煮之一伏時了，取出，又研一萬匝，方入用。淨鐵鐺一口，著火，得鐺熱底赤，即下白蠟一兩於鐺底，逡巡間，便投新汲水衝之於中，沸一二千度了，如此放冷，取出使之。

斗門方：治小腸氣：用血師一兩，米醋一升，以火燒血師通赤，淬入醋中，以淬竭爲度，搗羅如麵。用湯調下一大錢，即差，如神矣。血師即代赭也。

御藥院：治風瘙疼癢不可忍：赤土不計多少研碎，空心溫

---

①　使：底本如此，疑爲“便”之訛。

酒調下一錢。

丹房鏡源云：代赭出金色。

別説云：謹按，今處州歲貢數不啻萬斤，其色亦丹鮮。

衍義曰：代赭，方士爐火中多用，丁頭、光澤、堅實、赤紫色者佳。白堊，即白善土，京師謂之白土子。方寸許切成段，鬻於市，人得以浣衣。今人合王瓜等分爲末，湯點二錢服，治頭痛。赤土，今公府用以飾椽柱者，水調細末一二錢，服以治風瘮。

〔箋釋〕

　　古人很早就注意到赭與鐵共生，《管子·地數》説："山上有赭者，其下有鐵。"代赭即是赤鐵礦 hematite 礦石，成分爲 Fe_2O_3，因産代郡，故名代赭。作代赭用的赤鐵礦石，一般是鮞粒狀、豆狀、腎狀的集合體，這類礦石表面有圓形乳頭狀的突起，此即《本草圖經》説"其上文頭有如浮漚丁者爲勝，謂之丁頭代赭"。

　　與"丹"一樣，"赭"也是赤色。《説文》云："赭，赤土也。"《山海經·西山經》"白華而赤實，其狀如赭"句郭璞注："赭，紫赤色也。"《名醫別錄》説代赭"赤紅青色，如雞冠有澤"，《新修本草》提到代赭"紫如雞肝"，《本草衍義》説"赤紫色者佳"，代赭的實物也是暗紅褐色，這或許就是"赭"字所指代的標準色澤。《本草經》説代赭"殺精物惡鬼"，與丹砂條説"殺精魅邪惡鬼"一樣，皆源於初民對赤色的敬畏。《山海經·西山經》云："其中有流赭，以塗牛馬，無病。"郭注云："今人亦以朱塗牛角，云以辟惡。"也是巫術思維的表現。

石鷰 以水煮汁飲之,主淋有效。婦人難產,兩手各把一枚,立驗。出零陵。

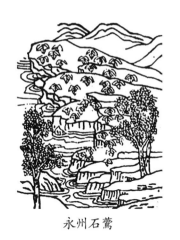

永州石鷰

唐本注云:俗云因雷雨則從石穴中出,隨雨飛墮者,妄也。永州祁陽縣西北百一十五里土崗上,掘深丈餘取之,形似蚶而小,堅重如石也。臣禹錫等注云:《爾雅》云:螺,謹按蜀本作"蝸"。小者蜬。音含。

今按,陳藏器本草云:石鷰,主消渴,取水牛鼻和煮飲之。自死者鼻,不如落崖死者良。唐本先附。臣禹錫等謹按,蕭炳云:別有乳洞中食乳有命者,亦名石鷰,似蝙蝠,口方,生氣物也。日華子云:石鷰,凉,無毒。出南土穴中,凝彊似石者佳。

圖經曰:石鷰出零陵郡,今永州祁陽縣江傍沙灘上有之。形似蚶而小,其實石也。或云生山洞中,因雷雨則飛出,墮於沙上而化爲石,未審的否。今人以催生,令產婦兩手各握一枚,須臾子則下。採無時。

【食療云:在乳穴石洞中者,冬月採之堪食,餘月採者只堪治病,不堪食也。又,治法:取石鷰二七枚,和五味炒令熟,以酒一斗浸三日,即每夜臥時飲一兩盞,隨性也,甚能補益,能喫食,令人健力也。

聖惠方:治傷寒,小腹脹滿,小便不通;用石鷰擣羅爲末,不計時候,葱白湯調半錢,得通爲度。

簡要濟衆:治淋疾:石鷰子七箇,擣如黍米粒大,新桑根白皮三兩,剉如豆粒,同拌令均,分作七貼。用水一盞煎一貼,取七分,去滓,每服空心、午前各一服。

靈苑方:治久患腸風痔瘻一二十年不差,面色虛黃,飲食無味,及患臟腑傷損,多患泄瀉,暑月常瀉不止,及諸般淋瀝,久患消渴,婦人月候湛濁,赤白帶下,多年不差,應是藏腑諸疾皆主之:用石鷰净洗,刷去泥土收之。右每日空心取一枚,於堅硬無油瓷器内,以溫水磨服之,如彈丸大者一箇,分三服,大小以此爲準,晚食更一服。若欲作散,須先杵羅爲末,以磁石燆去杵頭鐵屑後,更入堅瓷鉢内,以硬乳槌研細,水飛過,取白汁如泔乳者,澄去水,曝乾。每服半錢至一錢,清飲飲調下,溫水亦得。此方偏治久年腸風痔,須常服,勿令歇,服至及一月,諸疾皆愈。

衍義曰:石鷰,今人用者如蜆蛤之狀,色如土,堅重則石也。既無羽翼,焉能自石穴中飛出? 何故只墮沙灘上? 此説近妄。唐本注"永州土崗上,掘深丈餘取之,形似蚶而小,重如石",則此自是一物,餘説不可取。潰虛積藥中多用。

〔箋釋〕

《本草綱目》石燕條集解項李時珍説:"石燕有二,一種是此,乃石類也,狀類燕而有文,圓大者爲雄,長小者爲雌。"結合《本草衍義》的描述"如蜆蛤之狀,色如土,堅重則石",此爲古生代腕足類鴟科動物中華弓石燕 *Cyrtiospirifer sinensis* 及弓石燕 *Cyrtiospirifer* sp. 等多種近緣動物的化石。化石略近燕子的形狀,所以稱爲"石燕",漸漸附會出傳説,如《初學記》卷二引《湘州記》曰:"零陵山有石燕,遇雨則飛,雨止還化爲石也。"此所以被《新修本草》批爲“妄也”。李端《荆門歌送兄赴夔州》“自是湘州石燕飛，那關齊地商羊舞”，即用此典。

本條引陳藏器以石燕治消渴，謂“取水牛鼻和煮飲之”，又補充説：“自死者鼻，不如落崖死者良。”蓋唐代多次禁令屠宰，尤其嚴禁屠牛。比如《太平廣記》卷四百九十三引《御史臺記》記婁師德軼事説：“則天禁屠殺頗切，吏人弊於蔬菜。師德爲御史大夫，因使至於陝。厨人進肉，師德曰：‘敕禁屠殺，何爲有此？’厨人曰：‘豺咬殺羊。’師德曰：‘大解事豺。’乃食之。又進鱠，復問：‘何爲有此？’厨人復曰：‘豺咬殺魚。’師德因大叱之：‘智短漢，何不道是獺？’厨人即云是獺。師德亦爲薦之。”《本草拾遺》作於開元年間，據《唐會要》卷四十一，玄宗即位之先天二年即有詔書云：“殺牛馬騾等，犯者科罪，不得官當、蔭贖。公私賤隸犯者，先決杖六十，然後科罪。”此處需用水牛鼻，顯然只有殺牛取鼻，不得已托詞牛自死，或誤墜山崖死者。

戎鹽　味鹹，寒，無毒。主明目，目痛，益氣，堅肌骨，去毒蠱，心腹痛，溺血，吐血，齒舌血出。一名胡鹽。生胡鹽山及西羌、北地、酒泉福禄城東南角。北海青，南海赤。十月採。

479

陶隱居云：今俗中不復見鹵鹹，惟魏國所獻虜鹽，即是河東大鹽，形如結冰圓强，味鹹、苦，夏月小潤液。虜中鹽乃有九種：白鹽、食鹽，常食者；黑鹽，主腹脹氣滿；胡鹽，主耳聾目痛；柔鹽，主馬脊瘡；又有赤鹽、駁鹽、臭鹽、馬齒鹽四種，並不入食。馬齒即大鹽，黑鹽疑是鹵鹹，柔鹽疑是戎鹽，而此戎鹽又名胡鹽，並主眼痛，二三相亂。今戎鹽虜中甚有，從涼州來，芮芮河南使及北部胡客從燉煌來，亦得之，自是稀少爾。其形作塊片，或如鷄鴨卵，或如菱米，色紫白，味不甚鹹。口嘗氣臭，正如鰕雞子臭者言真。又河南鹽池泥中自有凝鹽如石片，打破皆方，青黑色，善療馬脊瘡，又疑此或是。鹽雖多種，而戎鹽、鹵鹹最爲要用。又巴東朐䐡縣北岸大有鹽井，鹽水自凝，生粥子鹽，方一二寸，中央突，張緻形，亦有方如石膏、博碁者。李云：戎鹽味苦臭，是海潮水澆山石，經久鹽凝著石取之。北海者青，南海者紫赤。又云：鹵鹹即是人煑鹽釜底凝强鹽滓。如此二説，並未詳。唐本注云：陶稱“鹵鹹疑是黑鹽”，此是鹻土，議如前説。其戎鹽即胡鹽，沙州名爲禿登鹽，廓州名爲陰土鹽，生河岸山坂之陰土石間，塊大小不常，堅白似石，燒之不鳴炸爾。臣禹錫等謹按，陳藏器云：鹽藥，味鹹，無毒。主眼赤眥爛風赤，細研，水和點目中。又入腹去熱煩，痰滿，頭痛，明目，鎮心，水研服之。又主蚖蛇惡蟲毒，疥癬，癰腫，瘰癧，已前入腹，水消服之。著瘡正爾摩傅。生海西南雷、羅諸州山谷。似芒消末細，入口極冷。南人多取傅瘡腫，少有服者，恐極冷，入腹傷人，且宜慎之。日華子云：戎鹽，平。助水藏，益精氣，除五藏癥結、心腹積聚、痛瘡疥癬等。即西蕃所出，食者號戎鹽，又名羌鹽。

圖經：文具石鹽①條下。

【陳藏器云：戎鹽累卵。

---

① 石鹽：底本如此，似爲“食鹽”之訛。後文同。

丹房鏡源云：戎鹽，赤、黑二色。累卵，乾汞，制丹砂。

衍義曰：戎鹽成垛，裁之如枕，細白。味甘、鹹，亦功在却血，入腎，治目中瘀、赤、澀、昏。

〔箋釋〕

　　戎鹽因出於戎羌(今西北的廣大地區)而得名，《名醫別錄》説：“生胡鹽山及西羌、北地、酒泉福禄城東南角。”戎鹽藥用最早見於《五十二病方》，治瘰病方提到“贛戎鹽若美鹽盈雕”，這句的意思是説，用戎鹽或美鹽一小杯，滿滿地堆放在臀部。“戎鹽”與“美鹽”可以替換，因知戎鹽是精製食鹽一類。《魏書·崔浩傳》稱北魏明元帝拓跋嗣賜崔浩“水精戎鹽一兩”，這種戎鹽似乎也是食鹽條提到的“光明鹽”之類。

　　有關戎鹽的文獻甚多，其中兩條令人費解。《太平御覽》卷八百六十五引《淮南萬畢術》云：“鹽能累卵。”注：“戎鹽塗卵，取他卵置其上，即累也。”《本草經集注·序録》藥物七情表前小序也説：“戎鹽累卵，獺膽分杯。”方以智《物理小識》卷七解釋説：“戎鹽累卵法，即青鹽、紫鹽之類，以水化之，塗雞子，則累之而不墮。”如此説，則戎鹽的水溶液能够起粘合劑的作用，似乎不太可能。“戎鹽累卵”或許是形容戎鹽成塊，累累如卵。因乏確證，只能存疑。

　　王羲之《十七帖》有云：“戎鹽乃要也，是服食所須。”姚鼐詩“家作道民輸斗米，身惟服食乞戎鹽”即詠此。戎鹽爲煉丹家重視，主要用來調製六一泥固濟丹鼎，丹方亦用之，但未聞有單獨服食戎鹽者。據《本草綱目》戎鹽條引張果《玉洞要訣》云：“赤戎鹽出西戎，稟自然水土之氣，結而成質。其地水土之氣黄赤,故鹽亦隨土氣而生。味淡于石鹽,力能伏陽精。但於火中燒汁紅赤,凝定色轉益者,即真也。亦名絳鹽。"則王羲之所服的或許是這種"赤戎鹽"。不過據陶弘景説,魏國所獻虜鹽有九種,其中赤鹽、駮鹽、臭鹽、馬齒鹽四種"並不入食",《宋書·張邵傳》《北史·李孝伯傳》等記載皆相同,亦存疑。

大鹽 味甘、鹹,寒,無毒。主腸胃結熱,喘逆,胸中病。**令人吐。**生邯鄲及河東池澤。漏蘆爲之使。

唐本注云:大鹽,即河東印鹽也,人之常食者是,形麄於末鹽,故以大別之。**臣禹錫等謹按,**蕭炳云:大鹽,臣。

圖經:文具石鹽條下。

【①太平廣記:《梁四公子傳》臲杰曰:交河之間平磧中,堀深數尺,有末鹽,紅紫,色鮮味甘,食之止痛。

衍義曰:大鹽,新者不苦,久則鹹苦。今解州鹽池所出者,皆成斗子,其形大小不等,久亦苦。海水煎成者,但味和。二鹽互有得失。入藥及金銀作,多用大鹽及解鹽。傍海之人多黑色,蓋日食魚鹽,此走血之驗也。齒縫中血出,鹽湯嗽之,及接藥入腎,北虜以鹽淹尸,使不腐。

482

〔箋釋〕

《太平廣記》下引《梁四公子傳》,此書亦名《梁四公記》或《梁四公傳》,題張説撰,講述梁代有四老人來見武

---

① 墨蓋子原無,據體例補。

帝，談論三教九流及漢代故事。此段引文見《太平廣記》卷八十一，亦見《太平御覽》卷八百六十五，其略云："高昌國遣使貢鹽二顆，顆如大斗，狀白似玉。乾蒲桃、刺蜜、凍酒、白麥麵，王公士庶皆不之識。帝以其自萬里絕域而來獻，數年方達。文字言語，與梁國略同。經三日，朝廷無祇對者，帝命杰公迓之。謂其使曰：'鹽一顆是南燒羊山月望收之者，一是北燒羊山非月望收之者。蒲桃七是渃林，三是無半。凍酒非八風谷所凍者，又以高寧酒和之。刺蜜是鹽城所生，非南平城者。白麥麵是宕昌者，非昌壘真物。'使者具陳實情，麵爲經年色敗，至宕昌貿易填之。其年風災，蒲桃、刺蜜不熟，故駁雜。鹽及凍酒，奉王急命，故非時爾。因又問紫鹽醫珀，云自中路，遭北凉所奪，不敢言之。帝問杰公群物之異，對曰：'南燒羊山鹽文理粗，北燒羊山鹽文理密。月望收之者，明徹如冰，以氎囊煮之可驗。蒲桃渃林者皮薄味美，無半者皮厚味苦。酒是八風谷凍成者，終年不壞。今臭，其氣酸。渃林酒滑而色淺，故云然。南平城羊刺無葉，其蜜色明白而味甘。鹽城羊刺葉大，其蜜色青而味薄。昌壘白麥麵烹之將熟，潔白如新，今面如泥且爛。由是知蜜麥之僞耳。交河之間平磧中，掘深數尺，有末鹽，如紅如紫，色鮮味甘，食之止痛。更深一丈，下有璧珀，黑逾純漆，或大如車輪，末而服之，攻婦人小腸癥瘕諸疾。彼國珍異，必當致貢，是以知之。'"

鹵鹹 味苦、鹹，寒，無毒。主大熱、消渴、狂煩，除邪及下蠱毒，柔肌膚，去五藏腸胃留熱結氣，心下堅，食已嘔逆喘滿，明目，目痛。生河東鹽池。

陶隱居云：是煎鹽釜下凝滓。唐本注云：鹵鹹既生河東，河東鹽不釜煎，明非凝滓。此是鹼土名鹵鹹，今人熟皮用之，斯則於鹼地掘取之。

圖經：文具石鹽條下。

【丹房鏡源云：鹵鹽純制四黃，作銲藥。

〔箋釋〕

《説文》云："鹹，銜也，北方味也。從鹵，咸聲。"《爾雅·釋言》"鹹，苦也"，郭注："苦即大鹹。"郝懿行義疏云："鹹極必苦。"此可見"鹹"乃指滋味，今簡化作"咸"。《本草綱目》發明"鹹"之第二讀音，鹵鹹條李時珍説："鹹音有二，音鹹者，潤下之味；音減者，鹽土之名。後人作鹼、作鹻，是矣。"照此意見，鹵鹹之"鹹"應當讀作 jiǎn，簡化字正寫爲"碱"。按，"鹹"讀 jiǎn 非李時珍發明，《本草圖經》食鹽條云："并州兩監末鹽，乃刮鹹煎鍊，不甚佳，其鹹蓋下品所著鹵鹹。"其"刮鹹"字後即注："音減。"

讀音不同，指代的具體實物也不太一樣。按照鹵鹹（xián）理解，陶弘景説"是煎鹽釜下凝滓"，戎鹽條引李當之，"鹵鹹即是人煮鹽釜底凝强鹽滓"，則爲近似，應指鹽鹵，主要成分爲氯化鎂 $MgCl_2$。按照鹵鹹（jiǎn）理解，則是《新修本草》説"此是鹼土名鹵鹹"，當是從鹽鹼地中掘取煉製。《一切經音義》引《説文》云："鹽，鹵也。天生曰鹵，人生曰鹽。"用鹽鹼熬鹽，殘餘的鹵鹹主要成分當是氯化鎂、氯化鉀、硝酸鉀等，化學組成與前一種鹵鹹不完全一樣。

唐代道經《金石簿五九數訣》收載有太陰玄精和鹵鹹，有關太陰玄精的描述與本草類似，而鹵鹹則不同，經云："鹵鹹，出同州東北可十七八里陂澤中，亦是鹽根。形似河東細小顆鹽，味苦而不鹹。本方無何方處，世人錯用平澤中地生白軟之氣，將爲鹵鹹，深爲誤矣。"該書太陰玄精爲鹽根，並説鹵鹹"亦是鹽根"，且"苦而不鹹"，明其爲較純粹之氯化鎂。

漿水　味甘、酸，微溫，無毒。主調中，引氣宣和，強力通關，開胃止渴，霍亂洩痢，消宿食。宜作粥，薄暮啜之，解煩去睡，調理腑藏。粟米新熟，白花者佳，煎令醋，止嘔噦，白人膚體如繒帛。爲其常用，故人不齒其功。冰漿至冷，婦人懷妊，不可食之，食譜所忌也。新補。

【外臺秘要：大妙去黑子方：夜以暖漿水洗面，以布揩黑子令赤痛，水研白檀香，取濃汁以塗之，旦又復以漿水洗面，仍以鷹糞粉黑子。

孫真人食忌：手指腫方：煎漿水，和少鹽，熱漬之，冷即易。　又方：食生脯腊過多，筋痛悶絕：煑細漿水粥，以少鷹糞末攪和，頓服三五合。鷂子糞亦得。

兵部手集：救人霍亂，頗有神效：漿水稍醋味者，煎乾薑屑，呷之。夏月腹肚不調，煎呷之，差。

產寶云：孕婦令易產：酸漿水和水少許，頓服立產。

楊氏產乳云：姙娠不得食漿水粥，令兒骨瘦不成人。

衍義曰：漿水不可同李實飲，令人霍亂吐利。

〔箋釋〕

《紹興本草》云："漿水即蒸米漬水腐而所成。"《本草品彙精要》記其做法："於清明日用倉黃粟米一升，淘净下鍋内，以水四斗，入酒一鍾，煎至米開花爲度，後將柳枝截短一大把，先内壇中，然後貯漿水於内，以苧布封口，使出熱氣，每日用柳條攪一次，如用去，旋加米湯，仍前攪用之。"漿水爲古代常見飲料，如《東京夢華録》説："又生葱、韭、蒜、醋各一楪，三五人共列漿水一桶，立杓數枚。"故《嘉祐本草》收載時特別提到："爲其常用，故人不齒其功。"

井華水 味甘，平，無毒。主人九竅大驚出血，以水噀面。亦主口臭，正朝含之，吐棄廁下，數度即差。又令好顔色，和朱砂服之。又堪鍊諸藥石，投酒醋，令不腐。洗目膚瞖，及酒後熱痢。與諸水有異，其功極廣。此水井中平旦第一汲者，本經注井苔條中略言之，今此重細解也。新補。

【**千金方**：治心悶汗出，不識人：新汲水和蜜飲之，甚妙。**又方**：欲産時，取井花水半升，頓一服。 **又方**：治馬汗及毛入人瘡，腫毒熱痛，入腹害人：以冷水浸瘡，頓易，飲好酒立愈。**又云**：井華水，服藥、煉藥並用之。

梅師方：治眼睛無故突一二寸者：以新汲水灌漬睛中，數易水，睛自入。　**又方**：治卒驚悸，九竅血皆溢出：以井華水噀面當止，勿使知之。

衍義：井華水，文具半天河條下。

〔箋釋〕

　　《石藥爾雅》云："井華水，一名五水，一名露霜，一名雪雨。"平旦第一汲爲井華水，最宜服長生藥，故張耒句"平明呼童汲井華"，白居易詩"每日將何療饑渴，井華雲粉一刀圭"。

菊花水　味甘，溫，無毒。除風補衰，久服不老，令人好顏色，肥健，益陽道，溫中，去痟疾。出南陽酈縣北潭水，其源悉芳菊生被崖，水爲菊味。盛洪之《荆州記》云：酈縣菊水，太尉胡廣久患風羸，常汲飲此水，後疾遂瘳。此菊甘美，廣後收此菊實播之京師，處處傳植。《抱朴子》云：南陽酈縣山中有甘谷，水所以甘者，谷上左右皆生甘菊，菊花墮其中，歷世彌久，故水味爲變。其臨此谷中居民皆不穿井，悉食甘谷水，食，無不壽考。故司空王暢、太尉劉寬、太傅袁隗皆爲南陽太守，每到官，常使酈縣月送甘谷水四十斛，以爲飲食。此諸公多患風痹及眩冒，皆得愈。新補。

衍義曰：菊花水，本條言"南陽酈縣北潭水，其源悉芳菊生被崖，水爲菊味"，此說甚怪。且菊生於浮土上，根深者不過尺，百花之中，此特淺露，水泉莫非深遠而來。況菊根亦無香，其花當九月、十月間，止三兩旬中，焉得香入水也？若因花而香，其無花之月合如何也？殊不詳。水自有甘、淡、鹹、苦，焉知無有菊味者？嘗官於永、耀間，沿幹至洪門北山下古石渠中，泉水清澈，眾官酌而飲，其味與惠山泉水等，亦微香，世皆未知之，烹茶尤相宜。由是知泉脉如此，非緣浮土上所生菊能變泉味。博識之士宜細詳之。

〔箋釋〕

南陽酈縣菊泉水甚有名，葛洪載入《抱朴子內篇·仙藥》，尤其膾炙人口。蒲壽晟詩云：“南陽有菊水，一掬清且鮮。滿潭浸秋色，餐英飲寒泉。將以壽道脉，非惟制頹年。豈不隨衆草，正色乃自然。”本條即據《抱朴子內篇》化裁。寇宗奭善於獨立思考，不以前人意見爲然，《本草衍義》斷定爲“泉脉如此，非緣浮土上所生菊能變泉味”。

明代陶安《陶學士集》卷二有一首七言古風，題贈名醫黃某號菊泉者，小序引《本草衍義》云云，乃別創一説：“地產宜菊，則精英之氣流通，土脉與水相感。古法，季月採以上寅。春曰玉英，夏曰容成，秋曰金精，冬曰長生，是精英之氣，無間於四時。若大菊落水，與辨者之説，或未然也。”

488

地漿　寒，主解中毒煩悶。

陶隱居云：此掘地作坎，以水沃其中，攪令濁，俄頃取之，以解中諸毒。山中有毒菌，人不識，煑食之，無不死。又楓樹菌食之，令人笑不止，惟飲土漿皆差，餘藥不能救矣。今注：唐本元在草部下品之下，今移。臣禹錫等謹按，日華子云：地漿，無毒。

【聖惠方：治熱渴心悶：服地漿一盞並妙。

梅師方：食生肉中毒：掘地深三尺，取土三升，以水五升，煎五沸，清之一升，即愈。

〔箋釋〕

地漿解毒，利用的是類似活性炭吸附作用，減少胃腸道中毒物的進一步吸收。地漿，古代應用甚多，如《茅亭客話》說："淳化中有民支氏於昭覺寺設齋，寺僧市野蕈，有黑而斑者，或黃白而赤者，爲齋食。衆僧食訖，悉皆吐瀉，亦有死者。至時有醫人急告之曰：但掘地作坑，以新汲水投坑中，攪之澄清，名曰地漿，每服一小盞，不過再三，其毒即解。當時甚救得人。"

臘雪　味甘，冷，無毒。解一切毒，治天行時氣溫疫，小兒熱癇狂啼，大人丹石發動，酒後暴熱，黃疸，仍小溫服之。藏淹一切果實良。春雪有蟲，水亦便敗，所以不收之。新補。見陳藏器及日華子。

【①別說云：謹按，霜治暑月汗漬，腋下赤腫及痱瘡，以和蚌粉，傅之立差。瓦木上以鷄毛羽掃取，收甕瓶中，時久不壞。今宜附臘雪後。

衍義：臘雪，文具半天河條下。

---

① 墨蓋子原無，據體例補。

泉水　味甘,平,無毒。主消渴,反胃,熱痢,熱淋,小便赤澀。兼洗漆瘡,射癰腫令散。久服却溫,調中,下熱氣,利小便,並多飲之。又新汲水,《百一方》云:患心腹冷病者,若男子病,令女人以一杯與飲;女子病,令男子以一杯與飲。又解合口椒毒。又主食魚肉爲骨所鯁,取一杯水,合口向水,張口取水氣,鯁當自下。又主人忽被墜損腸出,以冷水噴之,令身噤,腸自入也。又臘日夜,令人持椒井傍,無與人語,内椒井中,服此水去溫氣。《博物志》亦云:凡諸飲水療疾,皆取新汲清泉,不用停汙濁暖,非直無効,固亦損人。新補。

【沈存中筆談:東阿是濟水所經[1],取其井水煑膠,謂之阿膠。用攪濁水則清,人服之,下膈、疏痰、止吐皆服。濟水性趨下,清而重,故以治淤濁及逆上之疾。

半天河　微寒。主鬼疰,狂,邪氣,惡毒。

陶隱居云:此竹籬頭水也,及空樹中水,皆可飲,并洗諸瘡用之。今按,陳藏器本草云:半天河,在槐樹間者主諸風及惡瘡,風瘙疥癢,亦溫取洗瘡。今注:唐本元在草部,今移。臣禹錫等謹按,藥性論云:半天河,單用。此竹籬頭水及高樹穴中盛天雨,能殺鬼精,恍惚妄語,勿令知之與飲,差。日華子云:平,無毒。主蠱毒。

【外臺秘要:治身體白駮:取樹木孔中水洗之,搗桂屑,唾

---

① 經:底本無,《夢溪筆談》云:“東阿亦濟水所經,取井水煮膠。”因據補。

和傅駮上,日再。白駮者,浸淫漸長似癬,但無瘡也。

衍義曰:半天河水,一水也,然用水之義有數種,種各有理。如半天河水,在上天澤水也,故治心病、鬼疰、狂、邪氣、惡毒。臘雪水,大寒水也,故解一切毒,治天行時氣、温疫、熱癇、丹石發、酒後暴熱、黃疸。井華水,清冷澄澈水也,故通九竅,洗目膚瞖及酒後熱痢。後世又用東流水者,取其快順疾速,通關下膈者也。倒流水者,取其回旋留止,上而不下者也。

〔箋釋〕

　　按照陶弘景注釋,半天河乃是竹籬、樹穴中的積水。《史記・扁鵲列傳》中長桑君以懷中藥給扁鵲,説:"飲是以上池之水,三十日當知物矣。"司馬貞索隱引舊説云:"上池水謂水未至地,蓋承取露及竹木上水,取之以和藥,服之三十日,當見鬼物也。"《本草綱目》據此以上池水爲半天河之别名。

熱湯　主忤死。先以衣三重,藉忤死人腹上,乃取銅器若瓦器盛湯著衣上,湯冷者去衣,大冷者換湯,即愈。又霍亂,手足轉筋,以銅器若瓦器盛湯熨之,亦可令蹋器使脚底熱徹,亦可以湯捋之,冷則易。用醋煮湯更良,煮蓼子及吳茱萸汁亦好。以錦絮及破氈角[①]脚,以湯淋之,貴在熱徹。又繰絲湯,無毒,主蚘蟲。熱取一盞服之,此煮繭汁,爲其殺蟲故也。又燖豬湯,無毒,主産

———————————————

①　角:封裹,裹束。

後血刺心痛欲死,取一盏温服之。新補。見《抱朴子》、陳藏器。

【陳藏器云】:凡初覺傷寒三日内,但取熱湯飲之,候吐則止,可飲一二升,隨吐,汗出,差。重者亦減半。又凍瘡不差者,熱湯洗之,效。

野人閑話:朱真人《靈驗篇》:有病者,患風疾數年不較。掘坑,令患者解衣坐於坑内,遂以熱湯上淋之,良久,復以簟蓋之,差。

別説云:謹按,《外臺祕要》有作甘爛水法:以木盆盛水,杓揚千百下,泡起作珠子五六千顆,擎取。治霍亂及入膀胱,治奔豚藥用殊勝。《傷寒論》第三卷亦有此法。

衍義曰:熱湯助陽氣,行經絡。患風冷氣痹人,多以湯涂脚至膝上,厚覆,使汗出周身。然別有藥,亦終假湯氣而行也。四時暴泄利,四支冷,臍腹疼,深湯中坐,浸至腹上,頻頻作,生陽佐藥,無速於此。虛寒人始坐湯中必戰,仍常令人伺守。

〔箋釋〕

熱湯即沸水,亦《嘉祐本草》新補。上古火耕水耨,用熱湯除殺雜草,見《禮記·月令》。又用熱湯煮繭,《淮南子·泰族訓》云:"繭之性爲絲,然非得工女煮以熱湯而抽其統紀,則不能成絲。"此即本條提到的"繅絲湯"。本條又有"燖猪湯",即殺猪時用來燙去猪毛的沸水。大約宋代開始講究"百沸湯",如《五燈會元》卷十二有云:"點茶須是百沸湯。"其後醫家亦用之,《本草綱目》遂以"百沸湯"

爲熱湯的別名。

白堊烏恪切。味苦、辛,溫,無毒。
主女子寒熱,癥瘕,月閉,積聚,陰腫
痛,漏下,無子,洩痢。不可久服,傷
五藏,令人羸瘦。一名白善。生邯鄲
山谷。採無時。

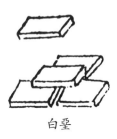

白堊

陶隱居云:此即今畫用者,甚多而賤,俗方亦稀,仙經不須。
臣禹錫等謹按,唐本云:胡居士言,始興小桂縣晉陽鄉有白善。
藥性論云:白堊,使,味甘,平。主女子血結,月候不通,能澀腸止
痢,溫暖。蕭炳云:不入湯。日華子云:白善,味甘。治瀉痢,痔
瘻,洩精,女子子宮冷,男子水藏冷,鼻洪,吐血。本名白堊,入藥
燒用。

圖經:文具代赭條下。

【唐本餘:注云:此即今畫工用者,甚易得,方中稀用之,近
代以白瓷爲之。

雷公云:凡使,勿用色青并底白者,先單搗令細,三度篩過
了,又入鉢中研之,然後將鹽湯飛過,浪乾。每修事,白堊二兩,
用白鹽一分,投於斗水中,用銅器物內,沸十餘沸了,然後用此沸
了水飛過白堊,免結澀人腸也。

衍義:文具代赭條下。

〔箋釋〕

《本草經》"石灰一名惡灰",陶弘景說"俗名石堊"。

《本草經》另有白堊條,森立之《本草經考注》據《新修本草》《本草和名》及《醫心方》改爲"白惡",並認爲石灰條陶注提到的石堊"似是白惡之灰,故名惡灰,可證古白惡亦不作'堊'也"。森説有理。且《名醫別録》白堊(惡)一名白善,正是針對"白惡"立言。因此《本草經》中的白惡,應該就是石灰石。或許是傳寫的原因,"白惡"訛寫成了"白堊"。"堊"訓爲白土,《山海經·西山經》"大次之山其陽多堊"句郭璞注云:"堊似土,色甚白。音惡。"

白堊是白色的高嶺石 kaolinite,亦即五色石脂條中的白石脂,與《本草經》之白惡爲石灰石 limestone 本不相涉,但後世本草誤"白惡"爲"白堊"以後,自陶弘景以降,皆以白土、白陶土爲説,殊失白惡(石灰石)之本義。

冬灰 味辛,微温。主黑子,去肬音尤。息肉,疽蝕,疥瘙。一名藜灰。生方谷川澤。

陶隱居云:此即今浣衣黃灰爾,燒諸蒿、藜,積聚鍊作之,性亦烈,又荻灰尤烈。欲銷黑誌、肬贅,取此三種灰和水蒸,以點之即去。不可廣用,爛人皮肉。唐本注云:桑薪灰最入藥用,療黑子、肬贅,功勝冬灰。用煑小豆,大下水腫。然冬灰本是藜灰,餘草不真。又有青蒿灰,燒蒿作之。柃灰,燒木葉作,並入染用,亦堪蝕惡肉。柃灰一作"苓"字。臣禹錫等謹按,陳藏器云:桑灰,本功外,去風血癥瘕塊。又主水癊淋,取釅汁作食,服三五升。又取鼈一頭,治如食法,以桑灰汁煎如泥,和諸癥瘕藥重煎,堪丸,衆手捻成,日服十五丸,癥瘕痃癖無不差者。其方文多,不具載。

圖經：文具石灰條下。

衍義曰：冬灰，諸家止解灰而不解冬，亦其闕也。諸灰一烘而成，惟冬灰則經三四月方徹爐。灰既曉夕燒灼，其力得不全燥烈乎？而又體益重，今一熱而成者體輕，蓋火力劣，故不及冬灰耳。若古緊面少容方中用九燒益母灰，蓋取此義。如或諸方中用桑灰，自合依本法。既用冬灰，則須爾。唐本注云"冬灰本是藜灰"，未知別有何説。又湯火灼，以餅爐中灰細羅，脂麻油調，羽掃，不得着水，仍避風。

〔箋釋〕

冬灰是草木灰，主要成分爲 K_2CO_3，因爲具有弱碱性，故可以用來洗滌衣物。《禮記》云："冠帶垢和灰請漱，衣裳垢和灰請浣。"陶弘景説："此即今浣衣黄灰爾，燒諸蒿、藜，積聚鍊作之。"儘管各種草木都可以作灰，但《本草經》以藜灰爲冬灰的別名，《新修本草》云："冬灰本是藜灰，餘草不真。"藜科藜屬 *Chenopodium*、碱蓬屬 *Suaeda* 植物的枝葉都可以燒灰製碱，尤其以後者純正，這或許就是古代正宗的"冬灰"。

495

青琅玕　味辛，平，無毒。**主身癢，火瘡，癰傷**，白禿，**疥瘙，死肌**，侵淫在皮膚中。煮鍊服之，起陰氣，可化爲丹。**一名石珠**，一名青珠。生蜀郡平澤。採無時。殺錫毒，得水銀良，畏雞骨。

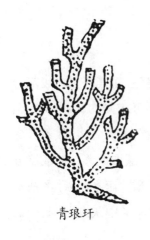

青琅玕

陶隱居云：此《蜀都賦》所稱"青珠黃環"也。黃環乃是草，苟取名類而種族爲乖。琅玕亦是崑山上樹名，又《九真經》中大丹名也。此石今亦無用，惟以療手足逆臚。音閭。化丹之事，未的見其術。唐本注云：琅玕乃有數種色，是瑠璃之類，火齊寶也。且琅玕五色，其以青者入藥爲勝。今出巂音髓。州以西烏白蠻中及于闐國也。臣禹錫等謹按，陳藏器云：瑠璃，主身熱目赤，以水浸令冷熨之。《韻集》曰：火齊珠也。《南州異物志》云：瑠璃本是石，以自然灰理之，可爲器。車渠、馬腦並玉石類，是西國重寶。佛經云七寶者，謂金、銀、瑠璃、車渠、馬腦、玻瓈、真珠是也。或云珊瑚、琥珀。今馬腦椀上刻鏤爲奇工者，皆以自然灰又昆吾刀治之。自然灰，今時以牛皮膠作假者，非也。日華子云：玻瓈，冷，無毒。安心，止驚悸，明目，摩瞖障。

圖經曰：青琅玕生蜀郡平澤。蘇恭注云："琅玕乃有數種，是瑠璃之類，火齊寶也。琅玕五色，具以青者入藥爲勝，出巂音髓。州以西烏白蠻中及于闐國也。"今秘書中有《異魚圖》，載琅玕青色，生海中，云海人於海底以網挂得之，初出水紅色，久而青黑，枝柯似珊瑚而上有孔竅如蟲蛀，擊之有金石之聲，乃與珊瑚相類。其説不同，人莫能的識。謹按，《尚書·禹貢》"雍州厥貢璆琳琅玕"，《爾雅》云"西北之美者，有崑崙墟之璆琳琅玕焉"，孔安國、郭璞皆以爲石之似珠者；而《山海經》云"崑崙山有琅玕”，若然，是石之美者，明瑩若珠之色，而其狀森植耳。大抵古人謂石之美者多謂之珠，《廣雅》謂瑠璃、珊瑚皆爲珠是也。故本經一名青珠，而左太沖《蜀都賦》云“青珠黄環”，黄環是木，然引以相並者，亦謂其美如珠，而其類實木也。又如上所説，皆出西北山中，而今圖乃云海底得之。蓋珍瑰之物，山海容俱産焉。今醫方家亦以難得而稀用也。

【唐本餘：味甘。

衍義曰：青琅玕，《書》曰“三危既宅”，三危，西裔之山也，“厥貢惟球琳琅玕”。孔穎達以謂琅玕石似玉，《新書》亦謂三苗西戎。《西域記》云天竺國正出此物。陶隱居謂爲木名、大丹名，既是大丹名，則本經豈可更言“煑煉服之”，又曰“可化爲丹”？陶不合遠引，非此琅玕也。唐本注云“是瑠璃之類”，且瑠璃火成之物，琅玕又非火成。經曰“生蜀郡平澤”，安得同類言之？其説愈遠。且佛經所謂瑠璃者，正如鬼谷珠之類，乃火成之物也，今人絶不見用。

〔箋釋〕

　　琅玕的名實需要按年代來討論。先秦文獻中“璆琳琅玕”常相連並，《爾雅·釋地》云：“西北之美者，有崑崙虚之璆琳琅玕焉。”琅玕與璆琳一樣，皆指美玉、美石。

　　漢魏琅玕多作飾品，《急就篇》“係臂琅玕虎魄龍”，張衡《四愁詩》“美人贈我青琅玕，何以報之雙玉盤”（見《太平御覽》卷七百五十八引，今本《文選》作“金琅玕”），三國曹植《美女篇》“頭上金爵釵，腰佩翠琅玕”。這種用作佩飾的琅玕多爲珠狀，《説文》云：“琅，琅玕，似珠者。”《禹

貢》"璆琳琅玕"句孔安國傳:"琅玕,石而似珠者。"鄭玄
注:"琅玕,珠也。"郭璞注《爾雅》也説:"琅玕,狀似珠也。"
既明漢代的琅玕是珠或珠狀物,則與《本草經》青琅玕"一
名石珠"、《名醫別録》"一名青珠"相合,所指應是同物。
不僅如此,《本草經》又説青琅玕"生蜀郡平澤",檢《初學
記》卷二十七引《華陽國志》云:"廣陽縣,山出青珠。"廣陽
縣約在今茂縣、汶川一帶。左思《蜀都賦》也言岷山出産
"青珠黄環",皆與《本草經》吻合。

　　與青珠性狀特徵最接近的礦物是緑松石 turquoise,而
如章鴻釗《石雅》所注意者,此石非四川所産,故章以緑青
(孔雀石)爲青珠,即青琅玕。其説可參。

　　唐代的青琅玕既非緑松石,也非緑青,而是瑠璨。《新
修本草》云:"琅玕乃有數種色,是瑠璨之類,火齊寶也。且
琅玕五色,其以青者,入藥爲勝。"《急就篇》顔師古注:"琅
玕,火齊珠也。"故《嘉祐本草》將《本草拾遺》之瑠璨、《日
華子本草》之玻璨附録此條。

　　《本草圖經》又不以《新修本草》之論爲然,而以珊瑚
爲青琅玕。蘇頌引《異魚圖》云:"琅玕青色,生海中,云海
人於海底以網挂得之,初出水紅色,久而青黑,枝柯似珊瑚
而上有孔竅如蟲蛀,擊之有金石之聲,乃與珊瑚相類。"所
繪青琅玕藥圖即是珊瑚。《本草綱目》遵用其説,乃將《本
草拾遺》石欄干(珊瑚)併入青琅玕條。

　　至於陶弘景注釋説琅玕是"《九真經》中大丹名",據
《真誥》卷五:"君曰:仙道有琅玕華丹,服之化爲飛龍。"並

498

説："在《靈書紫文》中，並琅玕丹之所變化也。"《無上秘要》卷九十二引《洞真太微靈書紫文上經》云："十月、十一月、四月、八月朔日平旦，向王再拜，以東流水服琅玕華丹一兩，即頭主七色之氣，面有金華玉映，閉氣則立致八玄之輿，唾地則化爲飛龍，左嘯則神仙立朝，右指則三素合風，千乘萬騎飛行上清。"

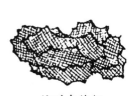
信州自然銅

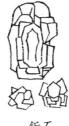
鉭石

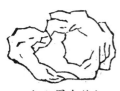
火山軍自然銅

自然銅　味辛，平，無毒。療折傷，散血止痛，破積聚。生邕州山巖中出銅處，於坑中及石間採得，方圓不定，其色青黃如銅，不從礦鍊，故號自然銅。今附。

臣禹錫等謹按，日華子云：自然銅，凉。排膿消瘀血，續筋骨，治産後血邪，安心，止驚悸，以酒摩服。

圖經曰：自然銅生邕州山巖中出銅處，今信州、火山軍皆有之。於銅坑中及石間採之，方圓不定，其色青黃如銅，不從礦鍊，故號自然銅。今信州出一種，如亂銅絲狀，云在銅礦中，山氣熏蒸，自然流出，亦若生銀，如老翁鬚之類，入藥最好。火山軍者，顆塊如銅，而堅重如石，醫家謂之鉭石，用之力薄。採無時。今南方醫者説：自然銅有兩三體，一體大如麻黍，或多方解，纍纍相綴，至如斗大者，色煌煌明爛如黃金、碼石，最上；一體成塊，大小不定，亦光明而赤；一體如薑鐵矢之類。又有如不冶而成者，形大小不定，皆出銅坑中，擊之易碎，有黃赤，有青黑者，鍊之乃成銅也。據如此說，雖分析頗精，而未見似亂絲者耳。又云：今市人多以銅石爲自然銅，燒之皆成青焰如硫黃者是也。此亦有二三種，一種有殼如禹餘糧，擊破，其中光明如鑒，色黃類碼石也；一種青黃而有牆壁，或文如束針；一種碎理如團砂者，皆光明如銅，色多青白而赤少者，燒之皆成煙焰，頃刻都盡。今藥家多誤以此爲自然銅，市中所貨往往是此。自然銅用多須鍛，此乃畏火，不必形色，只此可辨也。

【雷公云：石髓鉛即自然銅也。凡使，勿用方金牙，其方金牙真似石髓鉛，若誤餌，吐煞人。其石髓鉛色似乾銀泥，味微甘。如採得，先搥碎，同甘草湯煮一伏時，至明漉出，攤令乾，入臼中搗了，重篩過，以醋浸一宿，至明，用六一泥泥甕合子，約盛得二升已來，於文武火中養三日夜，才乾，便用蓋蓋了，泥，用火煅兩伏時，去土抉蓋，研如粉用。若修事五兩，以醋兩鎰爲度。

丹房鏡源云：可食之。自然銅出信州鉛山縣銀場銅坑中，深處有銅鑛，多年鑛氣結成，似馬屭勃，色紫重，食之若澀，是真自然銅。今人只以大碗石爲自然銅，惧也。

別説云：謹按，今辰州川澤中出一種，形圓似蛇含，大者如胡桃，小者如栗，外青皮黑色光潤，破之，與銅石無別，但比銅石不作臭氣爾，入藥用之，殊驗。

衍義曰：自然銅，有人飼折翅鴈，後遂飛去。今人打撲損，研極細，水飛過，同當歸、沒藥各半錢，以酒調，頻服，仍以手摩痛處。

〔箋釋〕

　　古代金屬焊接方式有鑄焊、鍛焊、釺焊三種,其中釺焊受加熱條件的局限,主要是軟釺焊,以熔點較低的金屬如鉛、錫作爲焊接劑。銅的熔點在千度以上,似不可能作爲焊條,可不知爲何,銅卻被醫家臆想爲焊接骨骼、牙齒的妙品。

　　《新修本草》有赤銅屑,即單質銅,陳藏器是以銅接骨的發明人。《本草拾遺》云:"赤銅屑,主折傷,能焊人骨及六畜有損者。取細研酒中,温服之,直入骨損處。六畜死後,取骨視之,猶有焊痕。"《日華子本草》也附和説,銅屑"接骨焊齒"。唐慎微引唐張鷟《朝野僉載》,更爲銅屑接骨提供療效證明:"定州人崔務,墜馬折足,醫者令取銅末和酒服之,遂痊平。及亡後十餘年改葬,視其脛骨折處,有銅束之。"

　　《開寶本草》新載自然銅,功效也是"療折傷,散血止痛,破積聚"。按其描述"生邕州山巖中出銅處,於坑中及石間採得,方圓不定,其色青黄如銅,不從礦鍊,故號自然銅",這應該與"狗頭金"一樣,是銅元素的自然集合體。後來《本草圖經》也如此説,這代表宋代官方的意見。蘇頌專門指出:"今市人多以鈷石爲自然銅,燒之皆成青焰如硫黄者是也。此亦有二三種:一種有殼如禹餘糧,擊破,其中光明如鑒,色黄類碙石也;一種青黄而有牆壁,或文如束針;一種碎理如團砂者,皆光明如銅,色多青白而赤少者,燒之皆成煙焰,頃刻都盡。今藥家多誤以此爲自然銅,市中所貨往往是此。"《本草圖經》所指責的僞品自然銅,即鈷石,實爲等軸晶系的黄鐵礦 pyrite（FeS_2）或四方晶系的黃銅礦 chalcopyrite (CuFeS$_2$)。《雷公炮炙論》提到的石髓鉛、方金牙恐怕都是這類礦石。隨着時間推移,這類被蘇頌斥爲僞品的鉆石(主要是黃鐵礦),漸漸取代天然單質銅而成了自然銅的藥用主流,後者居然也具有"續筋接骨"的奇效,不能不令人懷疑。

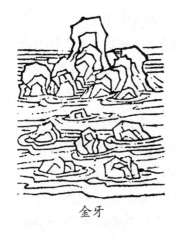

金牙

金牙　味鹹,無毒。主鬼疰,毒蠱,諸疰。生蜀郡,如金色者良。

陶隱居云:今出蜀漢,似麁金,大如碁子而方。又有銅牙,亦相似,但外色黑,内色小淺,不入藥用。金牙惟合酒、散及五疰丸,餘方不甚須此。唐本注云:金牙,離本處入土水中,久皆色黑,不可謂之銅牙也。此出漢中。金牙,湍湍兩岸入石間打出者,内即金色,岸摧入水,久者皆黑。近南山溪谷、茂州、維州①亦有,勝於漢中者。臣禹錫等謹按,藥性論云:金牙石,君。治一切風,筋骨攣急,腰脚不遂。燒浸服之,良。日華子云:金牙石,味甘,平。治一切冷風氣,暖腰膝,補水藏,驚悸,小兒驚癇。入藥並燒淬去麁汁乃用。

圖經曰:金牙生蜀郡,今雍州亦有之。本經以如金色者良,而此物出於溪谷,在蜀漢江岸石間打出者,内即金色,岸摧入

① "維州"疑是"雍州"之誤。

502

水,年久者多黑。葛洪治風毒厥,有大小金牙酒,但浸其汁而飲之。古方亦有燒淬去毒入藥者。孫思邈治風毒及鬼疰,南方瘴氣,傳尸等,各有大小金牙散之類是也。又有銅牙,亦相似而外黑色,方書少見用者。小金牙酒,主風痓百病,虛勞,濕冷緩不仁,不能行步,近人用之多效,故著其法云:金牙、細辛、地膚子、莽草、乾地黃、蒴藋根、防風、附子、茵芋、續斷、蜀椒各四兩,獨活一斤,十二物,金牙擣末,別盛練囊,餘皆薄切,并金牙共内大絹囊,以清酒四斗漬之,密泥器口,四宿酒成,温服二合,日三,漸增之。

衍義曰:金牙,今方家絕可用,以此故,商客無利不販賣,醫者由是委而不用,兼所出惟蜀郡有之,蓋亦不度也。餘如經。

〔箋釋〕

　　　從諸家描述來看,金牙與今天使用的自然銅一樣,是黃銅礦或者黃鐵礦的礦石,唐代特別流行的金牙酒即用此製作。道書《金石簿五九數訣》也提到:"金牙本出蜀郡,又出荊襄道。色黑而滑,打破,中有碎脉,如金縷之狀。比患脚黑者,皆以此藥釀酒服之,而得除差,名金牙酒。"

銅鑛石　味酸,寒,有小毒。主丁腫惡瘡,驢馬脊瘡。臭腋,石上水磨取汁塗之。其丁腫,末之傅瘡上,良。今按,別本注云:狀如薑石而有銅星,鎔取銅也。唐本先附。

銅弩牙　主婦人産難,血閉,月水不通,陰陽隔塞。陶隱居云:即今人所用射者爾。取燒赤,内酒中,飲汁,得古者彌勝。臣禹錫等謹按，日華子云：平，微毒。

【聖惠方】：治小兒吞珠璫錢而哽方：燒銅弩牙赤，內水中，冷，飲其汁，立出。

千金方：令易産：銅弩牙燒令赤，投醋三合服，良久頓服，立産。

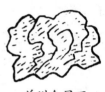
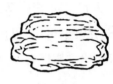
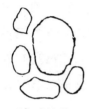

并州金星石　　　　　并州銀星石　　　　　濠州銀星石

金星石　寒，無毒。主脾、肺壅毒及主肺損吐血、嗽血，下熱涎，解衆毒。今多出濠州。又有銀星石，主療與金星石大體相似。新定。

圖經曰：金星石生并州、濠州。寒，無毒。主脾、肺壅毒及肺損出血、嗽血，下熱涎，解衆毒。又有一種銀星石，體性亦相似，採無時。

衍義曰：金星石、銀星石，治大風疾，別有法，須燒用。金星石於蒼石內，外有金色麩片；銀星石有銀色麩片。又一種深青色，堅潤，中有金色如麩片，不入藥，工人碾爲器，或婦人首飾。餘如經。

〔箋釋〕

金星石主要是硅酸鹽類的水雲母之類，古今所用基本

504

一致。《本草綱目》集解項李時珍提到金星石同名異物的情況:"金星有數種。蘇頌所說二石,武當山亦有之。或云金星出膠東,銀星出雁門,蓋亦礞石之類也。寇宗奭所說二石治大風者,今考《聖惠方‧大風門》,皆作金星礜石、銀星礜石,則似是礜石之類。《丹方鑒源》礜石篇中亦載二石名,似與說者不同。且金星、銀星無毒,主熱涎、血病;礜石則有毒,主風癩疾。觀此,則金星、銀星入藥,各有二種矣。又歙州硯石,亦有金星、銀星者。瓊州亦出金星石,皆可作硯。翡翠石能屑金,亦名金星石。此皆名同物異也。劉河間《宣明方》點眼藥方中用金精石、銀精石,不知即此金星、銀星否也。"

特生礜石 味甘,温,有毒。主明目,利耳,腹内絶寒,破堅結及鼠瘻,殺百蟲惡獸。久服延年。一名蒼礜石,一名鼠毒。生西域。採無時。火鍊之,良,畏水。

陶隱居云:舊鸛巢中者最佳。鸛常入水,冷,故取以壅卵令熱。今不可得,惟用出漢中者,其外形紫赤色,内白如霜,中央有臼,形狀如齒者佳。《大散方》云:又出荆州新城郡房陵縣,縹白色爲好。用之,亦先以黄土包燒之一日,亦可内斧孔中燒之,合玉壺諸丸用此。仙經不云特生,則止是前白礜石爾。唐本注云:陶所說特生,云"中如齒臼形者是",今出梁州,北馬道戍澗中亦有之。形塊小於白礜石,而肌粒大數倍,乃如小豆許。白礜石粒細,若粟米爾。

圖經:文具礜石條下。

握雪礜石　味甘,溫,無毒。主痼冷,積聚,輕身延年,多食令人熱。

唐本注云:出徐州西宋里山。入土丈餘,於爛土石間,黄白色,細軟如麪。一名化公石,一名石腦。鍊服別有法。唐本先附。

臣禹錫等謹按,蜀本注云:今據中品自有石腦一條,主治與此甚別,應似徐長卿一名鬼督郵之類也。

圖經:文具礜石條下。

【丹房鏡源:握雪礜石,乾汞,制汞并丹砂。

〔箋釋〕

　　握雪礜石爲《新修本草》新增,蘇敬説:"出徐州西宋里山。入土丈餘,於爛土石間,黄白色,細軟如麪。"如果按照藥名"礜石"進行推論,這應該是以粉末狀態産出的天然砷華 arsenolite(As_2O_3)。但令人困惑的是,《證類本草》標明握雪礜石"無毒",且和寫本《新修本草》也作"無毒",這就不應是傳寫訛誤,或許如王嘉蔭在《本草綱目的礦物史料》中所説,這種握雪礜石其實是高嶺石一類,但又不知何以佔用"礜石"之名。

506　梁上塵　主腹痛噎,中惡,鼻衄,小兒軟瘡。唐本先附。

臣禹錫等謹按,藥對云:梁上塵,微寒。日華子云:平,無毒。

【雷公云:凡使,須去煙火遠,高堂殿上者拂下,篩用之。

外臺秘要:治小便不通及胞轉:取梁上塵三指撮,以水服之。　　**又方**：治自縊死：用梁上塵如大豆，各内一箇耳鼻中，四處各一粒，極力齊吹之，即活。

　　千金方：妬乳：梁上塵醋和塗之。亦治陰腫。　　**又方**：治婦人日月未足而欲産：取梁上塵、竈突煤二味，合方寸匕，酒服。

　　千金翼：凡癭，以梁上塵、灰葵莖等分，用醋和傅之。

　　子母秘録：治横生不可出：梁上塵，酒服方寸匕，亦治倒生。　　**又方**：治小兒頭瘡：梁上塵和油，取餅下滓，以皂莢湯洗後塗上。

　　土陰孽　味鹹，無毒。主婦人陰蝕，大熱，乾痂。生高山崖上之陰，色白如脂。採無時。

　　陶隱居云：此猶似鍾乳、孔公孽之類，故亦有孽名，但在崖上爾。今時有之，但不復採用。唐本注云：此即土乳是也。出渭州郡縣三交驛西北坡平地土①窟中，見有六十餘坎，昔人採處。土人云，服之，亦同鍾乳而不發熱。陶及本經俱云在崖上，此説非也。今渭州不復採用。今按，別本注云：此則土脂液也，生於土穴，狀如殷孽，故名土陰孽。臣禹錫等謹按，蜀本注云：今據本經所載，既與陶注同，而蘇説獨異，恐蘇亦未是。

507

　　車脂　主卒心痛，中惡氣，以温酒調及熱攪，服之。又主婦人妬乳，乳癰，取脂熬令熱，塗之，亦和熱酒服。今附。

----

　　① 土：底本作“上”，據劉甲本改。

臣禹錫等謹按，陳藏器云：車脂，味辛，無毒。主鬼氣，温酒烊令熱，服之。

【聖惠方：治蝦蟇及蝌蚪蟲，得之心腹脹滿，口乾思水，不能食，悶亂，大喘而氣發方：用車轄脂半升已來，漸漸服之，其蟲即出。

外臺秘要：治聤耳膿血出：取車轄脂，綿裹塞耳中。

千金方：治小兒驚啼：車轄脂如小豆許，内口中，又臍中，差。

別説云：謹按，車脂塗衣，衣不可洗滌，唯以生油方可解，然後復以蜜湯洗則净。

釭音工。中膏　主逆産，以膏畫兒脚底即正。又主中風，發狂，取膏如雞子大，以熱醋攪令消，服之。今附。

【千金方：治姙娠婦熱病方：取車釭脂服之，大良，隨意服。
又方：治姙娠腹中痛：燒車轄脂，末内酒中，隨意服之。

梅師方：治諸蟲入耳：取車釭脂塗耳孔中，自出。

子母秘録：治産後陰脱：燒車釭頭脂，内酒中，分温三服，亦治咳嗽。

508

鍜竈灰　主癥瘕堅積，去邪惡氣。

陶隱居云：即今鍜鐵竈中灰爾，兼得鐵力，以療暴癥，大有效。臣禹錫等謹按，唐本云：貳車丸用之。陳藏器云：竈突後黑土，無毒。主産後胞衣不下，末服三指撮，煖水及酒服之。天未明時取，至驗也。又云：竈中熱灰和醋熨心腹冷氣痛及血氣絞痛，冷即易。

圖經：文具石灰條下。

【經驗方：治婦人崩中：用百草霜二錢、狗膽汁一處拌勻，分作兩服，以當歸酒調下。

續十全方：治暴瀉痢：百草霜末，米飲調下二錢。

杜壬方：治逆生，橫生，瘦胎，姙娠産前産後虛損，月候不調，崩中：百草霜、白芷等分末，每服二錢，童子小便、醋各少許調勻，更以熱湯化開服，不過二服即差。

治瘡：頭瘡及諸熱瘡：先用醋少許和水，净洗去痂，再用温水洗，裹乾，百草霜細研，入膩粉少許，生油調塗，立愈。

淋石　無毒。主石淋。此是患石淋人或於溺中出者，如小石，水磨服之，當得碎石隨溺出。今附。

臣禹錫等謹按，日華子云：淋石，暖。

【陳藏器云：溺中出，正如小石，非他物也，候出時收之，淋爲用最佳也。又主噎病吐食，俗云澁飯病者，効。

方解石　味苦、辛，大寒，無毒。主胸中留熱，結氣，黃疸，通血脉，去蠱毒。一名黃石。生方山。採無時。惡巴豆。

陶隱居云：按本經長石一名方石，療體亦相似，疑是此也。唐本注云：此石性冷，療熱不減石膏也。今注：此物大體與石膏相似,惟不附石而生,端然獨處,形塊大小不定,或在土中,或生溪水,得之敲破皆方解,故以爲名。今沙州大鳥山出者佳。

圖經:文具石膏條下。

〔箋釋〕

　　方解石載《名醫別錄》,陶弘景認爲即是長石,注釋説:"按本經長石一名方石,療體亦相似,疑是此也。"唐代開始,方解石與石膏混淆,可詳石膏條箋釋。按,方解石成分主要爲碳酸鈣 $CaCO_3$,三方晶系礦物,晶體多爲菱面體,有完全解理,可沿三個不同的方向劈開,因此得名方解石;硬石膏 $CaSO_4$ 屬斜方晶系礦物,三組解理面互相垂直,可分裂成盒狀小塊,兩者因此混淆。純净的硬石膏無色透明,稱爲透明石膏,此即《本草圖經》提到"今石膏中,時時有瑩澈可愛,有縱理,而不方解者,好事者或以爲石膏"者。

礜石　治食積不消,留滯在藏腑,宿食癥塊久不差,及小兒食積羸瘦,婦人積年食癥,攻刺心腹。得硇砂、巴豆、大黄、京三稜等良。可作丸服用之,細研爲粉。一名青礜石。新定。

〔箋釋〕

　　礜石爲硅酸鹽類礦物綠泥石片巖,《本草綱目》解釋青礜石得名云:"其色濛濛然,故名。"又説:"礜石,江北諸山往往有之,以盱山出者爲佳。有青、白二種,以青者爲佳。堅細而青黑,打開,中有白星點,煅後則星黄如麩金,其無

星點者不入藥用。通城縣一山產之，工人以爲器物。"元代
王隱君《泰定養生主論》之礞石滾痰丸以此爲主藥。

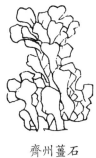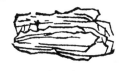

齊州薑石　　　　　　　　　麤黃石

　　薑石　味鹹，寒，無毒。主熱豌豆瘡，丁毒等腫。生
土石間，狀如薑，有五種色，白者最良，所在有之，以爛不
磽插荏切。者好，齊州歷城東者良。唐本先附。

　　圖經曰：薑石生土石間，齊州歷城東者良，所在亦有，今惟
出齊州。其狀如薑，有五種，用色白者，以爛而不磽者好，採無
時。崔氏療丁腫，單用白薑石末，和雞子清傅之，丁自出。乳癰，
塗之亦善。大凡石類多主癰疽，北齊馬嗣明醫楊遵彥背瘡，取麤
理黃石如鵝卵大，猛烈火燒令赤，內釅醋中，因有屑落醋裏，頻燒
淬石，至盡，取屑暴乾，擣篩，和醋塗之，立愈。劉禹錫謂之鍊石
法，用之傅瘡腫，無不愈者。世人又傳麥飯石亦治發背瘡。麥飯
石者，麤黃白，類麥飯，曾作磨磑者尤佳。中岳山人呂子華方云：
取此石碎如碁子，炭火燒赤，投米醋中浸之，良久又燒，如此十
徧。鹿角一具連腦骨者，二三寸截之，炭火燒令煙出即止，白斂
末與石末等分，鹿角倍之，三物同杵篩，令精細，取三年米醋，於

鐺中煎如魚眼沸,即下前藥調和,令如寒食餳,以箆傅於腫上,惟留腫頭如指面,勿令有藥,使熱氣得洩。如未有腫膿,即當內消,若已作頭,即撮令小。其病久,得此膏,直至肌肉爛落出筋骨者,即於細布上塗之,貼於瘡上,乾即易之,但中隔不穴者,即無不差。其瘡腫時,切禁手觸,其效極神異。此方孫思邈《千金月令》已有之,與此大同小異,但此本論說稍備耳。又水中圓石治背上忽腫漸如椀子不識名者,以水中圓石一兩椀,燒令極熱,寫入清水中,沸定後洗腫處,立差。

【**外臺秘要**:《救急》治乳癰腫如椀大,痛甚:取白薑石搗末一二升,用雞子白和如餳傅腫上,乾易之,此方頻試驗,佳。

衍義曰:薑石,所在皆有,須不見日色,旋取微白者佳。治丁腫殊效。

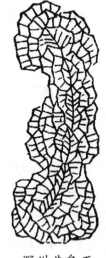

深州井泉石

井泉石　大寒,無毒。主諸熱,治眼腫痛,解心藏熱結,消去腫毒及療小兒熱疳,雀目,青盲。得大黃、梔子,治眼瞼腫;得決明、菊花,療小兒眼疳生瞖膜,甚良。亦治熱嗽。近道處處有之,以出饒陽郡者爲勝。生田野間地中,穿地深丈餘得之。形如土色,圓方、長短、大小不等,內實而外則重重相疊。採無時。用之當細研爲粉,不爾使人淋。又有一種如薑石,時人多指以爲井泉石者，非是。_{新定。}指以爲井泉石者，非是。新定。

圖經曰：井泉石生深州城西二十里劇家村地泉内，深一丈許。其石如土色，圓方、長短、大小不等，内實外圓，作層重疊相交。其性大寒，無毒。解心臟熱結，消去腫毒及療小兒熱疳。不拘時月採之。

〔箋釋〕

本草對井泉石性狀描述不清，不知是何物，據稱治療目疾，尤宜於小兒，故醫方用之甚多，如《幼幼新書》卷二十五有張渙井泉石散，治“眼疳，邪熱攻於眼，目漸生翳障，致損睛瞳”。井泉石出深州，今河北衡水，梅堯臣有《送晁質夫太太丞知深州》詩云：“蕪蔞問古亭，春入饒陽城。豆粥君王遠，壺漿刺史迎。地涼宜牧馬，塞近慣調兵。爲寄井泉石，老來思目明。”即用本草入詩。

蒼石　味甘，平，有毒。主寒熱，下氣，瘻蝕，殺禽獸。生西城。採無時。

陶隱居云：俗中不復用，莫識其狀。唐本注云：特生礜，一名蒼礜石。而梁州特生亦有青者。今房陵、漢川與白礜石同處，有色青者，並毒殺禽獸，與礜石同。漢中人亦取以毒鼠，不入方用。此石出梁州、均州、房州，與二礜石同處，特生、蒼石並生西城，在漢川金州也。

圖經：文具礜石條下。

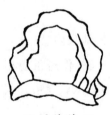

陝州花藥石

花乳石　主金瘡止血,又療産婦血暈惡血。出陝、華諸郡。色正黄,形之大小、方圓無定。欲服者,當以大火燒之;金瘡止血,正爾刮末傅之即合,仍不作膿潰。或名花藥石。新定。

圖經曰:花乳石,出陝州閿鄉縣。體至堅重,色如硫黄,形塊有極大者,人用琢器。古方未有用者,近世以合硫黄同鍛,研末傅金瘡,其效如神。又人倉卒中金刃,不及鍛合,但刮石上取細末傅之亦效。採無時。

別説云:《圖經》玉石中品有花藥石一種,主治與此同,是一物。

衍義曰:花乳石,其色如流黄,本經第五卷中已著。今出陝、華間,於黄石中間有淡白點,以此得花之名,今惠民局花乳石散者是。此物陝人又能鐫爲器。《圖經》第二卷中易其名爲花藥石,是却取其色黄也。更無花乳之名,慮歲久爲世所惑,故書之。

〔箋釋〕

　　花乳石一名花蕊石,此石因爲《太平惠民和劑局方》的花蕊石散而著名。花蕊石散是治療一切金瘡跌撲、産後血症,乃至猫狗咬傷的妙方。方用硫黄四兩、花蕊石一兩,密封瓦罐中,置四方磚上,用炭周匝圍繞,鍛煉經宿,候冷研細而成。爲了增加嚴肅性,《局方》特別要求"磚上書八卦五行字",並畫圖示意。《老學庵筆記》卷二記載,王聖美

514

接待遼使，前一日頭部受刀傷，不能見客，於是托言頭風，遼使知道內幕，因調戲説："曾服花蕊石散否？"可見花蕊石散療傷的效果已經傳播到了遼朝。

《本草圖經》爲花蕊石列有專條，云："花乳石，出陝州閺鄉縣。體至堅重，色如硫黄，形塊有極大者，人用琢器。古方未有用者，近世以合硫黄同鍛，研末傅金瘡，其效如神。"《嘉祐本草》云："出陝、華諸郡。色正黄，形之大小、方圓無定。"《本草衍義》云："今出陝、華間，於黄石中間有淡白點，以此得花之名，今惠民局花乳石散者是。此物陝人又能鐫爲器。"這些描述與今天以白雲石 dolomite，即屬於變質巖類的蛇紋大理巖爲花乳石，並不太符合。

值得注意的是，元明之際所稱的花蕊石另有其物。傳説文人刻印開始於元代的王冕，所用材料即是花蕊石。明初劉績《霏雪録》卷上云："初，無人以花藥石刻印者，自山農(指王冕)始也。"其中"花藥石"或是"花蕊石"之訛。郎瑛《七修類稿》卷二十四説得更清楚："圖書(即印章)，古人皆以銅鑄，至元末，會稽王冕以花乳石刻之，今天下盡崇處州燈明石，果温潤可愛也。"這種作爲印材的花乳石，在礦物學上稱爲葉臘石 pyrophyllite，是黏土礦物的一種，分子式爲 $Al_2Si_4O_{10}(OH)_2$。葉臘石質地細膩，硬度較白雲石低，非常容易雕鐫，這或許才是真正的花乳石。附帶一説者，《新修本草》之桃花石，據《南海藥譜》云："其狀亦似紫石英，若桃花，其潤且光而重，目之可愛是也。"似乎也是葉臘石一類。

石鼅 無毒。主金瘡止血，生肌，破石淋，血結。摩服之，當下碎石。生海岸石傍，狀如鼅，其實石也。今附。

臣禹錫等謹按，藥訣云：石鼅，味苦，熱，有毒。

石腦油 主小兒驚風，化涎，可和諸藥作丸服。宜以甆器貯之，不可近金銀器，雖至完密，直爾透之。道家多用，俗方亦不甚須。新定。

圖經：文具鍾乳石條下。

衍義曰：石腦油，真者難收，多滲蝕器物。今入藥最少，燒鍊或須也。仍常用有油去聲。器貯之。又研生砒霜入石腦油，再研如膏，入甜鍋子內，用淨瓦片子蓋定，置火上，俟鍋子紅，泣盡油，出之。又再研，再入油，再上火，凡如此共兩次，即砒霜伏。

〔箋釋〕

《證類本草》此條謂《本草圖經》“文具鍾乳石條下”，考石鍾乳條，《本草圖經》提到石腦，並無石腦油，蓋石腦與石鍾乳爲同類，而石腦油爲石油，與鍾乳無干，唐慎微誤注。

《本草綱目》將《本草拾遺》之石漆併入石腦油條，甚是。集解項李時珍説：“石油所出不一，出陝之肅州、鄜州、延州、延長，廣之南雄，以及緬甸者，自石巖流出，與泉水相雜，汪汪而出，肥如肉汁。土人以草把入缶中，黑色，頗似淳漆，作雄硫氣。土人多以然燈，甚明，得水愈熾，不可入

證類本草箋釋

516

食。其煙甚濃。沈存中宦西時，掃其煤作墨，光黑如漆，勝於松煙。張華《博物志》載：延壽縣南山石泉注爲溝，其水有脂，挹取著器中，始黃後黑如凝膏，然之極明，謂之石漆。段成式《酉陽雜俎》載：高奴縣有石脂水，膩浮水上如漆，採以膏車及然燈。康譽之《昨夢錄》載：猛火油出高麗東，日烘石熱所出液也，惟真瑠璃器可貯之。入水涓滴，烈焰遽發；餘力入水，魚鱉皆死。邊人用以禦敵。此數說，皆石腦油也。國朝正德末年，嘉州開鹽井，偶得油水，可以照夜，其光加倍。沃之以水則焰彌甚，撲之以灰則滅。作雄硫氣，土人呼爲雄黃油，亦曰硫黃油。近復開出數井，官司主之。此亦石油，但出於井爾。蓋皆地産雄、硫、石脂諸石，源脉相通，故有此物。王冰謂龍火得濕而焰，遇水而燔，光焰詣天，物窮方止，正是此類，皆陰火也。"

白瓷瓦屑 平，無毒，主婦人帶下白崩，止嘔吐，破血，止血。水摩，塗瘡滅瘢。定州者良，餘皆不如。唐本先附。

【**經驗後方**】：治鼻衄久不止：定州白甆細搗研爲末，每抄一剜耳許，入鼻立止。

梅師方：治人面目卒得赤黑丹如疥狀，不急治，徧身即死，若白丹者方：取白甆瓦末，豬脂和塗之。

〔**箋釋**〕

定窑是宋代五大名窑，《新修本草》記載白瓷以"定州

517

者良”，則定窯的歷史可以上推到初唐，其地位或許還在著名的邢州白瓷之上。

烏古瓦　寒，無毒。以水煮及漬汁飲，止消渴。取屋上年深者良。唐本先附。

臣禹錫等謹按，藥性論云：烏古瓦亦可單用，煎湯服，解人中大熱。日華子云：冷，并止小便，煎汁服之。

【陳藏器：主湯火傷，當取土底深者，既古且潤三角瓦子。灸牙痛法：令三姓童子，候星初出時，指第一星下火，三角瓦上灸之。

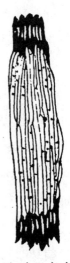

潞州不灰木

518

不灰木　大寒。主熱痱瘡，和棗葉、石灰爲粉，傅身。出上黨。如爛木，燒之不然，石類也。今附。

圖經曰：不灰木出上黨，今澤、潞山中皆有之，蓋石類也。其色青白如爛木，燒之不然，以此得名。或云滑石之根也，出滑石處皆有，亦名無灰木。採無時。今處州山中出一種松石，如松幹而實石也，或云松久化爲石，人家多取以飾山亭，及琢爲枕。雖不入藥，然與不灰木相類，故附之。

【陳藏器：要燒成灰，即斫破，以牛乳煮了便燒，黃牛糞燒之成灰。中和二年，於李宗處見傳。

丹房鏡源云：不灰木煑汞。

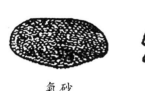

氣砂

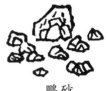

鵬砂

蓬砂　味苦、辛，暖，無毒。消痰止嗽，破癥結，喉痺，及銲金銀用。或名鵬砂。新補。見日華子。

圖經：文具硇砂條下。

衍義曰：蓬砂，含化嚥津，治喉中腫痛，膈上痰熱，初覺便治，不能成喉痺，亦緩取效可也。南番者色重褐，其味和，其效速；西戎者其色白，其味燋，其功緩，亦不堪作銲。

〔箋釋〕

　　硇砂條《本草圖經》説"今人作銲藥乃用鵬砂"，此即本條提到的蓬砂，今名硼砂，係硼酸鹽礦物，主要成分爲四硼酸鈉 $Na_2B_4O_7 \cdot 10H_2O$。硼砂在焊接面受熱熔化爲玻璨狀物，熔體中含有酸性氧化物 B_2O_3，可溶解金屬氧化物，潔净焊接面。《道藏》本《金石簿五九數訣》別有天明砂，似亦爲硼砂，録文備參："天明砂，出波斯國，堪捍(焊)五金器物。此藥尤多假僞，但自試之，辨取真僞。口含無苦酢酸鹹好，青白色，燒之不沸，汁流如水，粘似膠粘，即真矣。若燒有紫煙氣、燒上有漆者，並是真也。可擇而用之。"

鉛霜　冷，無毒。消痰，止驚悸，解酒毒，療胸膈煩悶,中風痰實,止渴。新補。見日華子。

圖經:文具鈆條下。

【簡要濟眾:治室女月露滯澀,心煩恍惚:鈆白霜細研爲
散,每服一錢,温地黃汁一合調下。生乾地黃煎湯調服亦得。

十全博救:治鼻衄方:鈆白霜爲末,取新汲水調一字。

衍義曰:鈆霜,《圖經》已著其法,治上膈熱涎塞,塗木瓜失
酸味,金剋木也。

〔箋釋〕

鈆霜爲醋酸鉛$(CH_3COO)_2Pb \cdot H_2O$。《本草圖經》鈆
條記其作法:"其法以鈆雜水銀十五分之一,合煉作片,置
醋瓮中密封,經久成霜,亦謂之鈆白霜。"此法當由《黃帝九
鼎神丹經訣》卷十七所載"玄白法"簡化而來,乃知鈆霜便
是煉丹家所稱的"玄白"。

古文錢　平。治瞖障,明目,療風赤眼,鹽滷浸用。
婦人横逆產,心腹痛,月隔,五淋,燒以醋淬用。新補。見
日華子。

圖經:文具鈆條下。

【陳藏器云:大錢,銀注中陶云"不入用"。按錢青者是大
錢,煮汁服,主五淋。磨入目,主盲瘴膚赤。和薏苡根煮服,主心
腹痛。煮比輪錢,以新汲水投服之,又主時氣。含青錢,又主口
内熱瘡。以二十文燒令赤,投酒中服之,立差。又主婦人患
横產。

衍義曰：古文錢，古銅焦赤有毒，治目中瘴瘀，腐蝕壞肉，婦人横逆産，五淋多用，非特爲有錫也，此説非是①。今但取景王時大泉五十及寶貨，秦半兩，漢莢錢、大小五銖，吴大泉五百、大泉當千，宋四銖、二銖，及梁四柱，北齊常平五銖，爾後其品尚多，如此之類方可用。少時常自患暴赤目腫痛，數日不能開。客有教以生薑一塊，洗净去皮，以古青銅錢刮取薑汁，就錢稜上點。初甚苦熱，淚蓑面，然終無損。後有患者，教如此點，往往疑惑。信士點之，無不獲驗，一點遂愈，更不可再作。有瘡者不可用。

〔箋釋〕

　　古文錢即是古錢，明目種類甚多，墨蓋子引陳藏器提到"比輪錢"，《晉書·食貨志》云："晉自中原喪亂，元帝過江，用孫氏舊錢，輕重雜行，大者謂之比輪，中者謂之四文。"

　　《本草衍義》所謂"景王時大泉五十及寶貨"，此指《國語·周語》"(周)景王二十一年，將鑄大錢"。所鑄之錢，據《國語》注云："徑一寸二分，重十二銖，文曰大泉五十。"《漢書·食貨志》則云："文曰寶貨。"秦半兩是秦惠文王起至秦末通行貨幣，《史記·平準書》索隱引《古今注》云："秦錢半兩，徑一寸二分，重十二銖。"漢莢錢指漢初所鑄榆莢錢，錢重三銖，文曰半兩。《漢書·食貨志》云："漢興，以爲秦錢重難用，更令民鑄莢錢。"顏師古注引如淳曰："如

521

---

①　此説非是：《本草圖經》鉛條説："凡藥用銅弩牙、古文錢之類，皆以有錫，故其用亦近之。"寇宗奭不同意此説，故言古銅等治病，"非特爲有錫也"。

榆荚也。"五銖錢始於漢武帝,沿用至隋代,直至唐武德四年,"廢五銖錢,行開元通寶錢"(《唐會要》),不同時代的五銖錢輕重厚薄有所差異,故言"大小五銖"。"吴大泉五百、大泉當千",據《三國志·吴書》云:"(嘉禾)五年春,鑄大錢一當五百。"又:"赤烏元年春,鑄當千大錢。"至於"宋四銖、二銖",皆劉宋時代鑄錢,《通典》卷八云:"宋文帝元嘉七年,立錢署,鑄四銖錢,文曰四銖,重如其文。"又云:"廢帝景和元年,鑄二銖錢,文曰景和,形式轉細。"梁四柱指梁敬帝所鑄五銖,《梁書·敬帝紀》云:"(太平二年夏四月)己卯,鑄四柱錢,一準二十。齊遣使請和。壬辰,改四柱錢一準十。""四銖錢"爲"四柱錢"之訛,指五銖面上下各有兩柱,用爲標記,故稱"四柱"。北齊常平五銖,《北齊書·文宣帝紀》云:"(天保四年正月)己丑,改鑄新錢,文曰常平五銖。"

寇宗奭是北宋人,所以他眼中的古錢年代止於北齊,隋唐貨幣皆不入法眼,乃言"爾後其品尚多,如此之類方可用"。清代趙學敏著《本草綱目拾遺》,則又以唐宋之錢貨爲古,入藥一直用到萬曆年間的龍鳳錢。該書專列開元錢條,引《無顏錄》云:"唐開元錢燒之,有水銀出,可入藥,以有楊妃手掐痕者佳。以火煅紅淬醋中六七次,用入目者磨,用入散者同胡桃研成粉,用明目,醋煅入眼科。治小兒急慢驚風。"又引《槐西雜志》云:"折傷接骨者,以開通元寶錢燒而醋淬,研爲末,以酒服下,則銅末自結而爲圈,周束折處,曾以折足雞試之,果接續如故。及烹此雞,驗其骨,銅束宛然。此錢唐初所鑄,歐陽詢所書,其旁微有一偃月形,乃進樣時文德皇后誤掐一痕,因而未改也。其字當回環讀之,俗以爲開元錢則誤矣。"又有萬曆龍鳳錢,據說"婦人臨産,置錢一枚手掌内,可催生"。

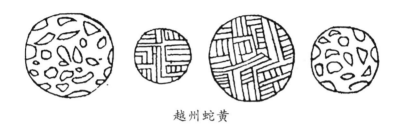

越州蛇黄

蛇黄　主心痛,疰忤,石淋,産難,小兒驚癇,以水煮,研服汁。出嶺南,蛇腹中得之,圓重如錫,黄黑青雜色。

今注:蛇黄多赤色,有吐出者,野人或得之。唐本先附。臣禹錫等謹按,日華子云:冷,無毒。鎮心。如入藥,燒赤三四次,醋淬,飛研用之。

圖經曰:蛇黄出嶺南,今越州、信州亦有之。本經云是"蛇腹中得之,圓重如錫,黄黑青雜色",注云"多赤色,有吐出者,野人或得之",今醫家用者,大如彈丸,堅如石,外黄内黑色,二月採,云是蛇冬蟄時所含土,到春發蟄,吐之而去。與舊説不同,未知孰是。

三十五種陳藏器餘

玉井水　味甘,平,無毒。久服神仙,令人體潤,毛

（右側縱排）

髮不白。出諸有玉處，山谷水泉皆有，猶潤於草木，何況
於人乎。夫人有髮毛，如山之草木，故山有玉而草木潤，
身有玉而毛髮黑。《異類》云：崑崙山有一石柱，柱上露
盤，盤上有玉水溜下，土人得一合服之，與天地同年。
又，太華山有玉水，人得服之長生。玉既重寶，水又靈
長，故能延生之望。今人近山多壽者，豈非玉石之津乎？
故引水爲玉證。

〔箋釋〕

玉井水乃與《新修本草》釋玉泉爲"玉之泉液"同義，
指產玉處的泉水。

太華山玉井最有名，《初學記》卷五引《華山記》云：
"山頂有池，生千葉蓮花，服之羽化，因曰華山。"李白《太
華觀》句"曾聞玉井金河在，會見蓬萊十丈花"，韓愈《古
意》句"太華峰頭玉井蓮，開花十丈藕如船"，皆詠太華山
玉井所生蓮花，即本條所言"太華山有玉水"者。

碧海水 味鹹，小溫，有小毒。煮浴去風瘙疥癬。
飲一合，吐下宿食、臚脹。夜行海中，撥之有火星者。鹹
水色既碧，故云碧海，東方朔《十洲記》云。

〔箋釋〕

《十洲記》云："扶桑在東海之東岸，岸直，陸行登岸一
萬里，東復有碧海。海廣狹浩汗，與東海等。水既不鹹苦，
正作碧色，甘香味美。"即李白詩"我思仙人乃在碧海之東

隅”者。

千里水及東流水　味平,無毒。主病後虛弱,湯之
萬過,煮藥、禁神驗。二水皆堪盪滌邪穢,煎煮湯藥,禁
呪鬼神。潢汙行潦①尚可薦羞王公,況其靈長者哉,蓋
取其潔誠也。本經云“東流水爲雲母所畏”,煉雲母用
之,與諸水不同,即其効也。

秋露水　味甘,平,無毒。在百草頭者愈百疾,止消
渴,令人身輕不飢,肌肉悅澤,亦有化雲母成粉。朝露未
晞時拂取之。栢葉上露,主明目;百花上露,令人好顏
色。露即一般,所在有異,主療不同。

甘露水　味甘美,無毒。食之潤五藏,長年,不飢,
神仙,緣是感應天降祐兆人也。

繁露水　是秋露繁濃時也,作盤以收之,煎令稠,可
食之,延年不飢。五月五日取露草一百種,陰乾,燒爲
灰,和井花水重煉令白,釅醋爲餅,腋下挾之,乾即易,主
腋氣臭。當抽一身間瘡出,即以小便洗之。《續齊諧
記》云:司農鄧沼,八月朝入華山,見一童子以五綵囊承

① 潢汙行潦:低窪地的積水與溝渠中的流水,此處泛指污水。

取栢葉下露,露皆如珠,云赤松先生取以明目。今人八月朝朝作露華明,像此也。漢武帝時,有吉雲國,有吉雲草,食之不死。日照草木有露著,皆五色,東方朔得玄露、青黄二露,各盛五合,帝賜羣臣,老者皆少,病者皆除。東方朔曰:日初出處,露皆如糖可食。《漢武帝洞冥記》所載。今時人煎露亦如糖,久服不飢。《吕氏春秋》云:水之美者,有三危之露。爲水即味重於水也。

〔箋釋〕

此條雖以"繁露水"爲題,其實是唐慎微雜抄《本草拾遺》與露水有關的條文而成。繁露乃指秋天露霧繁濃時的露水,所以"五月五日取露草"云云,另是一條;"當抽一身間瘡出",似不與前治療"腋氣臭"續接,當另是一條,可能有所脱誤;引《續齊諧記》云云爲一條,"今人八月朝朝作露華明",《太平御覽》卷二十四作"今八月朝作眼明囊",於意爲長;"漢武帝時"云云爲一條,皆出自《洞冥記》;《吕氏春秋》云云又一條。

東方朔一段乃節引《洞冥記》,與今本《洞冥記》卷二略有出入,其略云:"帝曰:何謂吉雲? 朔曰:其國俗以雲氣占吉凶,若樂事,則滿室雲起,五色照人,著於草樹,皆成五色露珠,甚甘。帝曰:吉雲露可得乎? 朔乃東走,至夕而返,得玄露、青露,盛青琉璃,各受五合,跪以獻。帝遍賜羣臣,羣臣得嘗者,老者皆少,疾者皆愈。"

六天氣　服之令人不飢長年，美顔色。人有急難阻絕之處用之，如龜蛇服氣不死。《陽陵子明經》言：春食朝露，日欲出時向東氣也；秋食飛泉，日没時向西氣也；冬食沆瀣，北方夜半氣也；夏食正陽，南方日中氣也。并天玄地黄之氣，是爲六氣。亦言平明爲朝露，日中爲正陽，日入爲飛泉[1]，夜半爲沆瀣，及天地玄黄爲六氣。皆令人不飢延年，無疾者。人有墮穴中，穴中有蛇，蛇每日作此氣服之。其人既見蛇如此，依蛇時節，飢時便服。又即倣蛇，日日如之，經久漸漸有驗，即體輕健，似能輕舉。啓蟄之後，人與蛇一時躍出焉。

〔箋釋〕

六天氣亦即“六氣”，此《楚辭·遠遊》“飡六氣而飲沆瀣”者。《莊子·逍遥遊》“御六氣之辯”，成玄英疏引李頤云：“平旦朝霞，日午正陽，日入飛泉，夜半沆瀣，并天地二氣爲六氣也。”

此段言人誤落洞穴，學蛇服氣而得躍出。檢《東坡志林》卷一辟穀條云：“洛下有洞穴，深不可測。有人墮其中不能出，饑甚，見龜蛇無數，每旦輒引首東望，吸初日光嚥之，其人亦隨其所向，效之不已，遂不復饑，身輕力强。後卒還家，不食，不知其所終。”實出於此。

----

① 飛泉：底本作“泉飛”，據上文“秋食飛泉”乙。

梅雨水　洗瘡疥,滅瘢痕。入醬令易熟,沾衣便腐,澣垢如灰汁,有異佗水。江淮已南,地氣卑濕,五月上旬連下旬尤甚。《月令》"土潤溽暑",是五月中氣,過此節已後,皆須曝書。漢崔寔"七夕暴書",阮咸"焉能免俗",蓋此謂也。梅沾衣,皆以梅葉湯洗之脱也,餘並不脱。

〔箋釋〕

　　《初學記》卷二引梁元帝《纂要》"梅熟而雨曰梅雨",注:"江東呼爲黄梅雨。"所謂"漢崔寔'七夕暴書',阮咸'焉能免俗'",崔寔《四民月令》云:"七月七日,曝經書及衣裳,不蠹。"因爲七月七日有暴曬書籍、衣物的習慣。《世説新語》説阮咸"以竿掛大布犢鼻褌於中庭,人或怪之,答曰:不能免俗,聊復爾耳"。

醴泉　味甘,平,無毒。主心腹痛,痓忤鬼氣邪穢之屬,並就泉空腹飲之。時代升平則醴泉涌出。讀古史大有此水,亦以新汲者佳。止熱消渴及反胃、腹痛、霍亂爲上。

〔箋釋〕

　　《爾雅·釋天》云:"甘雨時降,萬物以嘉,謂之醴泉。"《論衡·是應篇》引此云:"醴泉乃謂甘露也。今儒者説之,謂泉從地中出,其味甘若醴,故曰醴泉。二説相遠,實未可知。"本條仍以甘泉爲醴泉。《宋書·符瑞志》云:"醴泉，水之精也，甘美。王者修理則出。漢光武建武中元元年五月，醴泉出京師及郡國。飲醴泉者，痼病皆愈，獨眇者、蹇者不差。魏文帝初，郡國二言醴泉出。宋文帝元嘉十二年，衡陽湘鄉醴泉出縣庭，荆州刺史臨川王義慶以聞。孝武帝孝建三年九月甲戌，細仗隊省井泉春夏深不盈尺，忽至一丈，有五色，水清澄，醴味，汲引不窮。孝武帝大明二年三月壬子，北汝陰樓煩平地出醴泉，豫州刺史宗愨以聞。明帝泰豫元年四月乙酉，會稽山陰思義醴泉出，太守蔡興宗以聞。"故本條説"讀古史大有此水"。

甘露蜜　味甘，平，無毒。主胸膈諸熱，明目，止渴。生巴西絕域中，如餳也。

【漢武帝：立金莖，作仙人掌承露盤，取雲表之露，服食以求仙。

冬霜　寒，無毒。團食者，主解酒熱，傷寒鼻塞，酒後諸熱面赤者。

雹　主醬味不正，當時取一二升醬甕中，即如本味也。

温湯　主諸風，筋骨攣縮及皮頑痺，手足不遂，無眉髮，疥癬諸疾。在皮膚骨節者。入浴，浴乾，當大虛憊，可隨病與藥及飯食補養。自非有佗病人，則無宜輕入。

529

又云：下有硫黄，即令水熱。硫黄主諸瘡病，水亦宜然。水有硫黄臭，故應愈諸風冷爲上，當其熱處，大可燖猪羊。

夏冰　味甘，大寒，無毒。主去熱煩熱，熨人乳石發，熱腫。暑夏盛熱，食此應與氣候相反，便非宜人，或恐入腹冷熱相激，却致諸疾也。《食譜》云：凡夏用冰，正可隱映飲食，令氣冷，不可打碎食之，雖復當時暫快，久皆成疾。今冰井，西陸朝覿出之，頒賜官宰，應悉此。《淮南子》亦有作法。又以凝水石爲之，皆非正冰也。

〔箋釋〕

《周禮·天官》有凌人，所謂"凌人掌冰，正歲十有二月，令斬冰，三其凌"，鄭玄注："掌冰政，主藏冰之政也。"嚴冬採取冰塊，貯藏在冰井中，晉庾儵有《冰井賦》云："於是孟冬之月，群陰畢升，霜雪紛其交淪兮，流波結而成凌。啓南塘之重陂，將卻熱以藏冰。"按照《左傳·昭公四年》所説："古者，日在北陸而藏冰；西陸朝覿而出之。"藏冰除了祭祀薦冰之用，也頒賜大臣，如沈約有《謝敕賜冰啓》。

方諸水　味甘，寒，無毒。主明目，定心，去小兒熱煩，止渴。方諸，大蚌也，向月取之，得三二合水，亦如朝露。陽燧向日，方諸向月，皆能致水火也。《周禮》明諸承水於月，謂之方諸。陳饌明水以爲玄酒，酒，水也。

〔箋釋〕

《周禮·秋官》司烜氏"以鑒取明水於月",鄭玄注:"鑒,鏡屬,取水者,世謂之方諸。"《本草綱目》乃以"明水"立條,別名方諸水,李時珍説:"明水者,取其清明純潔,敬之至也。《周禮·司烜氏》以夫燧取明火於日,鑒取明水於月,以恭祭祀。魏伯陽《參同契》云:陽燧以取火,非日不生光;方諸非星月,安能得水漿?《淮南子》云:方諸見月,則津而爲水。注者或以方諸爲石,或以爲大蚌,或以爲五石煉成,皆非也。按《考工記》云:銅錫相半,謂之鑒燧之劑,是火爲燧、水爲鑒也。高堂隆云:陽燧一名陽符,取火於日;陰燧一名陰符,取水於月。並以銅作之,謂之水火之鏡。此説是矣。干寶《搜神記》云:金、錫之性一也。五月丙午日午時鑄,爲陽燧;十一月壬子日子時鑄,爲陰燧。"此則以方諸爲夜中向月取水之銅盤,與本條以大蚌爲方諸不同。

乳穴中水　味甘,温,無毒。久服肥健人,能食,體潤不老,與乳同功。近乳穴處人取水作食釀酒,則大有益也。其水濃者秤重他水,煎,上有鹽花,此真乳液也。所爲穴中有魚,出魚部中。

水花　平,無毒。主渴。遠行山無水處,和苦栝樓爲丸,朝預服二十丸,永無渴。亦入殺野獸藥,和狼毒、皂莢、礬石爲散，揩安獸食餘肉中，當令不渴，渴恐飲水藥解。名水沫。江海中間，久沫成乳石，故如石；水沫，猶軟者是也。

赤龍浴水　小毒。主瘕結氣諸瘕，惡蟲入腹及咬人生瘡者。此澤間小泉，赤蛇在中者，人或遇之，經雨，取水服及人浴。蛇有大毒，故以爲用也。

糧罌中水　味辛，平，小毒。主鬼氣，中惡，疰忤，心腹痛，惡夢鬼神。進一合，多飲令人心悶。又云：洗眼見鬼，未試。害蚘蠱。其清澄久遠者佳。《古塚文》云①“蘧留餘節，瓜毒潰屍”，言此二物不爛，餘皆成水。北人呼糧罌爲食罌也。

〔箋釋〕

此言《古塚文》云“蘧留餘節，瓜毒潰屍”，《文選》謝惠連《祭古塚文》作“蔗傳餘節，瓜表遺犀”。此文序説：“水中有甘蔗節及梅李核瓜瓣，皆浮出，不甚爛壞。”故此處“蘧留餘節”尚屬異文，“瓜毒潰屍”則顯然是“瓜表遺犀”傳寫之訛。

可注意的是，本條提到糧罌中水“洗眼見鬼”，雖然陳藏器説“未試”，此不排除大麥、小麥感染麥角菌，釋放麥角

① 文云：底本作“云文”，據文意乙正。

酸類物質的致幻作用。

甑氣水　主長毛髮,以物於炊飲飯時承取,沐頭,令
髮長密黑潤。不能多得,朝朝梳小兒頭,漸漸覺有益。

好井水及土石間新出泉水　味甘,平,無毒。主霍
亂煩悶,嘔吐,腹空轉筋,恐入腹,及多服之,名曰洗腸。
人皆懼此,嘗試有效,不令腹空,空則更服。如過力弱身
冷,則恐藏胃悉寒,寒則不能支持,當以意消息;兼及當
時橫量灸脊骨三五十壯,令暖氣徹內,補胃氣間,不然則
危。又主消渴,反胃,熱痢,淋,小便赤澀,兼洗漆瘡,射
癰腫令散。久服調中,下熱氣,傷胃,利大小便,並多飲
之,令至喉少即消下。

正月雨水　夫妻各飲一盃,還房,當獲時有子,神
効也。

生熟湯　味鹹,無毒。熱鹽投中飲之,吐宿食毒惡
物之氣,臚脹欲為霍亂者,覺腹內不穩,即進一二升,令
吐得盡,便愈。亦主痰瘧,皆須吐出痰及宿食,調中消
食。又人大醉及食苽果過度,以生熟湯浸身,湯皆為酒
及苽味。《博物志》云:浸至腰,食苽可五十枚,至脛頸

則無限。

屋漏水　主洗犬咬瘡，以水澆屋簷承取用之，以水滴簷下，令土濕，取土以傅犬咬處瘡上，中大有毒，誤食必生惡疾。

三家洗椀水　主惡瘡久不差者，煎令沸，以鹽投中，洗之，不過三五度，立効。

蟹膏投漆中化爲水　仙人用和藥，《博物志》亦載。又蚯蚓破之去泥，以鹽塗之，化成水，大主天行諸熱、小兒熱病、癇癲等疾。新注云：塗丹毒并傅漆瘡，効。

猪槽中水　無毒。主諸蠱毒，服一盃，主蛇咬，可浸瘡，皆有効驗者矣。

市門衆人溺坑中水　無毒。主消渴重者，取一小盞服之，勿令病人知之，三度差。

鹽膽水　味鹹、苦，有大毒。主䘌蝕疥癬，瘻蟲咬，馬牛爲蟲蝕，毒蟲入肉生子毒。六畜飲一合，當時死，人亦如之。並鹽初熟，槽中瀝黑汁也。主瘡，有血不可傅也。

水氣　有毒。能爲風温，疼痹，水腫，面黄，腹大。初在皮膚脚手，入漸至六府，令人大小便澀，至五藏漸漸加至，忽攻心便死，急不旋踵，無寬延歲月。既是陰病，復宜以陰物生類，諸猪、魚、螺、鱉之屬，春夏秋宜瀉，冬宜補藥，尤宜浸酒中服之，隨陰陽所行者。昔馬援南征，多載薏苡人；閔叔留寓，常食猪肝，蓋以爲濕疾也。江湖間露氣成瘴，兩山夾水中氣瘴，一冷一熱相激成病癥，此三疾俱是濕，爲能與人作寒熱，消鑠骨肉，南土尤甚。若欲醫療，須細分析，其大略皆瘴類也。人多一槩醫之，則不差。

〔箋釋〕

　　此條之水氣並非藥物，乃是水濕之氣的意思，唐慎微將之抄入《證類本草》，實屬考慮不周。所舉兩例，馬援征交趾，據《後漢書·馬援傳》說，援"常餌薏苡實，用能輕身省欲，以勝瘴氣"。閔仲叔即閔貢，《東觀漢記》載此事云："閔仲叔居安邑，老病家貧，不能買肉，日買一片猪肝，屠者或不肯爲斷。安邑令候之，問諸子何飯食，對曰：但食猪肝，屠者或不肯與之。令出敕市吏，後買輒得。仲叔怪問之，其子道狀，乃歎曰：閔仲叔豈以口腹累安邑耶？遂去之沛。"《高士傳》卷中云："客居安邑，老病家貧，不能得肉，日買猪肝一片，屠者或不肯與。其令聞，敕吏常給焉。仲叔怪，問知之。乃歎曰：閔仲叔豈以口腹累安邑邪？遂去，客沛，以壽終。"皆不言食豬肝是爲了對付濕疾。但檢李商隱《大鹵平後移家到永樂縣居書懷十韻寄劉韋二》詩有句"脱身離虎口，移疾就豬肝"，又似乎有此意。

塚井中水 有毒。人中之者立死。欲入塚井者，當先試之。法以雞毛投井中，毛直而下者無毒；毛迴旋而舞，似不下者有毒。以熱醋數斗投井穴中，則可入矣。凡塚井及竈中，從夏至秋，毒氣害人；從冬至春，則無毒氣。凡秋露、春水著草，水亦能害人，冬夏則無。人素爲物所傷，并有諸瘡，觸犯毒露及毒水，覺瘡頑不癢痛，當中風水所爲，身必反張似角弓。主之法：以鹽豉和𪉟作椀子，蓋瘡上，作大艾炷，灸一百壯，令抽惡水數升，舉身覺癢，瘡處知痛，差也。

陰地流泉 二月、八月行途之間勿飲之，令人夏發瘧瘴，又損脚令軟。五月、六月勿飲澤中停水，食著魚鱉精，令人鱉瘕病也。

銅器蓋食器上，汗滴食中，令人發惡瘡，內疽，食性忌之也。

536

〔箋釋〕

　　本條以"銅器蓋食器上汗"爲標題,具體條文則當與
"滴食中"連讀,故標點如上。

炊湯經宿,洗面,令人無顔色;洗體,令人成癬;未經
宿者洗面,令人亦然。

〔箋釋〕

　　本條以"炊湯"爲標題,具體條文則指若以經宿之炊湯
洗面,令人無顔色,故標點如上。

諸水有毒　水府龍宮,不可觸犯;水中亦有赤脉,不
可斷之;井水沸,不可食之。已上並害人。東晉温嶠以
物照水,爲神所怒。《楚詞》云"鱗屋貝闕"①,言河伯所
居。《國語》云:"季桓子穿井獲土缶,仲尼曰:水之怪魍
魎,土之怪羵羊。"水有脉及沸,並見《白澤圖》。

〔箋釋〕

　　羵羊爲土中精怪,蘇味道《詠井》詩有句:"流聲集孔
雀,帶影出羵羊。"《史記‧孔子世家》寫作"墳羊",裴駰集
解引唐固曰:"墳羊,雌雄未成者也。"

537

————————————

　　①　鱗屋貝闕:《楚辭‧九歌》云:"魚鱗屋兮龍堂,紫貝闕兮朱宫。"後句"言河
伯所居"爲王逸注釋。

重修政和經史證類備用本草卷第六

草部上品之上總八十七種

三十八種神農本經白字。

二種名醫別録墨字。

一種唐本餘

四十六種陳藏器餘

凡墨蓋子已下並唐慎微續證類

黃精	昌蒲	菊花苦薏、白菊(續注)。
人參	天門冬	甘草
乾地黃	术	菟絲子
牛膝	茺蔚子莖(附)。	女萎萎蕤(附)。
防葵	茈柴字。胡	麥門冬
獨活羌活(附)。	升麻	車前子葉根等(附)。
木香	薯預今呼山藥。	薏苡音以。人
澤瀉葉實等(附)。	遠志小草(附)。	龍膽
細辛	石斛	巴戟天
白英	白蒿	赤箭

539

菴音淹。閭音閭。子　　　　　　薪音錫。莫音覓。子

著實　　　　　赤芝　　　　　黑芝

青芝　　　　　白芝　　　　　黃芝

紫芝　　　　　卷柏

一種唐本餘

辟虺雷

四十六種陳藏器餘

藥王	兜木香	草犀根	薇
無風獨搖草	零餘子	百草花	紅蓮花白蓮花
旱藕	羊不喫草	萍蓬草根	石藥
仙人草	會州白藥	救窮草	草豉
陳思岌	千里及	孝文韭	倚待草
雞侯菜	桃朱術	鐵葛	伏雞子根
陳家白藥	龍珠	搥胡根	甜藤
孟娘菜	吉祥草	地衣草	郎耶草
地楊梅	茅膏菜	鑿菜	益妳草
蜀胡爛	雞脚草	難火蘭	蓼蕎
石薺寧	藍藤根	七仙草	甘家白藥
天竺乾薑	池德勒		

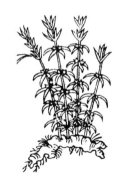

丹州黃精

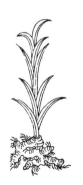

兗州黃精

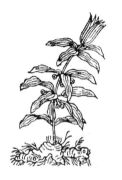

滁州黃精

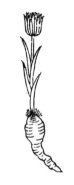

荊門軍黃精

541

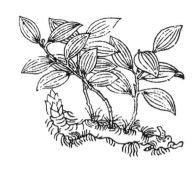

永康軍黃精

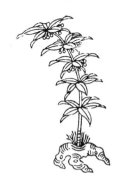

解州黃精

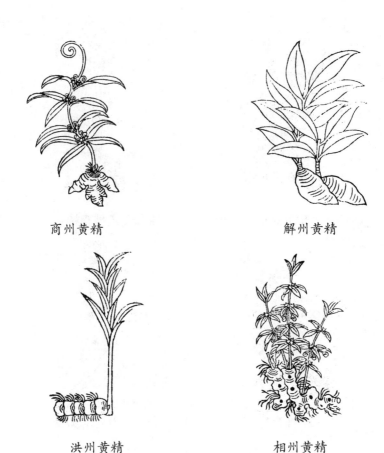

商州黃精　　　　　　　解州黃精

洪州黃精　　　　　　　相州黃精

黃精　味甘,平,無毒。主補中益氣,除風濕,安五
藏。久服輕身延年,不飢。一名重樓,一名菟竹,一名雞
格,一名救窮,一名鹿竹。生山谷。二月採根,陰乾。

陶隱居云:今處處有。二月始生,一枝多葉,葉狀似竹而短,
根似萎蕤。萎蕤根如荻根及昌蒲,槩①音既。節而平直;黃精根

────────────

① 槩:稠密。

如鬼臼、黄連，大節而不平。雖燥，並柔軟有脂潤。俗方無用此，而爲仙經所貴。根、葉、華、實皆可餌服，酒散隨宜，具在斷穀方中。黄精葉乃與鈎吻相似，惟莖不紫、花不黄爲異，而人多惑之，其類乃殊，遂致死生之反，亦爲奇事。唐本注云：黄精肥地生者，即大如拳；薄地生者，猶如拇指。萎蕤肥根頗類其小者，肌理形色都大相似。今以鬼臼、黄連爲比，殊無髣髴。又黄精葉似柳及龍膽、徐長卿輩而堅；其鈎吻蔓生，殊非比類。今按，別本注：今人服用，以九蒸九暴爲勝，而云陰乾者，恐爲爛壞。臣禹錫等謹按，抱朴子云：一名垂珠。服其花勝其實，其實勝其根。但花難得，得其生花十斛，乾之，纔可得五六斗耳。而服之日可三合，非大有役力者，不能辦也。服黄精僅十年，乃可得其益耳。且以斷穀不及术，术餌令人肥健，可以負重涉險，但不及黄精甘美易食。凶年之時，可以與老小休糧，人食之，謂爲米脯也。廣雅云：黄精，龍銜也。永嘉記云：黄精，出崧陽永寧縣。藥性論云：黄精，君。陳藏器云：黄精，陶云將鈎吻相似，但一善一惡耳。按鈎吻即野葛之別名，若將野葛比黄精，則二物殊不相似，不知陶公憑何此説。其葉偏生不對者爲偏精，功用不如正精。蕭炳云：黄精，寒。日華子云：補五勞七傷，助筋骨，止飢，耐寒暑，益脾胃，潤心肺。單服九蒸九暴，食之駐顏，入藥生用。

　　圖經云：黄精，舊不載所出州郡，但云生山谷，今南北皆有之，以嵩山、茅山者爲佳。三月生苗，高一二尺以來，葉如竹葉而短，兩兩相對，莖梗柔脆，頗似桃枝，本黄末赤。四月開細青白花，如小豆花狀。子白如黍，亦有無子者。根如嫩生薑，黄色。二月採根，蒸過，暴乾用。今通八月採。山中人九蒸九暴，作果賣,甚甘美而黃黑色。江南人説黃精苗葉稍類鈎吻,但鈎吻葉頭極尖而根細。蘇恭注云"鈎吻蔓生,殊非比類",恐南北所產之異耳。初生苗時,人多採爲菜茹,謂之筆菜,味極美,採取尤宜辨之。隋羊公服黃精法云:黃精是芝草之精也,一名蒌蕤,一名仙人餘糧,一名苟格,一名菟竹,一名垂珠,一名馬箭,一名白及。二月、三月採根,入地八九寸爲上。細切一石,以水二石五斗煮去苦味,漉出,囊中壓取汁,澄清,再煎如膏乃止。以炒黑豆黃,末相和,令得所,捏作餅子如錢許大。初服二枚,日益之,百日知。亦焙乾篩末,水服,功與上等。《抱朴子》云:服黃精花勝其實。花,生十斛,乾之可得五六斗,服之十年,乃可得益。又《博物志》云:天老謂黃帝曰:太陽之草名黃精,餌之可以長生。世傳華佗[1]漆葉青黏散,云青黏是黃精之正葉者,書傳不載,未審的否。

【雷公云】:凡使,勿用鈎吻,真似黃精,只是葉有毛鈎子二箇,是別認處,若誤服害人。黃精葉似竹葉。凡採得,以溪水洗净後蒸,從巳至子,刀薄切,曝乾用。

食療:餌黃精能老不飢,其法:可取甕子去底,釜上安置令得所,盛黃精令滿,密蓋蒸之,令氣溜,即暴之。第二遍蒸之亦如此。九蒸九暴。凡生時有一碩[2],熟有三四斗。蒸之若生,則刺人咽喉。暴使乾,不爾朽壞。其生者,若初服,只可一寸半,漸漸增之,十日不食。能長服之,止三尺五升,服三百日後,盡見鬼神,餌必昇天。根、葉、花、實皆可食之。但相對者是,不對者名

544

---

① 華佗:底本作"華他",據文意改。
② 碩:通"石",容量單位,十斗爲一石。

偏精。

聖惠方：神仙。服黃精成地仙。根莖不限多少,細剉陰乾,搗末,每日净水調服,任意多少。一年之周,變老爲少。

稽神録：臨川有士人虐所使婢,婢乃逃入山中,久之,見野草枝葉可愛,即拔取根,食之甚美,自是常食,久而遂不飢,輕健。夜息大樹下,聞草中動,以爲虎,懼而上樹避之。及曉下平地,其身欻然凌空而去,或自一峰之頂,若飛鳥焉。數歲,其家人採薪見之,告其主,使捕之,不得,一日遇絶壁下,以網三面圍之,俄而騰上山頂。其主異之,或曰此婢安有仙骨,不過靈藥服食。遂以酒饌五味香美,置往來之路,觀其食否。果來食,食訖,遂不能遠去,擒之,具述其故。指所食之草,即黃精也。

道藏神仙芝草經：黃精,寬中益氣,五藏調良,肌肉充盛,骨體堅強,其力倍,多年不老,顏色鮮明,髮白更黑,齒落更生。先下三尸蟲：上尸好寶貨,百日下;中尸好五味,六十日下;下尸好五色,三十日下,爛出。花、實、根三等,花爲飛英,根爲氣精。

博物志：昔黃帝問天老曰：天地所生,豈有食之令人不死乎？天老曰：太陽之草名曰黃精,餌之可以長生;太陰之草名曰鈎吻,不可食之,入口立死。人信鈎吻之殺人,不信黃精之益壽,不亦甚乎。

靈芝瑞草經：黃芝即黃精也。

〔箋釋〕

> 黃精一名重樓,《後漢書·陶謙傳》説,笮融依於陶謙,在徐州“大起浮屠寺,上累金盤,下爲重樓”。這種“重樓”

建築的形狀,不妨參照《本草圖經》解州黃精第一幅藥圖來理解:輪生的葉子,髣髴是每一層的飛簷,而直立的莖,則是塔身和剎柱。但如此一來,重樓便成了窣堵波(佛塔)的結構,不知古建築學家是否同意。另外,《新修本草》將植物蚤休稱爲重樓,後者雖然只有兩重,但上大下小,塔的特徵更加明顯。

　　通過對"重樓"的討論,我們因此能够確定黃精爲百合科黃精屬中多葉輪生的幾個品種,主流植物很可能就是今天的黃精 *Polygonatum sibiricum*,並同意謝宗萬先生的意見,《本草圖經》所繪滁州黃精、解州黃精和相州黃精,皆是本品。需要説明者,《本草圖經》説黃精"葉如竹葉而短,兩兩相對",這並不是指所謂的對葉黃精 *Polygonatum oppositifolium*,因其主要分佈在西藏和四川的少數地區。蘇頌所説,仍然是指 *Polygonatum sibiricum* 輪生葉片之兩兩相對。不過,《食療本草》説"(葉)不對者名偏精",陳藏器也説:"其葉偏生不對者名偏精,功不如正精。"則似指葉互生的多花黃精 *Polygonatum cyrtonema*。從藥圖看,《證類本草》所繪之永康軍黃精似此。

　　道教以黃精爲仙藥,本條引有《博物志》《抱朴子》《神仙芝草經》《靈芝瑞草經》《稽神録》等,皆盛讚黃精久服耐老難飢、神仙不死的奇效。可令人奇怪的是,《本草經》並沒有收載黃精,而且本條的《名醫別録》文不書産地,僅有"生山谷"字樣,確實不像《本草經》文混入《名醫別録》中者。尤其可怪的是,《五十二病方》《武威醫簡》乃至《傷寒雜病論》，都沒有使用黃精。而《列仙傳》則有修羊公服食黃精；《太上靈寶五符序》卷中說霍山赤城內有數千家種植黃精；《醫心方》卷二十六引《太清經》談論服食黃精等。或許可以推測，以上文獻均晚於《本草經》成書之東漢早期。

關於古代黃精品種尚有需要說明者，許多文獻都提到黃精葉與鉤吻類似，如《本草經集注》云："黃精葉乃與鉤吻相似，惟莖不紫、花不黃為異，而人多惑之。其類乃殊，遂致死生之反，亦為奇事。"《雷公炮炙論》云："凡使，勿用鉤吻，真似黃精，只是葉有毛鉤子二箇，是別認處，若誤服害人。黃精葉似竹葉。"《本草圖經》云："江南人說：黃精苗葉稍類鉤吻，但鉤吻葉頭極尖而根細。"考其出處，皆本於張華《博物志》："黃帝問天老曰：天地所生，有食之令人不死者乎？天老曰：太陽之草名曰黃精，餌而食之，可以長生。太陰之草名曰鉤吻，不可食，入口立死。"這種鉤吻並非今所稱馬錢科植物胡蔓藤 *Gelsemium elegans*，或許是百部科植物金剛大 *Croomia japonica*，與黃精相似。

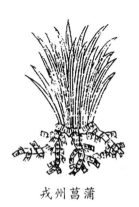
戎州菖蒲

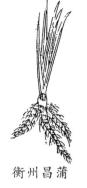
衡州昌蒲

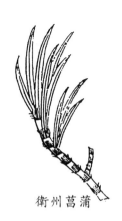
衛州菖蒲

昌蒲 味辛,温, 臣禹錫等謹按,久風濕痺通用藥云:昌蒲,平。無毒。主風寒濕痺,欬逆上氣,開心孔,補五藏,通九竅,明耳目,出音聲,主耳聾,癰瘡,温腸胃,止小便利,四肢濕痺,不得屈伸,小兒温瘧,身積熱不解,可作浴湯。久服輕身,聰耳目,不忘,不迷惑,延年,益心智,高志不老。一名昌陽。生上洛池澤及蜀郡嚴道。一寸九節者良,露根不可用。五月、十二月採根,陰乾。秦皮、秦芁爲之使,惡地膽、麻黃。

陶隱居云:上洛郡屬梁州,嚴道縣在蜀郡。今乃處處有,生石磧上,概音既。節爲好。在下濕地大根者,名昌陽,止主風濕,不堪服食。此藥甚去蟲并蚤蝨,而今都不言之。真昌蒲葉有脊,一如劍刃,四月、五月亦作小釐華也。東間溪側又有名溪蓀者,根形氣色極似石上昌蒲,而葉正如蒲,無脊,俗人多呼此爲石上昌蒲者,謬矣。此止主欬逆,亦斷蚤蝨爾,不入服御用。詩詠多云"蘭蓀",正謂此也。臣禹錫等謹按,吳氏云:昌蒲,一名堯韭。羅浮山記云:山中昌蒲,一寸二十節。藥性論云:昌蒲,君,味苦、辛,無毒。治風濕痺①痺,耳鳴,頭風,淚下,鬼氣,殺諸蟲,治惡瘡疥瘙。石澗所生堅小,一寸九節者上。此昌蒲亦名昌陽。日華子云:除風下氣,丈夫水藏、女人血海冷敗,多忘長智,除煩悶,止心腹痛,霍亂轉筋,治客風瘡疥,澁小便,殺腹藏蟲及蚤蝨。耳痛作末炒,承熱裹罨②甚驗。忌飴糖、羊肉。石昌蒲出宣州,二

---

① 痺:肢體麻痺。
② 罨:覆蓋。

月、八月採取。

圖經曰：昌蒲生上洛池澤及蜀郡嚴道，今處處有之，而池州、戎州者佳。春生青葉，長一二尺許，其葉中心有脊，狀如劒，無花實。五月、十二月採根陰乾，今以五月五日收之。其根盤屈有節，狀如馬鞭，大一根傍引三四根，傍根節尤密，一寸九節者佳，亦有一寸十二節者。採之初虛軟，暴乾方堅實，折之中心色微赤，嚼之辛香少滓。人多植于乾燥沙石土中，臘月移之尤易活。古方亦有單服者，採得緊小似魚鱗者，治擇一斤許，以水及米泔浸各一宿，又刮去皮，切，暴乾擣篩，以糯米粥和勻，更入熟蜜，搜丸梧子大，絺葛袋盛，置當風處令乾。每旦酒飲任下三十丸，臨臥更服二十丸，久久得効，如本經所說。又蜀人用治心腹冷氣挐痛者，取一二寸搥碎，同吳茱萸煎湯飲之，良。黔、蜀蠻人亦常將隨行，卒患心痛，嚼一二寸，熱湯或酒送，亦効。其生蠻谷中者尤佳，人家移種者亦堪用，但乾後辛香堅實不及蠻人持來者，此即醫方所用石昌蒲也。又有水昌蒲，生溪澗水澤中甚多，葉亦相似，但中心無脊，採之，乾後輕虛多滓，殊不及石昌蒲，不堪入藥用，但可擣末，油調塗疥瘙。今藥肆所貨，多以兩種相雜，尤難辨也。

【雷公云：凡使，勿用泥昌、夏昌，其二件相似，如竹根鞭，形黑氣穢味腥，不堪用。凡使，採石上生者，根條嫩黃緊硬節稠，長一寸有九節者是真也。採得後，用銅刀刮上黃黑硬節皮一重了①，用嫩桑枝條相拌蒸，出，暴乾，去桑條，剉用。

---

① 了：底本作"子"，據文意改。

千金方：日月未足而欲産者：搗昌蒲根汁一二升，灌喉中。
又方：久服聰明益智：甲子日取昌蒲一寸九節者，陰乾百日，爲末，服方寸匕，日三服，耳目聰明，不忘。　　又方：治産後崩中下血不止：昌蒲一兩半剉，酒二盞，煎取一盞，去滓，分三服，食前溫服。　　又方：治好忘，久服聰明益智：七月七日取昌蒲，酒服三方寸匕，飲酒不醉，好事者服而驗之。不可犯鐵，若犯之，令人吐逆。

肘後方：扁鵲云，中惡與卒死鬼擊亦相類，已死者爲治，皆參用此方：搗昌蒲生根，絞汁灌之，立差。尸厥之病卒死，脉猶動，聽其耳中如微語聲，股間暖，是也。亦此方治之。又人臥忽不寤，勿以火照，照之害人，但痛齧其踵及足拇指甲際，而唾其面，即活。又昌蒲末吹鼻中，桂末内舌下。　　又方：耳聾：昌蒲根一寸，巴豆一粒去心，二物合搗，分作七丸，綿裹塞耳，日著一丸，劾。　　又方：卒胎動不安，或腰痛胎轉搶心，下血不止：昌蒲根汁三升服之。　　又方：若下血不止，昌蒲三兩，酒五升，煮取二升，分三服。

經驗方：治癰腫發背，生昌蒲搗貼。若瘡乾，搗末，以水調塗之。《孫用和方》同。

子母秘録：治胎動勞熱不安，去血手足煩：昌蒲搗取汁，服二升，分三服。

産書：治産後下血不止：昌蒲二兩，以酒二升煮，分作兩服，止。

夏禹神仙經：昌蒲薄切，令日乾者三斤，以絹囊盛之，玄水一斛清者。玄水者,酒也。懸此昌蒲密封閉一百日,出視之,如綠菜色,以一斗熟黍米内中,封十四日,間出飲酒,則一切三十六種風,有不治者悉效①。

漢武帝内傳:武帝上嵩山,忽見仙人,長可二丈。問之,曰:吾九嶷山人也,聞中嶽有石上昌蒲,一寸九節,食之長生,故來採之。忽然不見。

抱朴子:南中多鹿,每一雄遊牝百數,至春羸瘦,蓋遊牝多也。及夏,則唯食昌蒲一味,却肥。當角解之時,其茸甚痛,獵人逢之,其鹿不敢逸走,伏而不動,獵者先以繩繫其茸,截取之,以其血未散,然後斃鹿。又韓蘘服昌蒲十三年,身上生毛,日視書萬言,皆誦之,冬祖不寒。又昌蒲須得石上,一寸九節,紫花尤善。

別説云:謹按,今陽羨山中生水石間者,其葉逆水而生,根鬚②略無少泥土,根、葉極緊細,一寸不啻九節,入藥極佳。今二浙人家以瓦石器種之,旦暮易水則茂,水濁及有泥滓則萎,近方多稱用石昌蒲,必此類也。其池澤所生,肥大節疎麄慢,恐不可入藥,唯可作果盤,蓋氣味不烈而和淡爾。

衍義曰:菖蒲,世又謂之蘭蓀,生水次,失水則枯,根節密者氣味足。有人患遍身生熱毒瘡,痛而不癢,手足尤甚,然至頸而止,粘着衣被,曉夕不得睡,痛不可任。有下俚教以菖蒲三斗,剉,日乾之,搗羅爲末,布蓆上,使病瘡人恣卧其間,仍以被衣覆之,既不粘着衣被,又復得睡。不五七日間,其瘡如失。後自患

---

① 效:底本作"較",據文意改。
② 鬚:底本作"鬢",據文意改。

此瘡,亦如此用,應手神驗。其石菖蒲根絡石而生者,節乃密,入藥須此等。

〔箋釋〕

有關菖蒲名實研究甚多,謝宗萬先生的意見可以成爲定論:《本草經》菖蒲爲天南星科植物 *Acorus calamus*,此即後世所稱之水菖蒲或泥菖蒲,亦即白昌;《別録》菖蒲條强調"一寸九節者良",此爲同屬石菖蒲 *Acorus tatarinowii*,這是後世菖蒲主流品種。另有溪蓀,爲同屬茴香菖蒲 *Acorus macrospadiceus*。

菖蒲品種如上述,其得名尚有討論的餘地。菖蒲植物最早的專名,既非"昌",也非"蒲"。"昌"字的本義爲美言,金文"昌"字的下半與小篆一樣也是"曰",便是證明。"蒲"按《説文》的解釋,則是一種可以織席的水草,《詩經·澤陂》《魚藻》諸篇皆顯示這種"蒲"是香蒲科 *Typha* 屬的水生植物。至於菖蒲的初名,按後世注家的意見,大約是《楚辭》中的"荃"和"蓀"。但漢代王逸只將這兩個字訓爲香草,並不特指菖蒲。

許慎以"茚"爲菖蒲,《説文》云:"茚,菖蒲也。從艸,卬聲。"茚在早期文獻中没有找到使用實例,故是否菖蒲的初名,只能存疑。不過,《本草經》菖蒲一名昌陽,《淮南子·説林訓》稱"昌羊",昌陽(羊)急呼即爲"茚"。而"茚"與"昌"上古音同在陽部,或相假借,遂以"昌"爲"茚",應有此可能。《左傳·僖公三十年》"饗有昌歜",《周禮·天官·醢人》提到"昌本",《吕氏春秋·任地》言"昌始生"。

以上諸"昌"皆是"茆",即菖蒲。至於漢代將"昌"與"蒲"相連成爲"菖蒲"一詞,或許是爲了强調"茆"的形態特徵與大家熟知的"蒲"類似。

說到菖蒲植物,還有一個關於菖蒲花的古怪問題。《太平御覽》卷九百九十九引《風俗通》云:"菖蒲放花,人得食之,長年。"另外,《南史》記梁武帝的母親,"方孕,忽見庭前昌蒲花,光采非常,驚報,侍者皆云不見。后曰:常聞見昌蒲花者當富貴。因取吞之,是月生武帝"。《太平御覽》卷一百六十八又引後魏《典略》云:"孝文帝南巡至新野,臨潭水而見菖蒲花,乃歌曰:兩菖蒲,新野樂。遂建兩菖蒲寺以美之。"這幾條都形容菖蒲花之難得一見,詩人遂因此吟詠,如《玉臺新詠》有"菖蒲花,可憐聞名不曾識"之句;唐人絶句《古相思》也説"十訪九不見,甚於菖蒲花"。但 Acorus 屬植物葉狀佛焰苞內肉穗狀花序上密生黃色小花,並非難見,何以傳訛如此,百思不得其解。

另外,菖蒲的花爲黄色,而《抱朴子內篇·仙藥》云:"菖蒲生須得石上,一寸九節已上,紫花者尤善也。"Acorus 屬植物也没有紫色花,吴其濬《植物名實圖考》卷十八有一段解釋:"沈存中謂蓀即今菖蒲,而《抱朴子》謂菖蒲須得石上,一寸九節,紫花尤善。菖蒲無花,忽逢異萼,其可遇不可必得者耶?然《平泉草木記》又謂茅山溪中有溪蓀,其花紫色,則似非靈芝天花,神仙奇藥矣。若如陶隱居所云,溪蓀根形氣色,極似石上菖蒲,而葉如蒲無脊,俗人誤呼此爲石上菖蒲。按其形狀,乃似今之吉祥草,不入藥餌。沈説正是。隱居所謂俗誤,而《抱朴子》乃併二物爲一匯耶?
《離騷草木疏》引證極博,不無調停。詩人行吟,徒揣色相;
仙人服餌,尤務詭奇;隱居此注,似爲的矣。"這種吉祥草是
百合科植物 *Reineckea carnea*,穗狀花序,苞片膜質,淡褐色
或帶紫色。吳其濬的意見很有道理。古代文人騷客,乃至
部分本草作者,並不真正接觸植物,僅僅憑書上的隻言片
語便信以爲實,遂致錯謬。

關於菖蒲的功效,《本草經》謂其"開心孔",此用《孟
子》"心之官則思"之意,故後文説"久服不忘,不迷惑"。
《道藏》中有一卷《神仙服食靈草菖蒲丸方》,篇中有景龍、
大曆等年號,又引《上清經》,當是唐代上清派道士所作,稱
菖蒲爲"水之精,神仙之靈草,大聖之珍方",並提到"服昌
蒲,博覽群書,日夕無倦"。除此之外,《證類本草》引《肘
後方》記扁鵲治中惡卒死(休克),"搗菖蒲生根,絞汁灌
之",或者"菖蒲末吹鼻中"。這可以引來作爲《史記·扁
鵲列傳》治虢太子尸厥的注釋。其原理可能與所含 α-細
辛醚(α-asarone)嗅鹽樣的蘇醒作用有關。

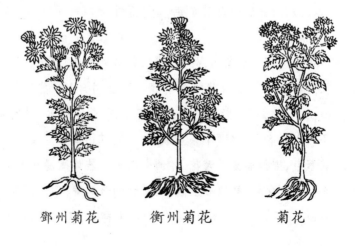

鄧州菊花　　衡州菊花　　菊花

菊花 味苦、甘，平，無毒。主風頭眩、腫痛，目欲脫，淚出，皮膚死肌，惡風，濕痺，療腰痛去來陶陶，除胸中煩熱，安腸胃，利五脉，調四肢。久服利血氣，輕身，耐老，延年。一名節華，一名日精，一名女節，一名女華，一名女莖，一名更生，一名周盈，一名傅延年，一名陰成。生雍州川澤及田野。正月採根，三月採葉，五月採莖，九月採花，十一月採實，皆陰乾。术、枸杞根、桑根白皮爲之使。

陶隱居云：菊有兩種：一種莖紫氣香而味甘，葉可作羹食者爲真；一種青莖而大，作蒿艾氣，味苦不堪食者名苦薏，非真。其華正相似，唯以甘、苦別之爾。南陽酈縣最多，今近道處處有，取種之便得。又有白菊，莖、葉都相似，唯花白，五月取，亦主風眩，能令頭不白。仙經以菊爲妙用，但難多得，宜常服之爾。臣禹錫等謹按，爾雅云：鞠，治蘠。注：今之秋華菊。藥性論云：甘菊花，使。能治熱，頭風旋倒地，腦骨疼痛，身上諸風令消散。陳藏器云：苦薏，味苦。破血，婦人腹内宿血，食之又調中止洩。花如菊，莖似馬蘭，生澤畔，似菊，菊甘而薏苦，語曰"苦如薏"是也。又云：白菊，味苦。染髭髮令黑，和巨勝、茯苓蜜丸，主風眩，變白，不老，益顏色。又《靈寶方》茯苓合爲丸以成，鍊松脂和，每服如鷄子一丸，令人好顏色不老，主頭眩。生平澤，花紫白，五月花。《抱朴子》劉生丹法：用白菊花汁和之。楊損之云：甘者入藥，苦者不任。日華子云：菊花，治四肢遊風，利血脉，心煩，胸膈壅悶，并癰毒，頭痛，作枕明目，葉亦明目，生熟並可食。菊有兩種：花大、氣香、莖紫者爲甘菊；花小、氣烈、莖青小者名野菊，味

苦。然雖如此，園蔬內種肥沃後同一體。花上水，益色壯陽，治
一切風，並無所忌。

　　圖經曰：菊花生雍州川澤及田野，今處處有之，以南陽菊
潭者爲佳。初春布地生細苗，夏茂、秋花、冬實。然菊之種類頗
多，有紫莖而氣香，葉厚至柔嫩可食者，其花微小，味甚甘，此爲
眞；有青莖而大，葉細作蒿艾氣味苦者，華亦大，名苦薏，非眞也。
南陽菊亦有兩種：白菊，葉大似艾葉，莖青根細，花白蘂黃；其黃
菊，葉似茼蒿，花蘂都黃。然今服餌家多用白者。南京又有一種
開小花，花瓣下如小珠子，謂之珠子菊，云入藥亦佳。正月採根，
三月採葉，五月採莖，九月採花，十一月採實，皆陰乾用。唐《天
寶單方圖》載白菊云：味辛，平，無毒。元生南陽山谷及田野中，
潁川人呼爲回蜂菊，汝南名蔡苦蒿，上黨及建安郡、順政郡並名
羊歡草，河內名地薇蒿，諸郡皆有。其功主丈夫、婦人久患頭風
眩悶，頭髮乾落，胸中痰結，每風發即頭旋，眼昏暗，不覺欲倒者，
是其候也。先灸兩風池各二七壯，并服此白菊酒及丸，永差。其
法：春末夏初收軟苗，陰乾，擣末。空腹取一方寸匕，和無灰酒服
之，日再，漸加三方寸匕。若不欲飲酒者，但和羹、粥、汁服之，亦
得。秋八月合花收，暴乾，切，取三大斤，以生絹囊盛，貯三大斗
酒中，經七日服之，日三，常令酒氣相續爲佳。今諸州亦有作菊
花酒者，其法得於此乎？

　　【食療云：甘菊，平。其葉正月採，可作羹；莖五月五日採；
花九月九日採。並主頭風，目眩，淚出，去煩熱，利五藏。野生苦
菊不堪用。

　　聖惠方：治頭風頭旋：用九月九日菊花暴乾，取家糯米一

斟蒸熟,用五兩菊花末,搜拌如常醞法,多用細麵麴爲候,酒熟即壓之去滓,每煖一小盞服。

外臺秘要:治酒醉不醒:九月九日真菊花末,飲服方寸匕。

肘後方:治丁腫垂死:菊葉一握,搗絞汁一升,入口即活,此神驗。冬用其根。

食醫心鏡:甘菊,主頭風目眩,胸中洶洶,目淚出,風痹骨肉痛,切作羹煑粥,并生食並得。

玉函方:王子喬變白增年方:甘菊,三月上寅日採,名曰玉英;六月上寅日採,名曰容成;九月上寅日採,名曰金精;十二月上寅日採,名曰長生。長生者,根莖是也。四味並陰乾百日,取等分,以成日合搗千杵爲末,酒調下一錢匕。以蜜丸如桐子大,酒服七丸,一日三服。百日,身輕潤澤;服之一年,髮白變黑;服之二年,齒落再生;服之三年,八十歲老人變爲童兒。神効。

衍義曰:菊花,近世有二十餘種,惟單葉花小而黃綠,葉色深小而薄,應候而開者是也。《月令》所謂"菊有黃花"者也。又鄧州白菊,單葉者亦入藥,餘皆醫經不用。專治頭目風熱,今多收之作枕。

〔箋釋〕

服食菊花的歷史可以追溯到屈原,"朝飲木蘭之墜露兮,夕餐秋菊之落英",這是《離騷》中的句子,膾炙人口者。"菊"並非菊花之本字,《爾雅》"大菊,蘧麥",《説文》同。據郭璞注,蘧麥即是瞿麥,一般認爲即石竹科植物 *Dianthus superbus*。可是瞿麥無論是流蘇狀的花瓣,還是綫狀披針形的葉片,實在想象不出有哪一點與菊科的菊花,由管狀花和舌狀花聚生的頭狀花序,邊緣有短刻鋸齒的葉片,存在相似之處,居然被古人呼爲"大菊"。

不僅"大菊"令人迷惑,《説文》中另外兩個與菊花有關的字也衆説紛紜。"蘜,日精也,以秋華。"《名醫別録》菊花一名日精。如此則"蘜"爲菊花字。"蘜,治牆也。"據《爾雅》"蘜,治牆"郭注:"今之秋華菊。"則"蘜"同樣也是菊花字。後人用了很多辦法來調和這兩個字,其中較別致的説法見《初學記》卷二十七引周處《風土記》曰:"日精、治蘠,皆菊之花莖別名也。"森立之《本草經考注》進一步發揮説:"言華謂之日精,莖謂之治蘠也。"認爲"蘜"爲花名,其莖則名"蘜"。森説不無道理,《周禮·秋官·蟈氏》:"掌去鼃黽,焚牡蘜,以灰灑之則死。"鄭注:"牡蘜,蘜不華者。"所謂"蘜不華",或許可以理解爲莖葉。話雖如此,今本文獻並未嚴格區分"蘜""蘜""鞠""菊"字。

早期菊花以黄色爲正,《禮記·月令》云:"季秋之月,鞠有黄華。"植物學家認爲這就是今天的野菊 *Chrysanthemum indicum*。此植物揮發油含量較高,苦味濃郁,漢代以來的服食家不取爲正品,《博物志》卷四云:"菊有二種,苗花如一,唯味小異,苦者不中食。"苦者即 *Chrysanthemum indicum*,陶弘景謂之苦薏,今藥用稱爲野菊花。與之相對的是甘菊花,即後來廣泛栽植的庭院植物菊 *Chrysanthemum morifolium*。

《抱朴子内篇》云:"南陽酈縣山中有甘谷水,谷水所以甘者,谷上左右皆生甘菊,菊花墮其中,歷世彌久,故水味爲變。其臨此谷中居民,皆不穿井,悉食甘谷水,食者無不老壽,高者百四五十歲,下者不失八九十,無夭年人,得此菊力也。故司空王暢、太尉劉寬、太傅袁隗皆爲南陽太守,每到官,常使酈縣月送甘谷水四十斛以爲飲食。此諸公多患風痺及眩冒,皆得愈,但不能大得其益,如甘谷上居民,生小便飲食此水者耳。"《後漢書》卷三十二注引《荆州記》也載有這段文字,唯"甘菊"作"芳菊",從品種來看,也應該是 *Chrysanthemum morifolium*。《嘉祐本草》乃據這兩段文字新立"菊花水"條,見《證類本草》卷五。

在服食家眼中,甘菊不僅花可食,水可飲,其根莖葉實也是服食的妙品。《名醫別錄》説:"正月採根,三月採葉,五月採莖,九月採花,十一月採實。"《太上靈寶五符序》卷中"延年益壽方"有詳細的解説:"春三月甲寅日日中時採更生,葉也。夏三月丙寅、壬子日日中時採周盈(一方云周成),周盈者,菊之莖也。秋三月庚寅日晡時採日精,日精者,菊之華也。常以冬十月戊寅日平旦時採神精,神精者,一曰神花,一曰神英,菊之實也。無戊寅者,壬子亦可用也。冬十一月、十二月壬寅日日入時採長生,長生者,菊之根也。一方云,十一月無壬寅,壬子亦可用也。"

菊 *Chrysanthemum morifolium* 栽培品種甚多,其白色者名白菊花,《抱朴子內篇·金丹》之劉生丹法用到此物,陶弘景云:"又有白菊,莖葉都相似,唯花白,五月取。亦主風眩,能令頭不白。"後世遵用其説,漸漸以白菊花爲藥用正

品。今按産地則分杭白菊、亳白菊、滁白菊、懷白菊等,皆
爲正宗。其中懷白菊歷史最久,可以據前引《荊州記》追溯
到南陽白菊,《本草衍義》也專門提到鄧州白菊。至於其他
幾種白菊,皆較懷白菊晚出。

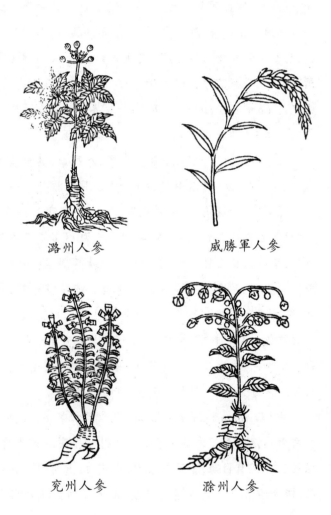

潞州人參　　　　　　威勝軍人參

兗州人參　　　　　　滁州人參

人參 味甘,微寒、微温,無毒。主補五藏,安精神,定魂魄,止驚悸,除邪氣,明目,開心,益智,療腸胃中冷,心腹鼓痛,胸脇逆滿,霍亂吐逆,調中,止消渴,通血脉,破堅積,令人不忘。久服輕身延年。一名人銜,一名鬼蓋,一名神草,一名人微,一名土精,一名血參。如人形者有神。生上黨山谷及遼東。二月、四月、八月上旬採根,竹刀刮,暴乾,無令見風。茯苓爲之使,惡溲疏,反藜蘆。

陶隱居云:上黨郡在冀州西南,今魏國所獻即是。形長而黄,狀如防風,多潤實而甘,俗用不入服,乃重百濟者,形細而堅白,氣味薄於上黨。次用高麗,高麗即是遼東。形大而虚軟,不及百濟。百濟今臣屬高麗,高麗所獻,兼有兩種,止應擇取之爾,實用並不及上黨者。其爲藥切要,亦與甘草同功。而易蛀音注。虶,音仲。唯内器中密封頭,可經年不壞。人參生一莖直上,四五葉相對生,花紫色。高麗人作人參讚曰:三椏五葉,背陽向陰。欲來求我,椵音賈。樹相尋。椵樹葉似桐,甚大陰廣,則多生陰地。採作甚有法,今近山亦有,但作之不好。唐本注云:陶説人參苗乃是薺苨、桔梗,不悟高麗讚也。今潞州、平州、澤州、易州、檀州、箕州、幽州、嬀州並出。蓋以其山連亘相接,故皆有之也。今注:人參,見用多高麗、百濟者,潞州太行山所出謂之紫團參,亦用焉。陶云"俗用不入服",非也。臣禹錫等謹按,藥性論云:人參,惡鹵鹹。生上黨郡,人形者上,次出海東新羅國,又出渤海。主五藏氣不足,五勞七傷虚損痰弱,吐逆不下食,止霍亂煩悶、嘔噦,補五藏六腑,保中守神。又云:馬藺爲之使。消胸中痰，主肺萎吐膿及癇疾，冷氣逆上，傷寒不下食，患人虛而多夢紛紜，加而用之。蕭炳云：人參和細辛密封，經年不壞。日華子云：殺金石藥毒，調中治氣，消食開胃，食之無忌。

圖經曰：人參生上黨山谷及遼東，今河東諸州及泰山皆有之，又有河北榷場及閩中來者，名新羅人參，然俱不及上黨者佳。其根形狀如防風而潤實。春生苗，多於深山中背陰近椵音賈。漆下濕潤處；初生小者三四寸許，一椏五葉；四五年後生兩椏五葉，未有花莖；至十年後生三椏；年深者生四椏，各五葉，中心生一莖，俗名百尺杆。三月、四月有花，細小如粟，蘂如絲，紫白色，秋後結子，或七八枚，如大豆，生青熟紅，自落。根如人形者神。二月、四月、八月上旬採根，竹刮去土，暴乾，無令見風。泰山出者，葉蘚青，根白，殊別。江淮出一種土人參，葉如匙而小，與桔梗相似，苗長一二尺，葉相對生，生五七節，根亦如桔梗而柔，味極甘美，秋生紫花，又帶青色，春秋採根，不入藥，本處人或用之。相傳欲試上黨人參者，當使二人同走，一與人參含之，一不與，度走三五里許，其不含人參者必大喘，含者氣息自如者，其人參乃真也。李絳《兵部手集方》療反胃嘔吐無常，粥飲入口即吐，困弱無力垂死者，以上黨人參二大兩拍破，水一大升，煮取四合，熱頓服，日再，兼以人參汁煮粥與啜。李直方司勳徐郎中①於漢南患反胃兩月餘，諸方不差，遂與此方，當時便定，差後十餘日發入

---

① 李直方司勳徐郎中：李直方為人名，《全唐文》載其小傳云：“直方，德宗朝官左司員外郎，歷中書舍人，試太常卿，貞元二十一年（805）自韶州刺史移贛州刺史，遷司勳郎中。”《全唐文》卷六十三還有一篇《贈高崇文司徒冊文》，也提到“司勳郎中李直方”。考李直方的活動時間與《兵部手集方》作者李絳（764-830）吻合，應是其人。本句中“徐”字疑是衍文。或在“李直方”後加冒號，意謂李直的處方，亦誤。

京，絳每與名醫持論此藥，難可爲儔也。又雜他藥而其効最著者，張仲景治胸痹，心中痞堅，留氣結胸，胸滿脅下，逆氣撐心，治中湯主之：人參、术、乾薑、甘草各三兩，四味以水八升煮取三升，每服一升，日三。如臍上築者，爲腎氣動，去术加桂四兩；吐多者，去术加生薑三兩；下多者，復其术；悸者，加茯苓二兩；渴者，加术至四兩半；腹痛者，加人參至四兩半；寒者，加乾薑至四兩半；滿者，去术①加附子一枚。服藥後，如食頃，飲熱粥一升許，微自溫，勿發揭衣被。此方晉宋以後至唐，名醫治心腹病者無不用之，或作湯，或蜜丸，或加減，皆奇効。胡洽治霍亂，謂之溫中湯。陶隱居《百一方》云：霍亂，餘藥乃可難求，而治中丸、四順、厚朴諸湯不可暫闕，常須預合，每至秋月常齎自隨②。唐石泉公王方慶云：治中丸以下四方，不惟霍亂可醫，至於諸病皆療，並須預排比也。其三方者：治中湯、四順湯、厚朴湯也。四順湯，用人參、附子、炮乾薑、甘草各二兩，切，以水六升，煎取二升半，分四服。若下不止，加龍骨二兩；若痛，加當歸二兩。厚朴湯見厚朴條。

【海藥云：出新羅國。所貢又有手脚，狀如人形，長尺餘，以杉木夾定，紅線纏飾之。味甘，微溫。主腹腰，消食，補養藏腑，益氣安神，止嘔逆，平脉，下痰，止煩躁，變酸水。又有沙州參，短小不堪。採根用時，去其蘆頭，不去者吐人，慎之。

雷公云：凡使，要肥大，塊如雞腿，并似人形者，採得陰乾，去四邊蘆頭并黑者，剉入藥中。夏中少使，發心痃之患也。

---

① 术：底本作“米”，據上下文改。
② 隨：底本作“隋”，蓋因後一字“唐”聯想致誤，據文意改。

外臺秘要：治蜂、蠍螫人方：人參嚼以封之。

千金方：開心，肥健人：人參一分，豬肪十分，酒拌和，服一百日。百日滿，體髓溢，日誦千言，肌膚潤澤，去熱風痰。

肘後方：治卒上氣，喘急鳴息便欲絕：人參末服方寸匕，日五六服。

經驗後方：治大人、小兒不進乳食，和氣去痰：人參四兩，半夏一兩，生薑汁熬一宿，曝乾爲末，麵糊丸，如菉豆大。每服十丸，食後生薑湯吞下。　**又方**：治狗咬破傷風：以人參不計多少，桑柴火上燒令煙絕，用盞子合研爲末，摻在瘡上，立効。

勝金方：治吐血：以人參一味爲末，鷄子清投新汲水調下一錢服之。

靈苑方：治咳嗽上氣，喘急，嗽血吐血：人參好者搗爲末，每服三錢匕，鷄子清調之。五更初服便睡，去枕仰臥，只一服愈，年深者再服。忌腥、鹹、鮓、醬、麵等，并勿過醉飽，將息佳。

衍義曰：人參，今之用者，皆河北榷場博易到，盡是高麗所出，率虛軟味薄，不若潞州上黨者味厚體實，用之有據。土人得一窠，則置於版上，以色茸纏繫，根頗纖長，不與榷場者相類。根下垂有及一尺餘者，或十歧者，其價與銀等，稍爲難得。

564

〔箋釋〕

在本草藥物中，若論文化内涵豐富，大約以靈芝、丹砂、人參爲順序。但討論人參的文化史，仍離不開人參的名實，尤其是五加科人參 *Panax ginseng* 與桔梗科黨參 *Codonopsis pilosula* 的糾葛。一般而言，歷史上使用的人參

當以 *Panax ginseng* 爲主流，*Codonopsis pilosula* 及相關植物種也可能部分裹夾其中，至清代中期，黨參分化爲獨立的藥用品種。

《本草經》出現的六種"參"，人參確實是因其地下部分具有人形外觀而得名，此即《名醫別録》所説"如人形者有神"。事實上，人參主根呈紡錘形，下部支根 2 至 3 條，與人形只能説是相對近似，而非逼真。若以通常所見的"人形何首烏"圖片爲參照，無論是野山參還是栽培人參的根，與標準意義的"人形"差距很大。可以這樣説，對人參的崇拜或神秘化，與其説是因爲真實狀態的人參根逼肖人形，因此被賦予神秘特徵，還不如説緣於抽象人參概念中"人"字的神秘化。

在方術中，人參的人形特徵被進一步誇大，如東漢墓葬中有以人參作爲人形替代者，熹平二年（173）張叔敬鎮墓文説："上黨人參九枚，欲持代生人，鈆人持代死人。黃豆瓜子，死人持，給地下賦。"人形人參更被認爲是罕見的祥瑞，《晉書·石勒載記》説，石勒出生的時候，"所居武鄉北原山下草木皆有鐵騎之象，家園中生人參，花葉甚茂，悉成人狀"。不僅如此，人形人參也稱爲仙藥的隱喻，出現在道教神魔故事中。《太平廣記》卷五十三引《神仙感遇傳》，維揚十友遇仙，仙人邀食千歲人參，而在衆人眼中，這件仙藥乃是"蒸一童兒，可十數歲，已糜爛矣，耳目手足半已墮落"的樣子，於是敬謝不敢，痛失白日升仙的機會。至於詩人騷客吟詠人參，"人形"更是常用的詩材，如周繇

《以人參遺段成式》:"人形上品傳方志,我得真英自紫
團。"陸龜蒙《奉和襲美謝友人惠人參》:"名參鬼蓋須難
見,材似人形不可尋。"

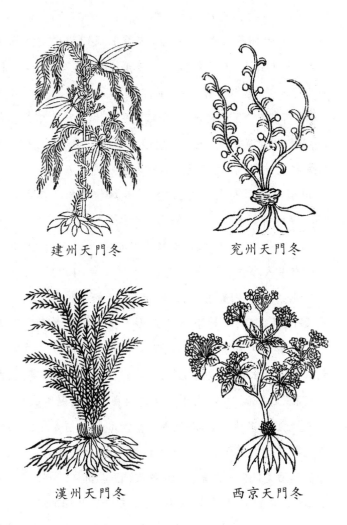

建州天門冬　　　　宛州天門冬

漢州天門冬　　　　西京天門冬

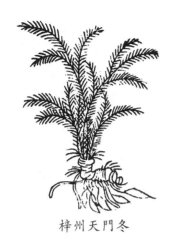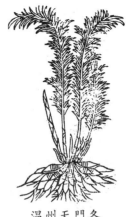

梓州天門冬　　　　　　溫州天門冬

天門冬　味苦、甘，平、大寒，無毒。主諸暴風濕偏
痹，强骨髓，殺三蟲，去伏尸，保定肺氣，去寒熱，養肌膚，
益氣力，利小便，冷而能補。久服輕身益氣延年，不飢。
一名顛勒。生奉高山谷。二月、三月、七月、八月採根，
暴乾。垣衣、地黃爲之使，畏曾青。

　　陶隱居云：奉高，太山下縣名也。今處處有，以高地大根味甘
者爲好。張華《博物志》云：天門冬，逆捋有逆刺；若葉滑者，名絺
休，一名顛棘。可以浣練素，白如絨。音越，紵類。金城人名爲浣草。
擘其根，溫湯中挼之，以浣衣勝灰。此非門冬，相似爾。按如此
說，今人所採皆是有刺者，本名顛勒，亦粗相似，以浣垢衣則净。
《桐君藥録》又云：葉有刺，蔓生，五月花白，十月實黑，根連數十
枚。如此殊相亂，而不復更有門冬，恐門冬自一種，不即是浣草
耶？又有百部，根亦相類，但苗異爾。門冬蒸剥去皮，食之甚甘
美，止飢。雖暴乾，猶脂潤難擣，必須薄切，暴於日中，或火烘之

也。俗人呼苗爲棘刺，煮作飲乃宜人，而終非眞棘刺爾。服天門冬，禁食鯉魚。唐本注云：此有二種，苗有刺而澀者，無刺而滑者，俱是門冬。俗云顚刺、浣草者，形兒諸_{音瞑}之，雖作數名，終是一物。二根浣垢俱净，門冬、浣草，互名之也。今按，陳藏器本草云：天門冬，陶云"百部，根亦相類，苗異爾"。按天門冬根有十餘莖，百部多者五六十莖，根長尖，内虚，味苦。天門冬根圓短、實潤、味甘不同，苗蔓亦別。如陶所説，乃是同類，今人或以門冬當百部者，説不明也。臣禹錫等謹按，爾雅云：蘠蘼，虋冬。注云：門冬，一名滿冬。虋，音門。抱朴子云：或名地門冬，或名莚門冬，或名巓棘，或名淫羊食，或名管松。其生高地，根短味甜氣香者上；其生水側下地者，葉細似藴而微黃，根長而味多苦氣臭者下。亦可服食，然善令人下氣，爲益又遲也。服之百日，皆丁壯兼倍，駚於术及黄精也。入山便可蒸若煮，啖之，取足以斷穀，若有力，可餌之。亦作散，并擣絞其汁作液以服，散尤益。藥性論云：天門冬，君。主肺氣欬逆，喘息促急，除熱，通腎氣，療肺痿，生癰吐膿，治濕疥，止消渴，去熱中風，宜久服。煮食之，令人肌體滑澤，除身中一切惡氣、不潔之疾，令人白净。蜀人使浣衣如玉。和地黄爲使，服之耐老，頭不白。能冷補，患人體虚而熱，加而用之。楊損之云：服天門冬誤食鯉魚中毒，浮萍解之。日華子云：貝母爲使。鎮心，潤五臟，益皮膚，悦顔色，補五勞七傷。治肺氣并嗽，消痰，風痺，熱毒遊風，煩悶吐血。去心用。

　　圖經曰：天門冬生奉高山谷，今處處有之。春生藤蔓，大如釵股，高至丈餘，葉如茴香，極尖細而疎滑，有逆刺，亦有澀而無刺者。其葉如絲杉而細散，皆名天門冬。夏生白花，亦有黄色者。秋結黑子，在其根枝傍。入伏後無花，暗結子。其根白或黄紫色，

證類本草箋釋

568

大如手指，長二三寸，大者爲勝，頗與百部根相類，然圓實而長，一二十枚同撮。二月、三月、七月、八月採根，四破之，去心，先蒸半炊間，暴乾，停留久仍濕潤。入藥時，重炕焙令燥。洛中出者，葉大幹麄，殊不相類。嶺南者無花，餘無它異。謹按，天門冬別名，《爾雅》謂之蘠，亡彼切。一名虋與門同。冬。《山海經》云“條谷之山，其草多芍藥、虋冬”是也。《抱朴子》及《神仙服食方》云：天門冬，一名顛棘。在東嶽名淫羊藿，在中嶽名天門冬，在西嶽名管松，在北嶽名無不愈，在南嶽名百部，在京陸山阜名顛棘。雖處處皆有，其名各異，其實一也，在北嶽地陰者尤佳。欲服之，細切，陰乾，擣下篩，酒調三錢匕，日五六，進之二百日，知可以强筋髓，駐顏色，與錬成松脂同蜜丸益善。服者不可食鯉魚。此方以顛棘爲別名，而張茂先以爲異類。《博物志》云：天門冬莖間有刺，而葉滑者曰絺休，一名顛棘，根以浣縑素令白，越人名爲浣草，似天門冬而非也。凡服此，先試浣衣，如法者，便非天門冬。若如所說，則有刺而葉滑，便不中服。然今所有，往往是此類，用者須詳之。

【雷公云：採得了，去上皮一重，便劈破，去心，用柳木甑，燒柳木柴，蒸一伏時，灑酒令遍，更添火蒸，出曝，去地二尺已來，作小架，上鋪天門葉，將蒸了天門冬，攤令乾用。

食療：補虛勞，治肺勞，止渴，去熱風。可去皮、心，入蜜煮之，食後服之。若曝乾，入蜜丸尤佳。亦用洗面，甚佳。

外臺秘要：治風癲引脇牽痛，發作則吐，耳如蟬鳴：天門冬去心、皮，曝乾，擣篩，酒服方寸匕。若人久服，亦能長生。

經驗後方：服天門冬法：不計多少，去心、皮，爲末，每服方寸匕，日三四，服不絶，甚益人。以酒飲之，又治癥瘕積聚，去三尸,輕身益氣,延年耐老,百病不侵。

孫真人枕中記：天門冬,末,服方寸匕,日三。無問山中、人間,恒勿廢,久服益。若釀酒服之,去癥瘕積聚,風痰癲狂,三蟲伏尸,除瘟痺,輕身益氣,令人不飢,百日,還年耐老。

修真秘旨：神仙。服天門冬三十斤,細切,陰乾,搗末。每服三錢,酒調下,日五六服。二百日後怡泰,拘急者緩,羸劣者強;三百日身輕;三年走及奔馬。

道書八帝聖化經：欲不畏寒,取天門冬、茯苓等分爲末,服方寸匕,日再服。大寒時,單衣汗出。

抱朴子云：杜紫微服天門冬,御八十妾,有男一百四十人,日行三百里。

列仙傳：赤須子①食天門冬,齒落更生,細髮復出。

神仙傳：甘始者,太原人,服天門冬,在人間三百餘年。

衍義曰：天門冬、麥門冬之類,雖曰去心,但以水漬漉,使周潤滲入肌,俟軟,緩緩擘取,不可浸出脂液。其不知者,乃以湯浸一二時,柔即柔矣,然氣味都盡,用之不效,乃曰藥不神,其可得乎? 治肺熱之功爲多。其味苦,但專泄而不專收,寒多人禁服。餘如二經。

570 〔箋釋〕

《説文》:"蘠,蘠蘼,虋冬也。"《爾雅》亦同。《山海經·中山經》云:"東北五百里,曰條谷之山,其木多槐桐,

---

① 赤須子:底本作"赤頂子"。《列仙傳》赤須子"好食松實、天門冬、石脂,齒落更生,髮墮再出",據改。

其草多芍藥、虋冬。"郭璞注:"《本草經》曰虋冬一名滿冬,今作門,俗作耳。"按,《本草經》天門冬與麥門冬爲兩物,皆未見"一名滿冬"之別名,故郝懿行《爾雅義疏》認爲"蘠蘼,虋冬"實指薔薇,與天門冬、麥門冬無關。據其所説,則天門冬、麥門冬不當寫爲天虋冬、麥虋冬,今考武威醫簡中亦寫作"門冬",可爲證明。至於李時珍云:"草之茂者爲虋,俗作門,此草蔓茂,而功同麥門冬,故曰天門冬。"其説有誤。

　　《爾雅·釋草》別條有云:"髦,顛蕀。"郭注云:"細葉有刺,蔓生,一名商蕀。《廣雅》云女木也。"檢《廣雅》云:"顛棘,女木也。"《廣雅疏證》云:"《御覽》引孫炎注云:一名白棘。《神農本草》云:天門冬一名顛勒。勒、棘,古同聲,顛勒之作顛棘,若《小雅·斯干》'如矢斯棘',《韓詩》'棘'作'朸'矣。《名醫別録》云:營實,一名牛勒,一名山棘。亦與此同也。"據《本草經》天門冬"一名顛勒",陶弘景引《博物志》云:"天門冬,逆捋有逆刺;若葉滑者,名絺休,一名顛棘。可以浣縑素,白如絨。金城人名爲浣草。擘其根,溫湯中挼之,以浣衣勝灰。此非門冬,相似爾。"又引《桐君藥録》云:"葉有刺,蔓生,五月花白,十月實黑,根連數十枚。"儘管《博物志》説浣草非天門冬,陶弘景云:"按如此説,今人所採皆是有刺者,本名顛勒,亦粗相似,以浣垢衣則净。"又説:"如此殊相亂,而不復更有門冬,恐門冬自一種,不即是浣草耶?"但事實上,張華、陶弘景所稱的這種能浣衣的植物,很可能就是今百合科天門冬屬(*Aspar-*

agus)植物,此屬植物的根富含甾體皂苷,具有降低水溶液表面張力作用,能使水溶液經振搖後産生大量而持久性的泡沫,古人正是利用此性質來浣衣。相對而言,《新修本草》所説更爲合理:"此有二種,苗有刺而澀者,無刺而滑者,俱是門冬。俗云顛刺、浣草者,形兒諸之,雖作數名,終是一物。二根浣垢俱浄。門冬、浣草,互名之也。"但各書所指具體植物種,實未可知。其中有刺者或許即是今之正品天門冬 *Asparagus cochinchinensis*,至於無刺者則恐爲密齒天門冬 *Asparagus meioclados* 之類。

杜甫詩"江蓮搖白羽,天棘蔓青絲",後一句歷代注家聚訟紛紜,乃至有改爲"天棘夢青絲"者。按,天門冬一名顛棘,《爾雅》云:"髦,顛蕀。"郭注云:"細葉有刺,蔓生,一名商蕀。《廣雅》云女木也。"據《説文》云:"髦,髮也。"故《爾雅》以"髦"稱顛棘,乃是形容天門冬纖弱的葉狀枝婆娑的樣子。杜甫詩中"蔓青絲"三字,實暗用《爾雅》與《説文》。至於"天棘"一名,確實不見於唐以前文獻(此所以宋人爲之聚訟),但究竟是杜甫爲了和上句"江蓮"對仗工整而生造出來的詞彙,還是偶然誤記,不得而知。《本草綱目》據此爲天門冬增加别名"天棘",李時珍的解釋殊近情理:"或曰天棘,《爾雅》云:髦,顛棘也。因其細葉如髦,有細棘也。顛、天,音相近也。"

天門冬種類甚多,《本草圖經》云:"今處處有之。春生藤蔓,大如釵股,高至丈餘,葉如茴香,極尖細而疎滑,有逆刺,亦有澀而無刺者。其葉如絲杉而細散,皆名天門冬。"百合科 *Asparagus* 屬植物的葉退化爲鱗片狀,枝條變爲綠色的葉狀枝,葉狀枝極細小,如攀援天門冬 *Asparagus brachyphyllus*,其葉狀枝 4–10 枚成簇,長 4–12–20 毫米,粗僅 0.5 毫米,"天棘蔓青絲",真是一點也不誇張。另外,朱熹詩"高蘿引蔓長,插楥垂碧絲。西窗夜來雨,無人領幽姿",也是描寫這類蔓生的天門冬。

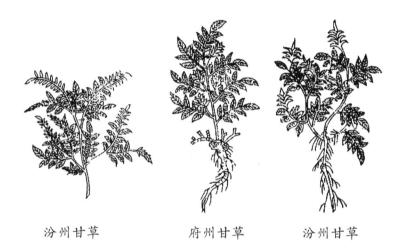

汾州甘草　　　　府州甘草　　　　汾州甘草

甘草國老。　味甘,平,無毒。主五藏六腑寒熱邪氣,堅筋骨,長肌肉,倍力,金瘡𪓐,時勇切。解毒,溫中下氣,煩滿短氣,傷藏欬嗽,止渴,通經脉,利血氣,解百藥毒。爲九土之精,安和七十二種石,一千二百種草。久服輕身延年。一名蜜甘,一名美草,一名蜜草,一名蕗草。生河西川谷積沙山及上郡。二月、八月除日採根,暴乾十日成。术、乾漆、苦參爲之使,惡遠志,反大戟、芫花、甘

573

遂、海藻四物。

　　<u>陶隱居</u>云：河西、上郡不復通市，今出蜀漢中，悉從汶山諸夷中來。赤皮斷理，看之堅實者，是枹罕草，最佳。枹罕，羌地名。亦有火炙乾者，理多虛疎。又有如鯉魚腸者，被刀破，不復好。青州間亦有，不如。又有紫甘草，細而實，乏時可用。此草最爲衆藥之主，經方少不用者，猶如香中有沈香也。國老，即帝師之稱，雖非君，爲君所宗，是以能安和草石而解諸毒也。<u>臣禹錫等謹按，爾雅</u>云：蘦，大苦。注：今甘草也。蔓延生，葉似荷，青黃，莖赤有節，節有枝相當。疏引《詩·唐風》云"采苓采苓，首陽之巔"是也。<u>藥性論</u>云：甘草，君，忌豬肉，諸藥衆中爲君。治七十二種乳石毒，解一千二百般草木毒，調和使諸藥有功，故號國老之名矣。主腹中冷痛，治驚癇，除腹脹滿，補益五藏，制諸藥毒，養腎氣內傷，令人陰痿。主婦人血瀝，腰痛，虛而多熱，加而用之。<u>日華子</u>云：安魂定魄，補五勞七傷，一切虛損，驚悸，煩悶，健忘，通九竅，利百脉，益精養氣，壯筋骨，解冷熱。入藥炙用。

　　<u>圖經曰</u>：甘草生河西川谷積沙山及上郡，今陝西河東州郡皆有之。春生青苗，高一二尺，葉如槐葉，七月開紫花似柰，冬結實作角子如畢豆。根長者三四尺，麁細不定，皮赤，上有橫梁，梁下皆細根也。二月、八月除日採根，暴乾十日成，去蘆頭及赤皮，今云陰乾用。今甘草有數種，以堅實斷理者爲佳，其輕虛縱理及細靭者不堪，惟貨湯家用之。謹按，《爾雅》云"蘦，大苦"，釋曰：蘦，一名大苦。郭璞云：甘草也，蔓延生，葉似荷，青黃，莖赤有節，節有枝相當。或云蘦似地黃，《詩·唐風》云"采苓采苓，首陽之巔"是也。蘦與苓通用。首陽之山，在河東蒲坂縣，乃今甘

證類本草箋釋

草所生處相近,而先儒所說苗葉與今全別,豈種類有不同者乎?張仲景《傷寒論》有一物甘草湯、甘草附子、甘草乾薑、甘草瀉心等湯,諸方用之最多,又能解百毒,爲眾藥之要。孫思邈論云:有人中烏頭、巴豆毒,甘草入腹即定。方稱大豆解百藥毒,嘗試之,不效,乃加甘草爲甘豆湯,其驗更速。又《備急方》云:席辯刺史嘗言嶺南俚人解毒藥,並是嘗用物,畏人得其法,乃言三百頭牛藥,或言三百兩銀藥。辯久住彼,與之親狎,乃得其實。凡欲食,先取甘草一寸炙熟,嚼咽汁,若中毒,隨即吐出。乃用都淋藤、黃藤二物,酒煎令溫,常服,毒隨大小溲出。都淋藤者出嶺南,高三尺餘,甚細長,所謂三百兩銀藥也。又常帶甘草十數寸,隨身以備緩急。若經含甘草而食物不吐者,非毒也。崔元亮《海上方》治發背秘法,李北海云此方神授,極奇秘。以甘草三大兩,生搗,別篩末,大麥麫九兩,於一大盤中相和,攪令勻,取上好酥少許,別捻入藥,令勻,百沸水溲如餅劑,方圓大於瘡一分,熱傅腫上,以油片及故紙隔,令通風,冷則換之。已成膿水自出,未成腫便內消。當患腫著藥時,常須喫黃耆粥,甚妙。又一法:甘草一大兩微炙,搗碎,水一大升浸之,器上橫一小刀子,置露中經宿,平明以物攪,令沫出,吹沫服之。但是瘡腫發背,皆可服,甚效。

【雷公云:凡使,須去頭尾尖處,其頭尾吐人。每斤皆長三寸①,剉劈破作六七片,使甆器中盛,用酒浸蒸,從巳至午,出,暴乾,細剉。使一斤,用酥七兩塗上,炙酥盡爲度。又,先炮令內外赤黃用,良。

---

① 每斤皆長三寸:此句不通,《本草綱目》引作"每用切長三寸"。

外臺秘要:《救急》瘦疾:甘草三兩炙,每旦以小便煮三四沸,頓服之,良。

百一方:小兒初生,未可與朱、蜜,取甘草一指節長炙碎,以水二合,煮取一合,以纏綿點兒口中,可得一蜆殼止,兒當快吐胸中惡汁,此後待兒飢渴,更與之。若兩服並不吐,盡一合止,得吐惡汁,兒智惠無病。 **又方**:中蠱者,煮甘草服之,當痰出。若平生預服防蠱者,宜熟炙甘草煮服之,凡中蠱毒即內消,不令吐痰,神驗。 **又方**:食牛、羊肉中毒者,煮甘草汁,服之一二升,當愈。

經驗方:崔宣州衍傳赤白痢方:甘草一尺,炙擘破,以淡漿水蘸三二度,又以慢火炙之,後用生薑去皮半兩,二味以漿水一升半,煎取八合,服之立効。

梅師方:治初得痢,冷熱赤白及霍亂:甘草一兩炙,豆蔻七箇剉,以水三升,煎取一升,分服。

孫真人食忌:主一切傷寒:甘草如中指長,炙,細剉,取童子小便一升,和煎取七合,空心服,日再服之。

廣利方:治肺痿久咳嗽,涕唾多,骨節煩悶,寒熱:甘草十二分炙,搗爲末,每日取小便三合,甘草末一錢匕,攪令散服。

御藥院:治二三日咽痛:可與甘草湯去滓,日三服。

古今①録驗:治陰下濕癢:甘草一尺並切,以水五升,煮取三升,漬洗之,日三五度,差。

金匱玉函:菜中有水莨菪,葉圓而光,有毒,誤食之令人狂

---

① 古今:底本作"今古",據本書"證類本草所出經史方書"改。

亂,狀若中風,或吐:甘草煮汁,服之即解。　又方:治誤飲饌中毒者,未審中何毒,卒急無藥可解:只煎甘草、薺苨湯服之,入口便活。　又方:治小兒撮口及發噤方:用生甘草一分細剉,以水一盞,煎至六分去滓,溫與兒服,令吐痰涎後,以乳汁點兒口中,差。　又方:治小兒中蠱欲死:甘草半兩剉,以水一盞,煎五分去滓,作二服,當吐蠱出。　又方:治小兒羸瘦惙惙方:甘草二兩,炙焦,杵爲末,蜜丸如菉豆大,每溫水下五丸,日二服。

傷寒類要:治傷寒三二日咽痛者:與甘草二兩炙,水三升,煮取一升半,服五合,日三。　又方:傷寒,脉結代者,心悸動方:甘草二兩,水三升,煮取一半,服七合,日二。

姚和衆:治小兒尿血:甘草五分,以水六合,煎取二合去滓,一歲兒一日服令盡。

淮南子:甘草主生肌肉。

衍義曰:甘草枝葉悉如槐,高五六尺,但葉端微尖而糙澀,似有白毛,實作角生,如相思①角,作一本生,子如小扁豆,齒嚙不破。今出河東西界,入藥須微炙,不爾,亦微涼。生則味不佳。

〔箋釋〕

甘草以滋味甘甜得名,《説文》云:"苷,甘草也。"《廣雅》云:"美丹,甘草也。"《名醫別録》又有蜜甘、美草、蜜草諸名。甘草不僅味甘,又善解毒,《名醫別録》稱"解百藥毒。爲九土之精,安和七十二種石,一千二百種草",又名

---

① 思:底本作"恩",據文意改。

"國老",陶弘景解釋説:"此草最爲衆藥之主,經方少不用者,猶如香中有沈香也。國老,即帝師之稱,雖非君,爲君所宗,是以能安和草石而解諸毒也。"現代研究證實,甘草甜素(glycyrrhizin)水解釋放葡萄糖醛酸,可與含羧基、羥基毒物結合,減少其吸收,其腎上腺皮質激素樣作用,也增加機體對毒物的耐受能力。因此,儘管早期文獻中甘草品種難於確定,但視爲豆科 Glycyrrhiza 屬中含甘草甜素的一類植物,應無問題。

需要説明的是,甘草一名美草,如段注《説文》云:"五味之可口皆曰甘。"故古代文獻中甘草有時只是美草的泛稱,未必都是 Glycyrrhiza 屬的植物,如《莊子·齊物論》"民食芻豢,麋鹿食薦",陸德明《莊子音義》集諸家注説:"薦,司馬云美草也,崔云甘草也。"又《韓詩外傳》卷五云:"西方有獸名曰蹷,前足鼠,後足兔,得甘草,必銜以遺蛩蛩距虚。"這些甘草未必皆是今之藥用甘草。尤其宜注意者,《爾雅》"蘦,大苦",孫炎、郭璞皆注云:"今甘草,蔓延生,葉似荷,青黃,莖赤有節,節有枝相當。或云蘦似地黃。"《嘉祐本草》將之引在甘草條下,《本草圖經》又引《詩經》"采苓采苓,首陽之顛",謂蘦與苓通用,蘇頌説:"首陽之山,在河東蒲坂縣,乃今甘草所生處相近,而先儒所説苗葉與今全别,豈種類有不同者乎?"蘇頌的懷疑確有道理。這種葉似荷,或似地黃的"甘草",沈括認爲是黃藥子,《夢溪筆談》卷二十七云:"其味極苦,謂之大苦,非甘草也。"其説或是。所謂"蘦,大苦"的甘草應該視爲與藥用甘草同名異物者,不必認爲當時存在品種混淆。

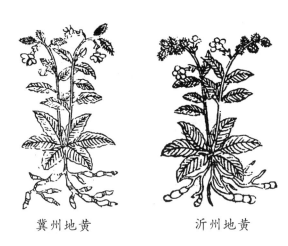

冀州地黃　　　　　　　沂州地黃

乾地黃　味甘、苦,寒,無毒。主折跌絶筋,傷中,逐血痹,填骨髓,長肌肉。作湯除寒熱,積聚,除痹。主男子五勞七傷,女子傷中,胞漏,下血,破惡血,溺血,利大小腸,去胃中宿食,飽力斷絶,補五藏内傷不足,通血脉,益氣力,利耳目。生者尤良。

○生地黃　大寒。主婦人崩中血不止及産後血上薄心悶絶,傷身胎動下血,胎不落,墮墜跳折,瘀血,留血,衂鼻,吐血,皆搗飲之。久服輕身不老。一名地髓,一名芐,一名芑。生咸陽川澤黃土地者佳。二月、八月採根,陰乾。得麥門冬、清酒良,惡貝母,畏蕪荑。

陶隱居云:咸陽,即長安也。生渭城者乃有子實,實如小麥,淮南七精散用之。中間以彭城乾地黃最好,次歷陽,今用江寧板橋者爲勝。作乾者有法，搗汁和蒸，殊用工意，而此直云陰乾，色味乃不相似，更恐以蒸作爲失乎？大貴時乃取牛膝、萎蕤作之，人不能別。仙經亦服食，要用其華。又善生根，亦主耳暴聾、重聽。乾者黏濕，作丸散用，須烈日暴之，既燥則斤兩大減，一斤纔得十兩散爾，用之宜加量也。今按，陳藏器本草云：乾地黃，本經不言生乾及蒸乾，方家所用二物別，蒸乾即溫補，生乾則平宣，當依此以用之。臣禹錫等謹按，爾雅云：芐，地黃。注云：一名地髓，江東呼芐。_{音怙。}藥性論云：乾地黃，君。能補虛損，溫中下氣，通血脈。久服變白延年。治產後腹痛，主吐血不止。又云：生地黃，忌三白，味甘，平，無毒。解諸熱，破血，通利月水閉絕，不利水道。搗薄心腹，能消瘀血。病人虛而多熱，加而用之。蕭炳云：乾、生二種，皆黑鬚髮良藥。日華子云：乾地黃，助心膽氣，安魂定魄，治驚悸勞劣，心肺損，吐血鼻衂，婦人崩中血運，助筋骨，長志。日乾者平，火乾者溫，功用同前。又云：生者水浸驗，浮者名天黃，半浮半沈者名人黃，沈者名地黃。沈者力佳，半沈者次，浮者劣。煎忌鐵器。

圖經曰：地黃生咸陽川澤黃土地者佳，今處處有之，以同州爲上。二月生葉，布地便出，似車前，葉上有皺文而不光。高者及尺餘，低者三四寸。其花似油麻花而紅紫色，亦有黃花者。其實作房如連翹，子甚細而沙褐色。根如人手指，通黃色，麄細長短不常。二月、八月採根，蒸三二日令爛，暴乾，謂之熟地黃。陰乾者是生地黃。種之甚易，根入土即生。一說，古稱種地黃宜黃土，今不然，大宜肥壤虛地，則根大而多汁。其法，以葦席圓編如車輪，徑丈餘，以壤土實葦席中爲壇。壇上又以葦席實土爲一級，比下壇徑減一尺，如此數級如浮屠也。乃以地黃根節多者寸斷之，蒔壇上，層層令滿，逐日以水灌之，令茂盛。至春秋分時，自上層取之，根皆長大而不斷折，不被剷傷故也。得根暴乾之。熟乾地黃最上出同州，光潤而甘美，南方不復識，但以生地黃草煙熏使乾黑，洗之煤盡仍白也。今乾之法，取肥地黃三二十斤凈洗，更以揀去細根及根節瘦短者，亦得二三十斤，搗絞取汁，投銀、銅器中，下肥地黃浸漉令浹，飯上蒸三四過，時時浸漉轉蒸訖，又暴使汁盡。其地黃當光黑如漆，味甘如飴糖，須甆器内收之，以其脂柔喜暴潤也。又醫家欲辨精粗，初採得，以水浸，有浮者名天黃，不堪用；半沈者名人黃，爲次；其沈者名地黃，最佳也。神仙方服食地黃，採取根凈洗，搗絞取汁，煎令小稠，内白蜜更煎，令可丸。晨朝酒送三十丸如梧子，日三。亦入青州棗肉同丸，又煎膏入乾根末丸服，又四月採其實，陰乾篩末，水服錢匕，其効皆等。其花名地髓花，延年方有單服二^①法。又治傷折金瘡，爲最要之藥。《肘後方》：療跛折，四肢骨破碎及筋傷蹉跌，爛搗生地黃，熬之，裹所傷處，以竹簡編夾之遍，急縛，勿令轉動，一日一夕可以十易，則差。崔元亮《海上方》：治一切心痛，無問新久，以生地黃一味，隨人所食多少，搗絞取汁，搜麵作餺飥，或冷淘食，良久當利，出蟲長一尺許，頭似壁宫，後不復患矣。昔有人患此病，三年不差，深以爲恨，臨終戒其家人：吾死後，當剖去病本。果得蟲，置於竹節中，每所食皆飼之，因食地黃餺飥，亦與之，隨即壞爛，由此得方。劉禹錫《傳信方》亦紀其事云：正元十年，通事舍人崔抗女患心痛垂氣絶，遂作地黃冷淘食之，便吐一物，可方一寸已來，如蝦蟇狀，無目、足等，微似有口，蓋爲此物所

---

① 二：底本如此，從文意推測，似當作“之”字。

食,自此遂愈。食冷淘不用著鹽。

【雷公云：採生地黃去白皮,甕鍋上柳木甑蒸之,攤令氣歇,拌酒再蒸,又出令乾。勿令犯銅鐵器,令人腎消并白髭髮,男損榮,女損衛也。

食療：地黃,微寒。以少蜜煎,或浸食之,或煎湯,或入酒飲,並妙。生則寒。主齒痛,唾血,折傷。葉可以羹。

外臺秘要：張文仲治骨蒸方：生地黃一升,搗取汁,三度搗絞汁盡,分再服。若利即減之,以身體涼爲度。

千金方：治牙齒根欲動脱：生地黃細剉,綿裹着齒上啞之,漬齒根,日三四,并嚥之,十日,大佳。

肘後方：治耳中常鳴：生地黃截塞耳,數易之,以差爲度。一云以紙裹微灰,火中煨之,用,良。

百一方：姙娠漏胎：生地黃汁一升,清酒四合,煮三五沸,服之,不止又服。　又方：治猘犬咬人：搗地黃汁飲之,并塗瘡口,百度止。

梅師方：治墮損筋骨,蹉跌骨碎破：搗生地黃熨熱,裹三日夜,數易。若血聚,以針決之。　又方：治吐血神効方：生地黃汁一升二合,白膠香二兩,以甕器盛入甑蒸,令膠消,服。　又方：治乳癰：搗生地黃汁傅之,熱即易之,無不見効也。

食醫心鏡：主勞瘦骨蒸,日晚寒熱,咳嗽唾血：生地黃汁二合煮白粥,臨熟入地黃汁,攪令勻,空心食之。

博濟方：治一切癰腫未破,疼痛,令內消：以生地黃杵如泥,隨腫大小,攤於布上,摻木香末於中,又再攤地黃一重,貼於腫上，不過三五度。

孫兆方：治鼻衄及膈上盛熱：乾地黄、龍腦、薄荷等分爲末，冷水調下。

子母秘録：小兒患蠱毒痢：生地黄汁一升二合，分三四服，立効。

産寶：姙娠下血如月信通，恐胎漏方：乾地黄、乾薑等分爲末，用酒調方寸匕。

抱朴子：楚文子服地黄八年，夜視有光，手上車弩。

淮南子云：地黄主屬骨。

衍義曰：地黄葉如甘露子，花如脂麻花，但有細班點，北人謂之牛妳子。花、莖有微細短白毛。經只言乾、生二種，不言熟者。如血虛勞熱，産後虛熱，老人中虛燥熱，須地黄者，生與生乾常慮太寒，如此之類，故後世改用熟者。蒸曝之法：以細碎者洗出，研取汁，將麤地黄蒸出曝乾，投汁中，浸三二時，又曝，再蒸，如此再過爲勝，亦不必多。此等與乾、生二種，功治殊別。陶但云擣汁和蒸，殊用工意，不顯其法，不注治療，故須悉言耳。

〔箋釋〕

　　栀子是古代最主要的植物源性黄色染料，除此而外，薑黄、黄檗、地黄等也是黄色素的來源之一，如《齊民要術》卷五種地黄法提到：“訖至八月盡九月初，根成，中染。”《爾雅》：“苄，地黄。”《說文》同。推測地黄或是因其提供黄色素的部位在地下(塊根)而得名。

　　按照古人的命名思路，有雄黄，即有雌黄，有天門冬，就應該有地門冬與之匹對。大約在五代,地黃居然也因其名稱中的"地"字,而枝蔓出天黃、人黃的概念。《日華子本草》云:"生者水浸驗,浮者名天黃,半浮半沈者名人黃,沈者名地黃。沈者力佳,半沈者次,浮者劣。"不僅蘇頌同意此說,蘇軾《小圃五詠·地黃》乃取以入詩:"沈水得稚根,重湯養陳薪。"趙次公即引《日華子本草》爲注,查慎行補注又引羅願《爾雅翼》云:"地黃以沉者爲良,宜其以地爲名。而芐字又從下,亦趨下之義也。"按,鮮地黃飽含汁液,無論大小,比重都在一以上,所謂浮和半浮半沉,完全是想當然的說法,揆其本意,不過是強調地黃以塊質堅重爲上品。

　　地黃不僅是醫家的良藥,也是神仙家的服食妙品。前引蘇詩開篇即說:"地黃飼老馬,可使光鑒人。"這句的典故見《太平御覽》卷八百九十七引《抱朴子》:"韓子治以地黃、甘草哺五十歲老馬,以生三駒,又百三十歲乃死。"《本草經集注》提到:"淮南七精散用之。"據《雲笈七籤》卷七十四有"《太上肘後玉經方》八篇",其中乾方(第一方)爲"天父地母七精散",但組成藥物中沒有地黃,故非是。復檢《普濟方》卷二百六十三別有引自《聖惠方》的七精散,據稱能"除百病,明耳目,延年卻老",其方用:茯苓(天之精),地黃花(土之精),桑寄生(木之精),菊花(月之精),竹實(日之精),地膚子(星之精),車前子(雷之精),凡七物,以應日月星辰。據地黃條陶注提到:"仙經亦服食,要用其華。"卷七地膚子條《圖經》云:"神仙七精散云:地膚子,星之精也。"皆與此"七精散"相合,應即"淮南七精散"。

　　王獻之尺牘有一件《新婦地黃湯帖》,曾刻入《淳化閣帖》卷十,唐摹本墨迹今存日本書道博物館,凡六行四十四字,云:"新婦服地黃湯來,似減。眠食尚未佳,憂懸不去心。君等前所論事,想必及。謝生未還,可爾。進退不可解,吾當書問也。"新婦即子婦,亦可指弟婦,前數句的意思是說,新婦服用地黃湯後,症狀減輕,但眠食尚未完全改善,還不能令人放心。地黃湯有多種,王獻之作爲非醫學人士,書札中的簡單描述,有效信息太少,只能略加推斷。

　　"眠食尚未佳",意即睡眠障礙、食慾降低等疾病症狀,在用藥後未獲明顯改善。因爲眠食對患者和患者家屬而言,是極容易把握的症狀,也是普通人討論健康狀態的常用指標,如王羲之《豹奴帖》云:"羲之頓首,昨得書問,所疾尚綴綴,既不能眠食,深憂慮懸。"此言用藥後眠食差的狀況未得改善,由此看前一句"似減",更像是對治療無效的委婉表達。

　　地黃湯有多種,如果以眠食失調爲主要症狀,張仲景治百合病的百合地黃湯最爲接近。所謂"百合病",《金匱要略·百合狐惑陰陽毒病脉證并治》云:"百合病者,百脉一宗,悉致其病也。意欲食,復不能食,常默然,欲臥不能臥,欲行不能行;飲食或有美時,或有不用聞食臭時;如寒無寒,如熱無熱;口苦,小便赤;諸藥不能治,得藥則劇吐利。如有神靈者,而身形如和,其脉微微。"按,百合病近於現代醫學之神經官能症的某些類型,此病女性罹患率明顯高於男性。《金匱要略》爲百合病提供的治療處方,其中一種即是百合地黃湯,原書説:"百合病,不經吐下、發汗,病形如初者,百合地黃湯主之。"疑此帖涉及的新婦,所患乃是百合病,即神經官能症一類,經用百合地黃湯治療,效果不明顯,故王獻之在與友人信札中表示擔心。

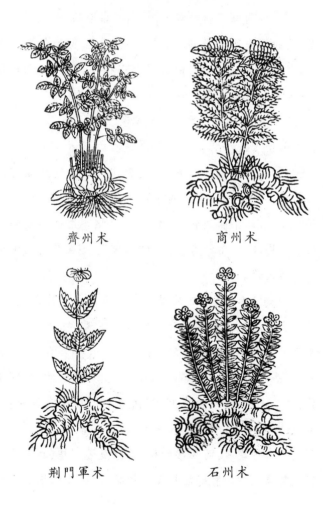

齊州术　　　　　商州术

荆門軍术　　　　石州术

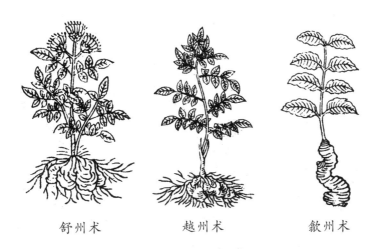

舒州术　　　　　越州术　　　　　歙州术

术　味苦、甘，温，無毒。主風寒濕痺，死肌痙巨井切。疸，止汗除熱，消食。主大風在身面，風眩頭痛，目淚出，消痰水，逐皮間風水結腫，除心下急滿及霍亂吐下不止，利腰臍間血，益津液，暖胃，消穀，嗜食。作煎餌，久服輕身延年不飢。一名山薊，一名山薑，一名山連。生鄭山山谷、漢中、南鄭。二月、三月、八月、九月採根，暴乾。防風、地榆爲之使。

陶隱居云：鄭山即南鄭也，今處處有，以蔣山、白山、茅山者爲勝。十一月、十二月、正月、二月採好，多脂膏而甘。仙經云：亦能除惡氣，弭災疹。丸散煎餌並有法。其苗又可作飲，甚香美，去水。术乃有兩種：白术，葉大有毛而作椏，根甜而少膏，可作丸散用；赤术，葉細無椏，根小苦而多膏，可作煎用。昔劉涓子接取其精而丸之，名守中金丸，可以長生。東境术大而無氣烈，不任用。今市人賣者，皆以米粉塗令白，非自然，用時宜刮去之。

587

臣禹錫等謹按，吳氏本草云：术，一名山芥，一名天蘇。爾雅云：术，山薊。注：今术似薊而生山中。疏云：生平地者即名薊，生山中者名术。抱朴子云：术，一名山精，故《神農藥經》曰：必欲長生，常服山精。藥性論云：白术，君，忌桃、李、雀肉、菘菜、青魚。味甘、辛，無毒。能主大風痛痹，多年氣痢，心腹脹痛，破消宿食，開胃，去痰涎，除寒熱，止下泄，主面光悦，駐顏去䵟，治水腫脹滿，止嘔逆，腹内冷痛，吐瀉不住及胃氣虚，冷痢。日華子云：术，治一切風疾，五勞七傷，冷氣腹脹，補腰膝，消痰，治水氣，利小便，止反胃嘔逆及筋骨弱軟，痃癖氣塊，婦人冷，癥瘕，温疾，山嵐瘴氣，除煩，長肌。用米泔浸一宿，入藥如常用。又名吃力伽。蒼者去皮。

圖經曰：术生鄭山山谷、漢中、南鄭，今處處有之，以嵩山、茅山者爲佳。春生苗，青色無椏。一名山薊，以其葉似薊也。莖作蒿幹狀，青赤色，長三二尺以來。夏開花，紫碧色，亦似刺薊花，或有黃白花者。入伏後結子，至秋而苗枯。根似薑而傍有細根，皮黑，心黃白色，中有膏液紫色。二月、三月、八月、九月採，暴乾。乾濕並通用，今八月採之。服食家多單餌之，或合白茯苓，或合石昌蒲，並擣末，旦日水調服，晚再進，久久彌佳。又嚲取生术，去土，水浸再三，煎如飴糖，酒調飲之更善。今茅山所製术煎，是此法也。陶隱居云“昔者劉涓子接取其精而丸之，名守中金丸”，今傳其法乃是膏煎，恐非真耳。謹按，术有二種，《爾雅》云“术，山薊”；“楊，枹音孚。薊”。釋曰：此辨薊生山中及平地者名也，生平地者名薊，生山中名术。陶注本草云“白术葉大而有毛，甜而少膏。赤术細苦而多膏”是也。其生平地而肥大於衆者，名楊枹薊，今呼之馬薊，然則楊枹即白术也。今白术生杭、越、舒、宣州高山崗上，葉葉相對，上有毛，方莖，莖端生花，淡紫碧紅數色，根作椏生。二月、三月、八月、九月採根，暴乾。以大塊紫花者爲勝，又名乞力伽。凡古方云术者，乃白术也，非謂今之术矣。

【唐本云：利小便，及用苦酒漬之，用拭面䵟䵭，極劲。

聖惠方：治雀目，不計時月：和蒼术二兩，搗羅爲散，每服一錢，不計時候。以好羊子肝一箇，用竹刀子批破，摻藥在内，麻繩纏定，以粟米泔一大盞，煮熟爲度。患人先熏眼藥，氣絕即喫之。《簡要濟衆》亦治小兒雀目。

外臺秘要：療忽頭眩暈，經久不差，四體漸羸，食無味，好食黃土：术三斤，麯三斤，搗篩，酒和，併丸如梧桐子大，曝乾。飲服二十丸，忌桃、李、雀、蛤，日三服。

千金方：治中風口噤不知人：术四兩，酒三升，煮取一升，頓服。　**又方**：療煩悶：白术末，水調服方寸匕。

經驗方：烏髭鬢，駐顏色，壯筋骨，明耳目，除風氣，潤肌膚，久服令人輕健：蒼术不計多少，用米泔水浸三兩日，逐日換水，候滿日取出，刮去黑皮，切作片子，暴乾，用慢火炒令黃色，細搗末。每一斤末，用蒸過茯苓半斤，煉蜜爲丸，如梧桐子大。空心卧時温熟水下十五丸。別用术末六兩，甘草末一兩，拌和匀，作湯點之，下术丸妙。忌桃、李、雀、蛤及三白。　**又方**：治内外障眼：蒼术四兩，米泔浸七日，逐日換水後，刮去黑皮細切，入青鹽一兩同炒，黃色爲度，去鹽不用。木賊二兩，以童子小便浸一宿，水淘焙乾，同搗爲末。每日不計時候，但飲食蔬菜内，調下一錢匕服,甚驗。

梅師方:治心下有水:白术三兩,澤瀉五兩剉,以水三升,煎取一升半分服。

集驗方:治毒氣攻疰,足脛久瘡不差:白术爲細末,鹽漿水洗瘡,乾貼,二日一換。可以負重涉嶮。凶年與老小休糧,人不能別之,謂之米脯①。

産寶:産後中風寒,遍身冷直,口噤不識人方:白术四兩,以酒三升,煎取一升頓服。

荀子注:《列仙傳》:劉涓子,齊人,隱於岩山,餌术,能致風雨。

抱朴子内篇曰:南陽文氏,值亂逃壺山中,飢困欲死,有一人教之食术,遂不飢,數十年乃還鄉里,顏色更少,氣力轉勝。故术一名山精。《神藥經》曰:必欲長生,當服山精。

異術:术草者,山之精也,結陰陽之精氣,服之令人長生,絕穀致神仙。

梁庾肩吾:《答陶隱居賫术啓》曰:味重金漿,芳踰玉液,足使坐致延生,伏深銘感。

衍義曰:蒼术其長如大小指,肥實,皮色褐,氣味辛烈,須米泔浸洗,再換泔,浸二日,去上麤皮。白术麤促,色微褐,氣味亦微辛、苦而不烈。古方及本經止言术,未見分其蒼、白二種也。只緣陶隱居言术有兩種,自此人多貴白者。今人但貴其難得,惟

590

---

① 可以負重涉嶮凶年與老小休糧人不能別之謂之米脯:按,本卷黃精條掌禹錫引《抱朴子》有云:"术餌令人肥健,可以負重涉險,但不及黃精甘美易食。凶年之時,可以與老小休糧,人食之,謂爲米脯也。"此數句疑唐慎微引書時錯簡在此。

用白者,往往將蒼术置而不用,如古方平胃散之類,蒼术爲最要藥,功尤速,殊不詳本草元無白术之名。近世多用,亦宜兩審。嵇康曰"聞道人遺言,餌术、黃精,令人久壽",亦無"白"字。

〔箋釋〕

道教服食植物甚多,术也是其中一種。菊科茅蒼术 *Atractylodes lancea* 是茅山特産,故東晉時發源於江蘇茅山的上清派,特別重視术的養生神仙作用。作爲上清派傳人,陶弘景在《本草經集注》中對术也有大段論述。

還在陶弘景之前,東晉道書《真誥》卷六有一篇紫微夫人《服术叙》,專門提到:"夫术氣則式遏鬼津,吐煙則鎮折邪節。强内攝魂,益血生腦,逐惡致真,守精衛命。湌其餌,則靈柔四敷,榮輸輕盈;服其丸散,則百病瘳除,五藏含液,所以長遠視久而更明也。"這正是陶弘景注引仙經云"亦能除惡氣,弭災疹"之張本。

陶注又説:"丸散煎餌並有法。"其法見《真誥》卷十:"成治术一斛,清水潔洗令盛。訖,乃細搗爲屑,以清水二斛合煮令爛。以絹囊盛,絞取汁,置銅器中,湯上蒸之。内白蜜一斗。大乾棗去核,熟細搗,令皮肉和會。取一斗,又内术蜜之中,絞令相得如舖狀。日食如彈丸三四枚,一時百病除,二時萬害不傷,三時面有光澤,四時耳目聰明。三年顏如女子,神仙不死。又法:成术一斛,水盛洗,洗乃乾,乾乃細搗爲屑。大棗四斗,去核乃搗令和合。清酒五斗,會於銅器中,煎攪使成餌狀。日服如李子三丸,百病不能傷,而面如童子,而耐寒凍。又法:术散五斤,茯苓煮三沸,搗取散五斤。右二物合和,更搗三千杵,盛以密器。旦服五合,百災百毒百疫不能犯,面童而壯健。久服,能飛越峰谷,耳聰目明矣。"陶弘景也製作這類术煎、术散等製劑,自己服用並贈送他人。如庾肩吾文集中有《答陶隱居賚术煎啓》和《答陶隱居賚术蒸啓》,即是收到陶弘景贈品後的答辭。

　　陶注又説:"昔劉涓子授取其精而丸之,名守中金丸,可以長生。"守中乃是辟穀之法,《抱朴子內篇·雜應》説:"煉松柏及术,亦可以守中。"《聖濟總録纂要》卷六守中丸有白术,但主治"風頭眩腦轉目系急,忽然倒僕",相差較遠。《和劑局方》卷三守中金丸用蒼术,"理中焦不和,脾胃積冷,心下虛痞,腹中疼痛"。據蕪荑條陶注:"仙經以合守中丸也。"由此知陶弘景所説的守中丸或守中金丸,其中除有术外,還有蕪荑,今存兩方皆非是。

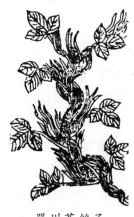

單州菟絲子

菟絲子　味辛、甘,平,無毒。主續絕傷,補不足,益氣力,肥健。汁去面皯,養肌,强陰,堅筋骨,主莖中寒,精自出,溺有餘瀝,口苦燥渴,寒血爲積。久服明目,輕身延年。一名菟蘆,一名菟縷,一名蓎蒙,一名玉女,一名赤網,一名菟纍。音羸。生朝鮮川澤田野,蔓延草木之上，色黃而細爲赤網，色淺而大爲菟纍。九月採實，暴乾。得酒良，署預、松脂爲之使，惡雚菌。

陶隱居云：宜丸不宜煮，田野墟落中甚多，皆浮生藍紵、麻蒿上。舊言下有茯苓，上生菟絲，今不必爾。其莖挼以浴小兒，療熱痱音沸。用。其實，先須酒漬之一宿，仙經、俗方並以爲補藥。臣禹錫等謹按，呂氏春秋云：或謂菟絲無根也，其根不屬地，茯苓是也。抱朴子云：菟絲之草，下有伏兔之根，無此兔，則絲不得生於上，然實不屬也。又《內篇》云：菟絲初生之根，其形似兔，掘取割其血以和丹，服之立變化。藥性論云：菟絲子，君。能治男子、女人虛冷，添精益髓，去腰疼膝冷。久服延年，駐悅顏色。又主消渴，熱中。日華子云：補五勞七傷，治鬼交泄精，尿血，潤心肺。苗莖似黃麻線無根，株多附田中草，被纏死，或生一叢如席闊。開花結子不分明，如碎黍米粒。八月、九月已前採。

圖經曰：菟絲子生朝鮮川澤田野，今近京亦有之，以冤句者爲勝。夏生苗，如絲綜蔓延草木之上。或云無根，假氣而生。六、七月結實，極細，如蠶子，土黃色。九月收採，暴乾。得酒良。其實有二種：色黃而細者名赤網，色淺而大者名菟纍。其功用並同。謹按，《爾雅》云："唐蒙，女蘿。女蘿，菟絲。"釋曰：唐也，蒙也，女蘿也，菟絲也，一物四名。而本經并以唐蒙爲一名。又《詩》云"蔦與女蘿"，《毛傳》云："女蘿，菟絲也。"陸機云"今合藥菟絲也"，而本經菟絲無女蘿之名。別有松蘿條，一名女蘿，自是木類寄生松上者，亦如菟絲寄生草上，豈二物同名，本經脫漏乎？又書傳多云菟絲無根，其根不屬地。今觀其苗，初生纔若絲，遍地不能自起，得他草梗，則纏繞隨而上生。其根漸絕於地而寄空中,信書傳之説不謬矣。然云"上有菟絲,下有茯苓,茯苓抽則菟絲死",又云"菟絲初生之根,其形似兔①,掘取剖其血,以和丹服之",今人未見其如此者,豈自一類乎？仙方多單服者,取實酒浸,暴乾再浸,又暴,令酒盡,篩末,酒服,久而彌佳,兼明目。其苗生研汁,塗面斑神效。

【雷公曰:勿用天碧草子,其樣真相似,只是天碧草子味酸澀并粘,不入藥用。其菟絲子稟中和凝正陽氣受結,偏補人衛氣,助人筋脉。一莖從樹感枝成,又從中春上陽結實,其氣大小受七鎰二兩。全採得,去麁薄殼了,用苦酒浸二日,漉出,用黃精自然汁浸一宿,至明,微用火煎至乾,入臼中,熱燒鐵杵,一去三千餘杵成粉。用苦酒并黃精自然汁,與菟絲子相對用之。

肘後方:治卒腫滿身面皆洪大:菟絲子一升,酒五升,漬二三宿,每服一升,日三服。 又方:治痔發,痛如蟲齧:菟絲子熬令黃黑,末,和雞子黃塗之,亦治穀道中赤痛。 又方:治面上粉刺:搗菟絲子,絞取汁,塗之,差。

經驗後方:治丈夫腰膝積冷痛,或頑麻無力:菟絲子洗秤一兩,牛膝一兩,同浸於銀器內,用酒過一寸,五日暴乾爲末,將元浸酒再入少醇酒,作糊,搜和丸如梧桐子大,空心酒下二十丸。

又方:固陽丹:菟絲子二兩,酒浸十日,水淘焙乾,爲末,更入杜仲一兩,蜜炙搗,用署預末酒煑爲糊,丸如梧桐子大,空心用酒下五十丸。

子母秘録:治小兒頭瘡及女人面瘡:菟絲湯洗。

---

① 兔:底本作"菟",據上下文改。

産書:治横生:菟絲子爲末,酒調下一錢匕,米飲調亦得。

修真方:神仙方:菟絲子一斗,酒一斗,浸良久,漉出暴乾,又浸,以酒盡爲度。每服二錢,温酒下,日二服,後喫三五匙水飯壓之。至三七日,加至三錢匕。服之令人光澤,三年老變爲少。此藥治腰膝去風,久服延年。

衍義曰:菟絲子附叢木中,即便蔓延。花實,無綠葉,此爲草中之異。其"上有菟絲,下有茯苓"之説未必耳。已於茯苓條中具言之。

〔箋釋〕

《爾雅》云:"唐,蒙,女蘿。女蘿,菟絲。"又:"蒙,玉女。"《楚辭·九歌》:"若有人兮山之阿,被薜荔兮帶女蘿。"《詩經》"蔦與女蘿,施於松上",又"爰采唐矣,沫之鄉矣"。由此引起注釋家對菟絲、女蘿聚訟。《本草經》有菟絲子,又有松蘿,對排解争論頗有幫助。

《本草經》菟絲子"一名菟蘆",《名醫別録》"一名菟縷,一名唐蒙,一名玉女,一名赤網,一名菟纍",又描述説:"蔓延草木之上,色黄而細爲赤網,色淺而大爲菟纍。九月採實,暴乾。"按,松蘿爲藻菌共生的地衣植物,没有子實可供採收,由此知菟絲子即是旋花科 *Cuscuta* 屬植物,完全没有問題。田野常見的是菟絲子 *Cuscuta chinensis*,色淺而大者或是日本菟絲子 *Cuscuta japonica*。《本草經》松蘿"一名女蘿",此即松蘿科植物 *Usnea diffracta* 之類。陶弘景解釋説:"東山甚多,生雜樹上,而以松上者爲真。《毛詩》云:蔦與女蘿,施於松上。蔦是寄生,以桑上者爲真,不用松上者,此互有同爾。"這一見解很有道理,松蘿附生於雲霧帶(fog belt)松柏類植物、闊葉樹或木質藤蔓植物之上,而並非僅寄生於松樹。至於《詩經》説"蔦與女蘿,施於松上",這個"蔦"是寄生科植物,桑寄生一類,松科植物非其宿主。説蔦(桑寄生)"施於松上",屬於詩人的比興,難於完全坐實者。同樣的情況亦見於《古詩十九首》中"與君爲新婚,菟絲附女蘿"兩句,此並不是言菟絲附生於女蘿,因爲這是不可能的事情,不妨理解爲妾身嫁與夫婿,從此便如菟絲、若女蘿,依附宿主不分離。後來李白的《古意》有句,"君爲女蘿草,妾作兔絲花",也是源於對"菟絲附女蘿"的誤解。因此陸璣《詩疏》説:"今菟絲蔓連草上生,黄赤如金,今合藥菟絲子是也,非松蘿。松蘿自蔓松上生,枝正青,與菟絲殊異事。"所見甚是。

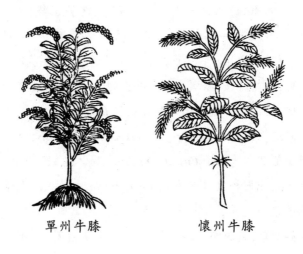

單州牛膝　　　　　懷州牛膝

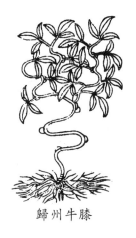
歸州牛膝

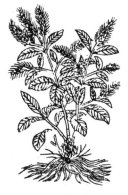
滁州牛膝

牛膝爲君。　　味苦、酸，平，無毒。主寒濕痿痺，四肢拘攣，膝痛不可屈伸，逐血氣，傷熱火爛，墮胎，療傷中少氣，男子陰消，老人失溺，補中續絕，填骨髓，除腦中痛及腰脊痛，婦人月水不通，血結，益精，利陰氣，止髮白。久服輕身耐老。一名百倍。生河內川谷及臨朐。二月、八月、十月採根，陰乾。惡螢火、陸英、龜甲，畏白前。

陶隱居云：今出近道蔡州者最良，大，柔潤，其莖有節，似牛膝，故以爲名也。乃云有雌雄，雄者莖紫色而節大爲勝爾。唐本注云：諸藥八月已前採者，皆日乾、火乾乃佳，不爾，餲①爛黑黯。其十月已後至正月，乃可陰乾。臣禹錫等謹按，藥性論云：牛膝，臣，忌牛肉。能治陰痿，補腎填精，逐惡血流結，助十二經脉。病人虛羸，加而用之。日華子云：牛膝，治腰膝軟怯冷弱，破癥結，排膿止痛，產後心腹痛并血運，落死胎，壯陽。懷州者長白，近道

597

---

① 餲：食物腐爛發臭。

蘇州者色紫。

圖經曰：牛膝生河內川谷及臨朐，今江、淮、閩、粵、關中亦有之，然不及懷州者爲真。春生苗，莖高二三尺，青紫色，有節如鶴膝，又如牛膝狀，以此名之。葉尖圓如匙，兩兩相對，於節上生花作穗，秋結實甚細。此有二種：莖紫節大者爲雄，青細者爲雌。二月、八月、十月採根，陰乾。根極長大而柔潤者佳。莖葉亦可單用。葛洪治老瘧久不斷者，取莖葉一把，切，以酒三升漬服，令微有酒氣，不即斷，更作，不過三劑止。唐崔元亮《海上方》治瘧，用水煮牛膝根，未發前服。今福州人單用土牛膝根，净洗，切，焙乾，擣，下篩，酒煎溫服，云治婦人血塊極效。

【雷公云：凡使，去頭并塵土了，用黃精自然汁浸一宿，漉出，細剉，焙乾用之。

聖惠方：治眼卒生珠管：牛膝并葉擣絞取汁，日三四度點之。　　**又方**：治氣濕痹腰膝痛：用牛膝葉一斤切，以米三合，於豉汁中相和，煑作粥，和鹽、醬，空腹食之。

外臺秘要：治勞瘧積久不斷者：長生牛膝一握，切，以水六升，煮取二升，分二服，未發前服，臨發又一服。

千金方：治婦人小户嫁痛①：牛膝五兩，酒三升，煮取一升半，去滓，分作三服。　　**又方**：治風瘙癮瘮：牛膝末酒服方寸匕，日三。并主骨疽癩病及瘑癧②。

肘後方：口中及舌上生瘡爛：取牛膝酒漬，含漸之，無酒

---

① 小户嫁痛：婦女陰户小，性交疼痛。
② 瘑癧：皮膚丘疹、蕁麻疹之類。

者,空含亦佳。　又方:治卒暴癥,腹中有如石刺,晝夜啼呼:牛膝二斤,以酒一斗漬,密封,熱灰火中温令味出。服五合至一升,量力服之。　又方:治齒痛:牛膝末着齒間含之。　又方:凡痢下應先白後赤,若先赤後白爲腸蠱:牛膝三兩擣碎,以酒一升漬,經一宿。每服飲一兩盃,日三服。　又方:治小便不利,莖中痛欲死,兼治婦人血結腹堅痛:牛膝一大把并葉,不以多少,酒煮飲之,立愈。

經驗後方:治消渴不止,下元虛損:牛膝五兩,細剉爲末,生地黃汁五升浸,晝暴夜浸,汁盡爲度,蜜丸梧桐子大,空心温酒下三十丸。久服壯筋骨,駐顏色,黑髮,津液自完。

梅師方:治竹木針在肉中不出:取生牛膝莖擣末,塗之即出。　**又方**:治胞衣不出:牛膝八兩,葵子一兩,以水九升,煎取三升,分三服。　**又方**:治金瘡:痛所生牛膝擣傅瘡上,立差。

孫真人食忌:治牙齒疼痛:燒牛膝根灰致牙齒間。　**又方**:治卒得惡瘡,人不識者:以牛膝根擣傅之。

衍義曰:牛膝,今西京作畦種,有長三尺者最佳。與蓯蓉酒浸服,益腎。竹木刺入肉,嚼爛罨之,即出。

〔箋釋〕

《廣雅》云:"牛莖,牛膝也。"此已暗示其得名的緣由,陶弘景解說甚詳:"其莖有節,似牛膝,故以爲名也。"《吳普本草》描述本品"葉如藍,莖本赤",文字雖然簡略,而特徵與今之牛膝並無矛盾,是否一定是此種,尚不能輕下定論。

《本草圖經》云:"春生苗,莖高二三尺,青紫色,有節如鶴膝，又如牛膝狀，以此名之。葉尖圓如匙，兩兩相對，於節上生花作穗，秋結實甚細。"這些描述基本與 *Achyranthes* 屬特徵吻合，參考《證類》懷州牛膝圖，與現今懷牛膝相同。儘管如此，也應看到《證類》除繪有懷州牛膝外，尚有單州、滁州、歸州牛膝圖，其中滁州牛膝尚接近 *Achyranthes* 屬外，歸州、單州牛膝既非 *Achyranthes* 屬，甚至也不是川牛膝所在的 *Cyathula* 屬，這能證明在蘇頌所處的時代（11 世紀），牛膝尚存在比較嚴重的品種混亂。但這種情況似乎在蘇以後不久就得到了糾正，原因看來與當時河南規模性的種植有關，寇宗奭在《本草衍義》中記載："今西京作畦種，有長三尺者最佳。"北宋的西京即今河南洛陽。從此以後，牛膝的種植漸多，品種基本保持不變，懷牛膝的地位也因此確立。

關於牛膝的雌雄，也是有意思的話題。陶弘景開始便提到牛膝有雌雄兩種，《集注》云："乃云有雌雄，雄者莖紫色而節大爲勝爾。"陶説亦見於《肘後方》卷七："雄牛膝，莖紫色者是也。"蘇頌亦附和説："此有二種：莖紫節大者爲雄，青細者爲雌。"類似的説法亦見於《日華子本草》："懷州者長白，近道蘇州者色紫。"《外臺秘要》卷四十張文仲療溪毒方亦用到"雄牛膝"。按，莧科植物中色素的變化較爲普遍，據謝宗萬先生研究，在四川有野生的牛膝，植株莖葉呈紅色，當地稱"紅牛膝"，但此植物實際上仍爲莧科牛膝 *Achyranthes bidentata*，而非別種，此或即陶弘景等所説的"雄牛膝"。

茺蔚子 味辛、甘，微温、微寒，無毒。主明目益精，除水氣，療血逆大熱，頭痛心煩。久服輕身。

莖 主癮𤺋上音癮，下音訴。癢，可作浴湯。一名益母，一名益明，一名大札，一名貞蔚。生海濱池澤。五月採。

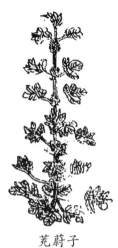

茺蔚子

陶隱居云：今處處有。葉如荏，方莖，子形細長、三稜。方用亦稀。唐本注云：擣茺蔚莖傅丁腫，服汁，使丁腫毒內消。又下子死腹中，主產後血脹悶，諸雜毒腫，丹油等腫。取汁如豆滴耳中，主聤耳。中虺蛇毒，傅之，良。今按，陳藏器本草云：此草田野間人呼爲臭草，本功外，苗、子入面藥，令人光澤。亦擣苗傅乳癰惡腫痛者。又擣苗絞汁服，主浮腫，下水，兼惡毒腫。又按，別本注云：其子狀如䕲蕒子而稍麄大，微有陳氣，作煎及擣絞取汁服之，下死胎也。臣禹錫等謹按，爾雅釋草注云：萑，蓷。今茺蔚也。葉似荏，方莖，白華，華生節間。又名益母。疏引劉歆曰：蓷①，臭穢。臭穢即茺蔚也。日華子云：治產後血脹，苗、葉同功。乃益母草子也。節節生花如雞冠，子黑色，九月採。

圖經曰：茺蔚子生海濱池澤，今處處有之。謹按，《毛詩》云"中谷有蓷"，他回切。《爾雅》云"萑，音隹。蓷"，郭璞云："今茺蔚也。葉似荏，方莖，白華，華生節間。"陸機云：《韓詩》及《三

卷第六 草部上品之上總八十七種

601

---

① 蓷：底本作"萑"，據《爾雅注疏·釋草》改。

蒼》皆云蓷，益母也，故曾子見之感恩。劉歆亦謂蓷，臭穢。臭穢即茺蔚也。今園圃及田野見者極多，形色皆如郭説，而苗葉上節節生花，實似雞冠子，黑色，莖作四方稜，五月採。又云九月採實，醫方中稀見用實者。唐天后鍊益母草澤面法：五月五日採根苗具者，勿令著土，暴乾搗羅，以水和之，令極熟，團之如雞子大，再暴，仍作一鑪，四傍開竅，上下置火，安藥中央，大火燒一炊久，即去大火，留小火養之，勿令絕。經一復時出之，甆器中研治篩，再研三日，收之，使如澡豆法。《廣濟方》：療小兒疳痢困垂死者，取益母草煮食之，取足，差止，甚佳。葦丹治女子因熱病胎死腹中，搗此草并苗令熟，以少許煖水和，絞取汁，頓服，良。又主難產，搗取汁七大合煎半，頓服，立下。無新者，以乾者一大握，水七合煎服。又名鬱臭草，又名苦低草。亦主馬嚙，細切此草，和醋炒，傅之，良。

【聖惠方：治婦人勒乳痛成癰：益母爲末，水調，塗乳上一宿，自差。生搗爛用之亦得。 又方：治産後血不下：益母搗絞汁，每服一小盞，入酒一合，溫攪勻服。

外臺秘要：治折傷內損有瘀血，每天陰則痛，兼治産婦諸疾神方：三月採益母草，一名負擔，一名夏枯草，洗擇令凈，於箔上攤暴令水乾別用，拔斷，可長五寸已來，勿用刀，即置鍋中，以水二碩以來，令草上水深二三寸，煎煮，候益母爛，水三分減二，漉出草，取五六斗汁，瀉入盆中，澄之半日已來，以綿濾取清汁，盆中滓澱盡棄之。其清汁於小釜中，慢火煎取一斗以來，如稀餳。每取梨許大，煖酒和服之，日再服。以和羹粥並可。如遠行，不能稀煎去，即更煉可丸得。每服之，七日內則疼痛漸瘳，七

證類本草筆釋

602

日平復。或有産婦惡露不盡及血暈，一二服差。其藥治風，益心力，無忌。

肘後方：治一切産後血病，并一切傷損：益母草不限多少，竹刀切，洗净，銀器内鍊成膏，甆器内封之，並以酒服，内損亦服。

孫真人：治馬咬方：益母草細切，和醋炒，封之。

食醫心鏡：治小兒疳痢，痔疾：以益母草葉煮粥食之，取汁飲之亦妙。

簡要濟衆：新生小兒浴法：益母草五兩剉，水一斗，煎十沸，温浴，而不生瘡疥。

斗門方：治癤子已破：用益母搗傅瘡，妙。

丹房鏡源：燒益母灰，用釅湯溲，燒之徧，治面上風刺，亦制硫黄。

集驗方：治婦人帶下赤白色：益母草花開時，採搗爲末。每服二錢，食前温湯調下。

子母秘録：治産後血暈，心氣絶：益母草研絞汁，服一盞，妙。　**又方**：治小兒疳：益母草絞汁，稍稍服。

衍義曰：茺蔚子，葉至初春，亦可煮作菜食，凌冬不凋悴。唐武后九燒此灰，入緊面藥。九燒之義，已具冬灰條下。

〔箋釋〕

　　《詩經》"中谷有蓷"，根據注釋家的意見，"蓷"是益母草，但這種"益母草"究竟是唇形科的 *Leonurus japonicus*（益母草），還是同科 *Lagopsis supina*（夏至草），甚或同科之 *Prunella vulgaris*（夏枯草），研究者有不同看法。

其實,漢代以後的古人已經弄不清"中谷有蓷"中的
"蓷"究竟是何物,資料繁多,不必逐一引録,郝懿行在《爾
雅義疏》"萑,蓷"條綜述説:"《説文》云:蓷,萑也。《詩·
中谷有蓷》傳作:蓷,鵻也。鵻與佳同。《詩》釋文引《韓
詩》云:蓷,茺蔚也。正義引陸璣疏云:舊説及魏博士濟陰
周元明皆云菴藺,是也。《韓詩》及《三蒼》説悉云益母。
故曾子見益母而感。引《本草》云:益母,茺蔚也,一名益
母。故劉歆曰:蓷,臭穢。臭穢即茺蔚也。又引李巡曰:臭
穢草也。是臭穢即茺蔚之轉聲,蓷又茺蔚之合聲也。"

似乎可以認爲,多數古代注家同意"蓷"爲一種唇形科
植物,但也有認爲是菴藺子或其他者。在音韻學上,"茺
蔚"急呼爲"蓷",據《本草經》,茺蔚子一名益母,前引各家
也注意這一別名,但没有深究得名的緣由。

益母草之得名"益母",當與其常用於産後諸疾有關。
《肘後方》用益母草"治一切産後血病,并一切傷損"。《新
修本草》也説:"下子死腹中,主産後血脹悶。"藥理研究證
實,*Leonurus* 屬植物含益母草碱(leonurine),對妊娠子宫和
産後子宫都有興奮作用,故可用於産後止血和子宫復舊。
此外,益母草碱被認爲具有間接雌激素樣作用,而具雌激
素作用的物質能够美容潤膚,這恰好與《本草圖經》記載
"唐天后鍊益母草澤面法"吻合。*Lagopsis* 屬、*Prunella* 屬
皆未見含有益母草碱的報告,因此從功效來看,這種一名
益母的茺蔚,只能是 *Leonurus* 屬植物,比如 *Leonurus japoni-
cus* 或 *Leonurus sibiricus* 之類。

證類本草箋釋

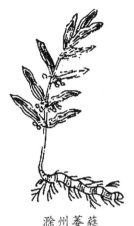

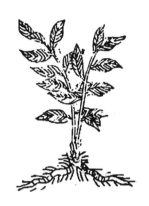

滁州萎蕤　　　　　　舒州萎蕤

女萎　萎蕤　味甘,平,無毒。主中風暴熱,不能動搖,跌筋結肉,諸不足,心腹結氣,虛熱濕毒,腰痛,莖中寒及目痛眥爛淚出。久服去面黑鼾,好顏色,潤澤,輕身不老。一名熒,一名地節,一名玉竹,一名馬薰。生太山山谷及丘陵。立春後採,陰乾。畏鹵鹹。

陶隱居云:按《本經》有女萎,無萎蕤,《別錄》無女萎,有萎蕤,而爲用正同,疑女萎即萎蕤也,惟名異爾。今處處有,其根似黃精而小異,服食家亦用之。今市人別用一種物,根形狀如續斷莖,味至苦,乃言是女青根,出荆州。今療下痢方多用女萎,而此都無止洩之說,疑必非也。萎蕤又主理諸石,人服石不調和者,煮汁飲之。唐本注云:女萎功用及苗蔓與萎蕤全別,列在中品。今本經朱書是女萎能効,墨字乃萎蕤之効。今以朱書爲白字①。

①　今以朱書爲白字:此句應該是宋代本草由抄寫改爲刊刻後所加的按語,竄入正文中。

臣禹錫等謹按,爾雅云:熒,委萎。釋曰:藥草也。一名熒,一名委萎。葉似竹,大者如箭竿,有節,葉狹長而表白裏青,根大如指,長一二尺,可啖。藥性論云:萎蕤,君。主時疾寒熱,内補不足,去虛勞客熱,頭痛不安,加而用之,良。陳藏器云:女委、萎蕤,二物同傳,陶云:"同是一物,但名異耳。下痢方多用女萎,而此都無止洩之説,疑必非也。"按女萎,蘇又於中品之中出之,云"主霍亂洩痢腸鳴",正與陶注上品女萎相會,如此即二萎功用同矣,更非二物,蘇乃剩出一條。蘇又云"女萎與萎蕤不同",其萎蕤一名玉竹,爲其似竹;一名地節,爲其有節。《魏志·樊阿傳》青黏一名黃芝,一名地節,此即萎蕤,極似偏精。本功外,主聰明,調血氣,令人强壯。和漆葉爲散,主五藏,益精,去三蟲,輕身不老,變白,潤肌膚,暖腰脚。惟有熱不可服。晉嵇紹有胸中寒疹,每酒後苦唾,服之得愈。草似竹,取根、花、葉陰乾。昔華佗入山,見仙人所服,以告樊阿,服之壽百歲也。蕭炳云:萎蕤,補中益氣,出均州。日華子云:除煩悶,止渴,潤心肺,補五勞七傷虛損,腰脚疼痛,天行熱狂,服食無忌。

圖經曰:萎蕤生泰山山谷丘陵,今滁州、舒州及漢中皆有之。葉狹而長,表白裏青,亦類黃精。莖幹强直,似竹箭幹有節。根黄多鬚,大如指,長一二尺,或云可啖。三月開青花,結圓實。立春後採根,陰乾用之。本經與女萎同條,云是一物二名,又云自是二物,苗蔓與功用全别。《爾雅》謂"熒,委萎",上於爲切,下人垂切。郭璞注云"藥草也",亦無女萎之别名,疑别是一物。且本經中品又别有女萎條,蘇恭云"即此女萎,今本經朱書是女萎能効,黑字是萎蕤之功",觀古方書所用,則似差

証類本草箋釋

606

别。胡洽治時氣洞下匶下有女萎丸,治傷寒冷下結腸丸中用女萎,治虚勞小黄耆酒云"下痢者加女萎"。詳此數方所用,乃似中品女萎,緣其性温,主霍亂洩痢故也。又主賊風,手足枯痺,四肢拘攣,茵芋酒中用女萎,及《古今録驗》治身體瘯瘍斑剥女萎膏,乃似朱字女萎,緣其主中風不能動摇及去皯好色故也。又治傷寒七八日不解續命鼈甲湯,治脚弱鼈甲湯,並用萎蕤;及延年方主風熱項急痛,四肢骨肉煩熱萎蕤飲;又主虚風熱,發即頭熱萎蕤丸。乃似此黑字女萎[1],緣其主虚熱濕毒,腰痛故也。三者主治既别,則非一物明矣。然陳藏器以爲更非二物,是不然矣。此女萎性平,味甘;中品女萎味辛,性温。性味既殊,安得爲一物?又云萎蕤一名地節,極似偏精,疑即青黏,華佗所服漆葉青黏散是此也。然世無復能辨者,非敢以爲信然耳。

【雷公云:凡使,勿用鈎吻并黄精,其二物相似。萎蕤只是不同,有誤疾人。萎蕤節上有毛,莖斑,葉尖處有小黄點。採得,先用竹刀刮上節皮了,洗净,却以蜜水浸一宿,蒸了,焙乾用。

外臺秘要:主發熱口乾,小便澁:萎蕤五兩,煮汁飲之。

楊氏産乳:療久痢脱肛不止:取女萎,切一升,燒薰之。

〔箋釋〕

萎蕤亦寫作葳蕤,在漢以來詩文中用之甚多,《玉臺新

① 黑字女萎:後文説"主虚熱濕毒,腰痛",乃是本條黑字"萎蕤"的功效,故此處"黑字女萎",其實是"黑字萎蕤"的意思。《本草圖經》將本條的黑字部分稱作"黑字女萎",乃是把"女萎"視爲條目正名的緣故,並没有特别之不妥。

詠》之《古詩爲焦仲卿妻所作》"妾有繡腰襦,葳蕤自生光"最是耳熟能詳者。《漢書・司馬相如傳》引《子虛賦》"下摩蘭蕙,上拂羽蓋,錯翡翠之葳蕤,繆繞玉綏",顏師古注:"葳蕤,羽飾貌。"《文選》左思《蜀都賦》"敷蕊葳蕤,落英飄颻",張銑注:"葳蕤,花鮮好貌。"《史記・司馬相如傳》引《封禪文》"紛綸葳蕤,堙滅而不稱者,不可勝數也",索隱引胡廣云:"葳蕤,委頓也。"又作"威蕤",《文選》陸機《文賦》"紛威蕤以駭遻,唯毫素之所擬",李善注:"威蕤,盛貌。"諸家解釋不盡相同。葳蕤是連綿詞,兩字皆從艸,頗疑是因爲植物葳蕤而引申得義者。

《爾雅》"熒,委萎",郭注:"藥草也。葉似竹,大者如箭,竿有節。葉狹而長,表白裏青,根大如指,長一二尺,可啖。"本條陶弘景注:"按《本經》有女萎,無萎蕤,《別録》無女萎,有萎蕤,而爲用正同,疑女萎即萎蕤也,惟名異爾。"《吳普本草》説:"葉青黃,相值如薑。"《雷公炮炙論》謂:"凡使,勿用鈎吻并黃精,其二物相似。萎蕤只是不同,有誤疾人。萎蕤節上有毛,莖斑,葉尖處有小黃點。"這種葳蕤爲百合科黃精屬植物,但與黃精 *Polygonatum sibiricum* 相比,葉互生,根狀莖較細,結節不明顯,根據《證類本草》所繪滁州葳蕤,大致可以認爲是玉竹 *Polygonatum odoratum* 或小玉竹 *Polygonatum humile*。玉竹花通常 1-3 朵簇生葉腋,花被筒狀,黃綠色至綠色,如瓔珞樣下垂,此或者就是葳蕤的詞源。李時珍在《本草綱目》萎蕤條釋名項也有類似的看法,他説:"按黃公紹《古今韻會》云:葳蕤,草

木葉垂之貌。此草根長多鬚,如冠纓下垂之緌而有威儀,
故以名之。凡羽蓋旌旗之纓緌,皆象葳蕤,是矣。"只是李
時珍將葳蕤理解爲玉竹"根長多鬚"的寫照,似不及花序搖
曳的樣子更加準確。

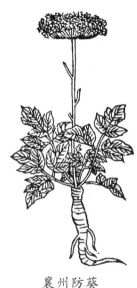

襄州防葵

防葵 味辛、甘、苦,寒,無
毒。主疝瘕,腸洩,膀胱熱結,溺
不下,欬逆,温瘧,癲癇,驚邪狂
走,療五藏虛氣,小腹支滿,臚脹,
口乾,除腎邪,強志。久服堅骨
髓,益氣輕身。中火者不可服,令
人恍惚見鬼。一名梨蓋,一名房
慈,一名爵離,一名農果,一名利
茹,一名方蓋。生臨淄川谷及嵩
高、太山、少室。三月三日採根,
暴乾。

陶隱居云:北信斷,今用建平間者。云本與狼毒同根,猶
如三建,今其形亦相似,但置水中不沉爾,而狼毒陳久亦不能
沉矣。唐本注云:此藥上品,無毒,久服主邪氣驚狂之患,其
根、葉似葵花子,根、香味似防風,故名防葵,採依時者,亦能沉
水,今乃用枯朽狼毒當之,極爲謬矣。此物亦稀有,襄陽望楚
山東及興州西方有之。其興州採得乃勝南者,爲鄰蜀土也。
臣禹錫等謹按,藥性論云:防葵,君,有小毒。能治疝氣,疝癖

氣塊，膀胱宿水，血氣，瘤大如椀，悉能消散。治鬼瘧，主百邪鬼魅精怪，通氣。

圖經曰：防葵生臨淄川谷及嵩高、少室、泰山，蘇恭云"襄陽望楚山東及興州西方有之。其興州採得乃勝南者，爲鄰蜀土也"，今惟出襄陽，諸郡不聞有之。其葉似葵，每莖三葉，一本十數莖，中發一幹，其端開花，如葱花、景天輩而色白。根似防風，香味亦如之，依時採者乃沉水。陶隱居云"與狼毒同根，但置水不沉耳"，今乃用枯朽狼毒當之，極爲謬矣①。三月三日採，六月開花即結實，採根爲藥。

【陳藏器云：按此二物。一是上品，而陶云"防葵與狼毒根同，但置水中不沉爾"，然此二物善惡不同，形質又別，陶既爲此説，後人因而用之，防葵將以破堅積爲下品之物，與狼毒同功，今古因循，遂無甄別，此殊誤也。

雷公云：凡使，勿誤用狼毒，緣真似防葵，而驗之有異，効又不同，切須審之，恐誤疾人。其防葵在蔡州沙土中生，採得二十日便蚛，用之，唯輕爲妙。欲使先須揀去蚛末後，用甘草湯浸一宿，漉出暴乾，用黄精自然汁一二升拌了，土器中炒，令黄精汁盡。

肘後方：治癩狂疾：防葵末，温酒服一刀圭，至二三服，身潤有小不仁爲候。

610

---

① 今乃用枯朽狼毒當之極爲謬矣：此句是《新修本草》蘇敬批評陶弘景的話，《本草圖經》引用未予注明。

〔箋釋〕

　　《本草經》中防葵屬於“久服堅骨髓,益氣輕身”的上品或中品藥,可據陶弘景説,防葵與狼毒同根而相似,但狼毒沉水,此則不沉,遂致後世異説紛紜,難於決斷。其實不僅陶弘景這樣説,此前的《博物志》説“房葵與狼毒相似”;此後的《雷公炮炙論》也説:“凡使,勿誤用狼毒,緣真似防葵,而驗之有異,効又不同,切須審之,恐誤疾人。”《新修本草》對此不以爲然,所以孔志約在序言中批評陶弘景《本草經集注》“防葵、狼毒妄曰同根”,即指此條。

　　防葵的植物形態,歷代記載分歧較大,但沒有一種接近於瑞香科或者大戟科植物。《吴普本草》説:“莖葉如葵,上黑黄。二月生根,根大如桔梗,中紅白。六月花白,七月、八月實白。”《新修本草》並叙述得名的緣由:“其根、葉似葵花子,根、香味似防風,故名防葵。”《本草圖經》云:“其葉似葵,每莖三葉,一本十數莖,中發一幹,其端開花,如葱花、景天輩而色白。根似防風,香味亦如之,依時採者乃沉水。”從《證類本草》所繪的“襄州防葵”藥圖看,似乎是一種傘形科植物。

　　防葵的名實不易確定,只能提出一些綫索。《名醫別錄》專門指出:“(防葵)中火者不可服,令人恍惚見鬼。”李時珍也很注意這句話,《本草綱目》還引陳延之《小品方》作爲參證:“防葵多服令人迷惑,恍惚如狂。”在莨菪條,李時珍又説:“莨菪、雲實、防葵、赤商陸,皆能令人狂惑見鬼者,昔人未有發其義者,蓋此類皆有毒,能使痰迷心竅,蔽其神明,以亂其視聽故耳。"方以智《物理小識》卷十二也説:"莨菪子、雲實、防葵、赤商陸、曼陀羅花,皆令人狂惑見鬼。"檢《千金要方》卷十四有治鬼魅之四物鳶頭散,用東海鳶頭(即由跋根)、黄牙石(一名金牙)、莨菪子、防葵四物,酒服方寸匕,專門説:"欲令病人見鬼,加防葵一分;欲令知鬼主者,復增一分,立有驗。"並補充説:"防葵、莨菪并令人迷惑恍惚如狂,不可多服。"

"令人恍惚見鬼",顯然是指藥物的致幻作用,應該沒有問題,但究竟是何種植物,仍需研究。《名醫別録》及《吴普本草》皆説防葵一名"利茹",其讀音與藺茹相近,如果這種防葵也是大戟科 *Euphorbia* 屬或瑞香科 *Stellera* 屬之某一植物,不排除其含有某種致幻成分。至於這種有致幻作用的"防葵"與《本草經》記載的防葵之間是何關係,尚不得而知。

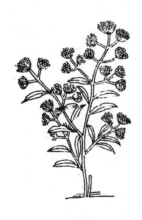

丹州柴胡

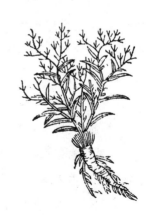

襄州柴胡

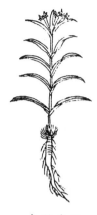
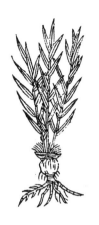
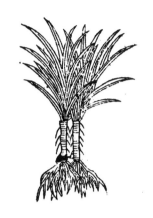

壽州柴胡　　　淄州柴胡　　　江寧府柴胡

茈柴字。胡爲君。 味苦,平、微寒,無毒。主心腹,去腸胃中結氣,飲食積聚,寒熱邪氣,推陳致新,除傷寒心下煩熱,諸痰熱結實,胸中邪逆,五藏間遊氣,大腸停積水脹及濕痺拘攣,亦可作浴湯。久服輕身,明目,益精。一名地薰,一名山菜,一名茹草。葉一名芸蒿,辛香可食。生洪農川谷及冤句。二月、八月採根,暴乾。得茯苓、桔梗、大黃、石膏、麻子人、甘草、桂,以水一斗,煑取四升,入消石三方寸匕,療傷寒,寒熱頭痛,心下煩滿。半夏爲之使,惡皂莢,畏女菀、藜蘆。

613

陶隱居云:今出近道,狀如前胡而强。《博物志》云:芸蒿,葉似邪蒿,春秋有白蒻,音弱。長四五寸,香美可食,長安及河内並有之。此茈胡療傷寒弟一用。唐本注云:茈是古柴字。《上林賦》云“茈薑”,及《爾雅》云“藐,音邈。茈草”,並作茈字。且此草根紫色,今太常用茈胡是也。又以木代系,相承呼爲茈胡。且檢諸本草，無名此者。傷寒大、小茈胡湯，最爲痰氣之要，若以芸蒿根爲之，更作茨音，大謬矣。**臣禹錫等謹按，藥性論**云：茈胡，能治熱勞，骨節煩疼，熱氣，肩背疼痛，宣暢血氣，勞乏羸瘦，主下氣消食，主時疾內外熱不解，單煮服良。**蕭炳**云：主痰滿，胸脅中痞。**日華子**云：味甘。補五勞七傷，除煩止驚，益氣力，消痰止嗽，潤心肺，添精補髓，天行温疾，熱狂乏絕，胸脅氣滿，健忘。

圖經曰：柴胡生洪農山谷及冤句，今關陝、江湖間近道皆有之，以銀州者爲勝。二月生苗，甚香。莖青紫，葉似竹葉，稍緊，亦有似斜蒿，亦有似麥門冬而短者。七月開黃花。生丹州，結青子，與他處者不類。根赤色，似前胡而强，蘆頭有赤毛如鼠尾，獨窠長者好。二月、八月採根，暴乾。張仲景治傷寒有大、小柴胡及柴胡加龍骨、柴胡加芒消等湯，故後人治寒熱，此爲最要之藥。

【陳藏器：陶云"芸蒿是茈胡，主傷寒"，蘇云"紫薑作紫，此草紫色"。《上林賦》云"茈薑"，今常用茈胡是也。

雷公曰：凡使，莖長軟，皮赤，黃髭鬚。出在平州平縣，即今銀州銀縣也，西畔①，生處多有白鶴、綠鶴於此翔處，是茈胡香直上雲間，若有過往聞者，皆氣爽。凡採得後去髭并頭，用銀刀削上赤薄皮少許，却以甘布拭了，細剉用之。勿令犯火，立便無効也。

孫尚藥：治黃疸：柴胡一兩去苗，甘草一分，右都細剉，作

---

① 西畔：疑此前尚有地名，如河流之類。

一劑,以水一椀,白茅根一握,同煎至七分,絞去滓,任意時時服,
一日盡。

別説云:謹按,柴胡,唯銀夏者最良,根如鼠尾,長一二尺,
香味甚佳。今雖不見於《圖經》,俗亦不識其真,故市人多以同、
華者代之,然亦勝於他處者,蓋銀夏地多沙,同、華亦沙苑所
出也。

衍義曰:茈胡,本經並無一字治勞,今人治勞方中鮮有不
用者。嗚呼,凡此誤世甚多,嘗原病勞,有一種真藏虛損,復受邪
熱,邪因虛而致勞,故曰"勞者,牢也",當須斟酌用之。如《經驗
方》中,治勞熱,青蒿煎丸,用茈胡正合宜耳,服之無不效。熱去
即須煎已,若或無熱,得此愈甚,雖至死,人亦不怨,目擊甚多。
日華子又謂"補五勞七傷",《藥性論》亦謂"治勞乏羸瘦",若此
等病,苟無實熱,醫者熱而用之,不死何待? 注釋本草,一字亦不
可忽,蓋萬世之後,所誤無窮耳。苟有明哲之士,自何①處治;中
下之學,不肯考究,枉致淪没。可不謹哉,可不戒哉! 如張仲景
治寒熱往來如瘧狀,用柴胡湯,正合其宜。

〔箋釋〕

"茈胡",今通寫作"柴胡"。西漢《急就篇》第二十三
云:"灸刺和藥逐去邪,黄芩伏苓礜茈胡。"武威醫簡中也寫
作"茈胡"。

此藥得名的緣由不詳,《新修本草》的注釋則非常費
解,李時珍也覺得"蘇恭之説殊欠明",於是在《本草綱目》

---

① 何:底本如此,《本草衍義》單行本作"可",於義爲長。

釋名項另外提出一種解釋:"茈字有柴、紫二音。茈薑、茈草之茈皆音紫,茈胡之茈音柴。茈胡生山中,嫩則可茹,老則採而爲柴,故苗有芸蒿、山菜、茹草之名,而根名柴胡也。"李的意見也没有確切證據,聊備一説。

仔細推敲《新修本草》的内容,或許傳抄錯謬,使得意思含混。其第一句説"茈是古柴字",舉《上林賦》茈薑、《爾雅》茈草爲證。考《上林賦》"茈薑蘘荷"句張揖注:"茈薑,子薑也。茈,音紫。"《爾雅》"藐,茈草"郭璞注:"可以染紫,一名茈蒬。"以上兩例僅能説明"茈"與"紫"有關,而無法將"茈"與"柴"聯繫在一起。如果將"柴"改爲"紫",整句話意思完整:"茈"是古"紫"字。《上林賦》云茈薑,及《爾雅》云"藐,茈草",並作"茈"字。且此草根紫色,今太常用茈胡是也。

《新修》第二句説"又以木代系,相承呼爲茈胡",所謂"以木代系",指的是改"紫"爲"柴"。所以這句話應該是:"又以木代系,相承呼爲柴胡。且檢諸本草,無名此者。"即唐代開始已將此藥寫成"柴胡",蘇敬表示反對。

《證類本草》茈胡條另一個細節值得注意。本條屬於《嘉祐本草》的部分,以及唐慎微墨蓋子下的文字,皆使用"茈胡",而屬於《本草圖經》的部分,包括"圖經曰"和五幅圖例,都使用"柴胡",由此推測唐慎微編寫本書,或許是直接將《嘉祐本草》與《本草圖經》的書頁剪貼在一起,故在無意之間保存了兩書各自的書寫特點。

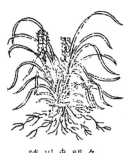
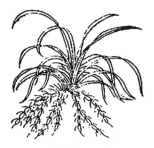

隨州麥門冬　　　　　睦州麥門冬

麥門冬爲君。味甘,平、微寒,無毒。主心腹結氣,腸中傷飽,胃絡脉絶,羸瘦短氣,身重目黃,心下支滿,虛勞客熱,口乾燥渴,止嘔吐,愈痿蹷,强陰益精,消穀調中,保神,定肺氣,安五藏,令人肥健,美顏色,有子。久服輕身,不老不飢。秦名羊韭,齊名愛韭,楚名馬韭,越名羊蓍,一名禹葭,一名禹餘糧。葉如韭,冬夏長生。生函谷川谷及堤坂肥土石間久廢處。二月、三月、八月、十月採,陰乾。地黃、車前爲之使,惡款冬、苦瓠,畏苦參、青蘘。

陶隱居云:函谷即秦關,而麥門冬異於羊韭之名矣。處處有,以四月採,冬月作實如青珠,根似穬麥,故謂麥門冬,以肥大者爲好。用之湯澤抽去心,不爾令人煩。斷穀家爲要。二門冬潤時並重,既燥即輕,一斤減四五兩爾。今按,陳藏器本草云:麥門冬,本經不言生者。按生者,本功外,去心煮飲,止煩熱消渴,身重目黃,寒熱體勞,止嘔開胃,下痰飲。乾者入丸散及湯用之,功如本經。方家自有分別。出江寧小潤,出新安大白。其大者苗如鹿葱,小者如韭葉,大小有三四種,功用相似。其子圓碧。

久服輕身明目。和車前子、乾地黃爲丸，食後服之，去溫瘴，變白，明目，夜中見光。臣禹錫等謹按，吳氏云：一名馬韭，一名釁音門。火冬，一名忍冬，一名忍陵，一名不死藥，一名僕壘，一名隨脂。神農、岐伯：甘，平；黃帝、桐君、雷公：甘，無毒；季氏：甘，小溫；扁鵲：無毒。生山谷肥地，葉如韭，肥澤，叢生，採無時，實青黃。藥性論云：麥門冬，使，惡苦芙，畏木耳。能治熱毒，止煩渴，主大水，面目肢節浮腫，下水，治肺痿吐膿，主泄精，療心腹結氣，身黑目黃，心下苦，支滿，虛勞客熱。日華子云：治五勞七傷，安魂定魄，止渴，肥人，時疾熱狂，頭痛，止嗽。

　　圖經曰：麥門冬生函谷川谷及堤坂肥土石間久廢處，今所在有之。葉青似莎草，長及尺餘，四季不凋。根黃白色，有鬚根作連珠，形似礦麥顆，故名麥門冬。四月開淡紅花，如紅蓼花，實碧而圓如珠。江南出者，葉大者苗如麁葱，小者如韭，大小有三四種，功用相似，或云吳地者尤勝。二月、三月、八月、十月採，陰乾。亦堪單作煎餌之。取新根去心，擣熟，絞取汁，和白蜜，銀器中重湯煮，攪不停手，候如飴乃成。酒化溫服之，治中益心，悅顏色，安神，益氣，令人肥健，其力甚駃。又主金石藥發，麥門冬去心六兩，人參四兩，甘草二兩炙，三物下篩，蜜丸如梧子，日再飲下。又崔元亮《海上方》治消渴丸云：偶於野人處得，神驗不可言。用上元板橋麥門冬鮮肥者二大兩，宣州黃連九節者二大兩，去兩頭尖三五節，小刀子條理去皮毛了，净吹去塵，更以生布摩拭，秤之，擣末，以肥大苦瓠汁浸麥門冬經宿，然後去心，即於臼中擣爛，即内黃連末臼中和擣，候丸得，即併手丸大如梧子，食後飲下五十丸，日再，但服兩日，其渴必定。若重者，即初服藥，每一服一百五十丸,第二日服一百二十丸,第三日一百丸,第四日八十丸,第五日依本服丸。若欲合藥,先看天氣晴明,其夜方浸藥,切須净處,禁婦人、雞、犬見知。如似可,每日只服二十五丸,服訖覺虛,即取白羊頭一枚,净去毛洗了,以水三大斗,煮令爛,去頭,取汁可一斗已來,細細服之,亦不著鹽,不過三劑平復。

衍義曰:麥門冬,根上子也。治心肺虛熱,并虛勞客熱,亦可取苗作熟水飲。

〔箋釋〕

謝靈運《山居賦》云:"二冬並稱而殊性,三建異形而同出。"所謂"二冬",即謂天門冬、麥門冬。按照古人的命名習慣,有天門冬,則可以有地門冬與之對應,但據《抱朴子內篇·仙藥》,地門冬仍是天門冬的別名,堪與天門冬並稱的,卻是麥門冬。

因麥門冬別名甚多,故古人注釋偶有誤說者,茲加辨正。(1)《爾雅》"蘠蘼,虋冬",郭璞注:"《本草經》曰,虋冬一名滿冬,今作門,俗作耳。"因《爾雅》天門冬別有專名"顛蕀",而麥門冬則無,故陸德明《經典釋文·爾雅音義》、羅願《爾雅翼》等皆在"虋冬"條下談麥門冬,暗示虋冬即是麥門冬。據郝懿行《爾雅義疏》,此"虋冬"實指薔薇,與天門冬、麥門冬無關,其說甚是。(2)《本草綱目》麥門冬條釋名云:"麥鬚曰虋,此草根似麥而有鬚,其葉如韭,凌冬不凋,故謂之麥虋冬。"而同書天門冬條李時珍卻說:"草之茂者爲虋,俗作門,此草蔓茂而功同麥門冬,故曰天門冬。"兩條皆釋"虋"字,居然前後矛盾如此,而事實上,李時珍兩説皆誤,《爾雅》"虋,赤苗也;芑,白苗也",郭注:"虋,今之赤粱粟。芑,今之白粱粟。皆好穀也。"《説文》略同,可見"虋"字本義,既無關於麥鬚,亦無關於茂盛。(3)孫星衍輯《本草經》麥門冬條據《吳普本草》有忍冬、忍陵、僕壘諸別名,遂謂《説文》"荵,荵冬草",《山海經·中山經》"青要之山……是多僕纍",皆是麥門冬。按,《山海經》之"僕纍"尚待考證,而《説文》之"荵冬草"則爲忍冬,今呼金銀花者,絶非麥門冬。

　　麥門冬乃是因塊根似麥而得名,漢王符《潛夫論·思賢》云:"(治疾)當得麥門冬,反得烝穬麥。"穬麥見《別錄》,據《齊民要術》説即大麥一類,今人以裸麥 *Hordeum disitichon* var. *nudum* 當之。王符的意思是説,以蒸熟的穬麥粒冒充麥門冬的塊根,言其相似也。故陶弘景云:"冬月作實如青珠,根似穬麥,故謂麥門冬,以肥大者爲好。"麥門冬葉與韭相似,故別名多從韭來。《別錄》云:"葉如韭,冬夏長生。"《吳普》亦云:"生山谷肥地,葉如韭,肥澤,叢生,採無時,實青黄。"綜上記載,古代麥門冬應該是百合科沿階草屬(*Ophiopogon*)或山麥冬屬(*Liriope*)植物,若一定要將之確定爲 *Ophiopogon* 屬,證據尚不够充分。

　　天門冬與麥門冬在植物形態上的唯一相似,便是二者的根都膨大呈紡錘狀,只是前者大如手指,後者細如穬麥而已。麥門冬是因爲塊根大小形狀似穬麥而得名,那天門冬會不會因爲塊根較大而被喚作"天"門冬呢?

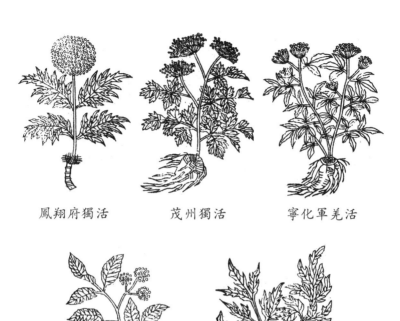

鳳翔府獨活　　　茂州獨活　　　寧化軍羌活

文州獨活　　　　文州羌活

獨活　味苦、甘、平、微溫，無毒。主風寒所擊，金瘡止痛，賁豚，癇痓，音熾。女子疝瘕。療諸賊風，百節痛風無久新者。久服輕身耐老。一名羌活，一名羌青，一名護羌使者，一名胡王使者，一名獨搖草。此草得風不搖，無風自動。生雍州川谷或隴西南安。二月、八月採根，暴乾。豚實爲之使。

陶隱居云：藥名無豚實，恐是蠡實。此州郡縣並是羌活，羌活形細而多節軟潤，氣息極猛烈。出益州北部西川爲獨活，色微白，形虛大，爲用亦相似而小不如。其一莖直上，不爲風搖，故名獨活。至易蛀，宜密器藏之。**唐本注**云：療風宜用獨活，兼水宜用羌活。**臣禹錫等謹按，藥性論**云：獨活，君，味苦、辛。能治中諸風濕冷，奔喘逆氣，皮肌苦癢，手足攣痛，勞損，主風毒齒痛。**又云**：羌活，君，味苦、辛，無毒。能治賊風，失音不語，多癢，血癩，手足不遂，口面喎邪，遍身瘴痺。**日華子**云：羌活，治一切風并氣，筋骨拳攣，四肢羸劣，頭旋，明目，赤疼及伏梁水氣，五勞七傷，虛損冷氣，骨節痠疼，通利五藏。獨活即是羌活母類也。

　　圖經曰：獨活、羌活出雍州川谷或隴西南安，今蜀漢出者佳。春生苗，葉如青麻。六月開花作叢，或黃或紫。結實時葉黃者是夾石上生，葉青者是土脉中生。此草得風不搖，無風自動，故一名獨搖草。二月、八月採根，暴乾用。本經云二物同一類，今人以紫色而節密者爲羌活，黃色而作塊者爲獨活。一説按陶隱居云"獨活生西川益州北部，色微白，形虛大，用與羌活相似"，今蜀中乃有大獨活，類桔梗而大，氣味了不與羌活相類，用之微寒而少效。今又有獨活亦自蜀中來，形類羌活，微黃而極大，收時寸解乾之，氣味亦芳烈，小類羌活；又有槐葉氣者，今京下多用之，極效驗，意此爲真者；而市人或擇羌活之大者爲獨活，殊未爲當。大抵此物有兩種：西川者黃色，香如蜜；隴西者紫色，秦隴人呼爲山前獨活。古方但用獨活，今方既用獨活而又用羌活，兹爲謬矣。《篋中方》：療中風纏覺，不問輕重，便須吐涎，然後次第治之。吐法，用羌活五大兩，以水一大斗，煎取五升，去滓，更入好酒半升和之，以牛蒡子半升炒，下篩，令極細，以前湯酒斟酌調服取吐。如已昏眩,即灌之。更不可用下藥及繆針灸,但用補治湯餌,自差。

【雷公云:採得後細剉,拌淫羊藿,裛①二日後暴乾,去淫羊藿用,免煩人心。

千金方:治中風通身冷,口噤不知人:獨活四兩,好酒一升,煎取半升,分溫再服。

肘後方:治風齒疼,頰腫:獨活,酒煮,熱含之。

經驗後方:治中風不語:獨活一兩剉,酒二升,煎一升,大豆五合炒有聲,將藥酒熱投,蓋良久,溫服三合,未差再服。

必効方:治產後腹中絞刺疼痛:羌活二兩,酒二升,煎取一升,去滓,爲二服。

子母秘録:治中風腹痛,或子腸脱出:酒煎羌活,取汁服。

小品方:治產後風虛,獨活湯主之,又白鮮皮湯主之。亦可與獨活合白鮮皮各三兩,水三升,煮取一升半,分三服。耐酒者,可以酒水中煮之佳。用白鮮亦同法。　又方:治產後中風語澀,四肢拘急:羌活三兩,爲末,每服五錢,水、酒各半盞煎,去滓,溫服。《經驗方》同。

文潞公:治牙齒,風上攻腫痛:獨活、地黄各三兩,末。每服三錢,水一盞煎,和滓溫服。卧時再用。

〔箋釋〕

　　在《本草經》中,羌活是獨活的别名。所謂"羌活",揆

————————

①　裛:同"浥",浸濕。

其本義,當是羌地出産的獨活。此物《本草經》還有別名叫
"護羌使者",這應該是指漢王朝設置的護羌校尉的使者;
而《名醫別録》别名"胡王使者",這又似乎是站在羌地少
數民族的立場了。"護羌使者"與"胡王使者"兩個名稱針
鋒相對,十分有趣。

其實陶弘景已經注意到獨活與羌活的不同,《本草經
集注》説:"此州郡縣並是羌活,羌活形細而多節軟潤,氣息
極猛烈。出益州北部西川爲獨活,色微白,形虛大,爲用亦
相似而小不如。其一莖獨上,不爲風摇,故名獨活。"陶氏
所描述的羌活,與今羌活商品藥材"蠶羌"的特徵非常接
近,蠶羌的原植物主要爲羌活 *Notopterygium incisum*,揮發
油含量較高,與《集注》所説"氣息極猛烈"相符。至於陶
氏所稱的獨活,從藥材性狀和植物特徵分析,可能是傘形
科 *Heracleum* 屬植物,或即後世所稱的牛尾獨活一類。

陶弘景從藥材性狀上區分了羌活與獨活,但他並不認
爲二者在臨床功效上有多大的差别,《本草經集注》"諸病
通用藥"療風通用及治齒病藥項下,均只列獨活,而無羌活
之名。按,陶氏的意見可能也只是一家之言,《列仙傳》卷
下云:"山圖者,隴西人也,少好乘馬,馬蹢之,折脚。山中
道人教令服地黄當歸羌活獨活苦參散,服之一歲,而不嗜
食,病癒身輕。"仍然將羌活與獨活視爲兩種藥物,與陶弘
景羌活、獨活不分不同。在唐代醫方中,不僅羌活、獨活的
運用有區别,如《千金要方》中既有以獨活爲主藥的獨活
湯、獨活酒、獨活寄生湯,也有以羌活爲主藥的羌活湯、羌

活補髓湯等,同時還出現了一些羌活、獨活同用的處方。
年代稍晚的《藥性論》中更分別論述了羌活、獨活的性味功
效。顯然,自唐代開始,羌活、獨活始正式分化爲兩種
藥物。

　　令人遺憾的是,儘管《新修本草》已經指出"療風宜用
獨活,兼水宜用羌活",可是宋代的本草,乃至明代《本草綱
目》,都一味崇古,不能實事求是,依然將羌活附録在獨活
條。稍有例外的是《本草品彙精要》,把羌活獨立出來,而
遺憾的是,此書當時未能刊印,故影響不大。這種尊經守
舊的思想,應該是制約醫學發展的原因之一。

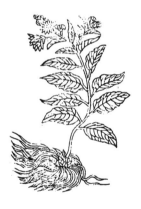
滁州升麻

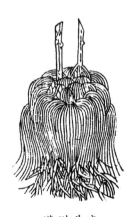
漢州升麻

升麻　味甘、苦,平、微寒,無毒。主解百毒,殺百精
老物殃鬼,辟温疫,瘴氣,邪氣,蠱毒,入口皆吐出。中惡
腹痛,時氣毒癘,頭痛寒熱,風腫諸毒,喉痛口瘡。久服

不夭,輕身長年。一名周麻。生益州山谷。二月、八月採根,日乾。

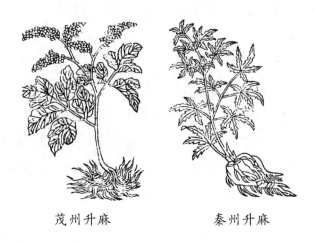

茂州升麻　　　　　秦州升麻

陶隱居云:舊出寧州者第一,形細而黑,極堅實,頃無復有。今惟出益州,好者細削,皮青綠色,謂之雞骨升麻;北部間亦有,形又虛大,黃色;建平間亦有,形大味薄,不堪用。人言是落新婦根,不必爾。其形自相似,氣色非也。落新婦亦解毒,取葉挼作小兒浴湯,主驚忤。今按,別本注云:今嵩高出者色青,功用不如蜀者。臣禹錫等謹按,藥性論云:蜀升麻,主治小兒風,驚癇,時氣熱疾,能治口齒,風蟹腫疼,牙根浮爛惡臭,熱毒膿血,除心肺風毒熱,壅閉不通,口瘡,煩悶。療癰腫,豌豆瘡,水煎綿沾拭瘡上。主百邪鬼魅。陳藏器云:陶云"人言升麻是落新婦根,非也,相似耳。解毒取葉作小兒浴湯,主驚"。按,今人多呼小升麻爲落新婦,功用同於升麻,亦大小有殊。日華子云:安魂定魄并鬼附啼泣,遊風腫毒,口氣疳蟹。又名落新婦。

626

圖經曰：升麻生益州川谷，今蜀漢、陝西、淮南州郡皆有之，以蜀川者爲勝。春生苗，高三尺以來，葉似麻葉，並青色。四月、五月著花似粟穗，白色。六月以後結實，黑色。根紫如蒿根，多鬚。二月、八月採，日暴乾。今醫家以治咽喉腫痛，口舌生瘡，解傷寒頭痛，凡腫毒之屬殊効。細剉一兩，水一升，煎鍊取濃汁服之，入口即吐出毒氣，蜀人多用之。楊炎《南行方》療㗂疸湯用升麻，又有升麻膏、升麻揸湯，并療諸丹毒等。石泉公王方慶《嶺南方》服乳石補雍法云：南方養生治病，無過丹砂，其方用升麻末三兩，研鍊了，光明砂一兩，二物相合，蜜丸如梧子，每日食後服三丸。又有七物升麻丸：升麻、犀角、黃芩、朴消、梔子、大黃各二兩，豉二升，微熬，同搗散，蜜丸。覺四肢大熱，大便難，即服三十丸，取微利爲知。若四肢小熱，於食上服二十丸，非但辟瘴，兼甚明目。

【雷公曰：採得了，刀刮上麄皮一重了，用黃精自然汁浸一宿，出，暴乾，細剉，蒸了，暴乾用之。

聖惠方：治小兒斑瘡及豆瘡，心躁眠臥不安：用川升麻一味，不計多少，細剉，水一盞煎，去滓取汁，以綿霑汁洗拭瘡盤上。

外臺秘要：比歲有病天行發斑瘡，頭面及身，須臾周匝，狀如火燒瘡，皆戴白漿，隨決隨生，不治，數日必死；治差後，盤黯，彌歲方滅，此惡毒之氣所爲。以水煮升麻，綿霑洗之，苦酒煮彌佳，但躁痛難忍也。

千金翼：治產後惡血不盡或經月半歲：升麻三兩，清酒五升，煮取二升半，分溫再服，當吐下惡物，極良。

肘後方：喉痹，升麻剉含之，喉塞亦然。

梅師方：治時行病發瘡：升麻五兩，以水、蜜二味同煎三沸，半服半傅瘡。

姚和衆：小兒尿血：蜀升麻五分，水五合，煎取一合，去滓。一歲兒，一日服盡。

〔箋釋〕

升麻在《證類本草》中被刻爲《名醫別録》文，但《本草經》多數輯本都加以採録。

《漢書·地理志》益州郡有收靡縣，李奇注：“靡，音麻。即升麻，殺毒藥所出也。”《續漢書·郡國志》寫作“牧靡”，引李奇注：“靡音麻。出升麻。”從字形來看，“收”與“牧”相似，很可能是傳寫之誤，二者應該是一正一訛。究竟原文是“牧靡”，訛成“收靡”，再轉音成“升麻”，還是原文是“收靡”，亦作“升麻”，訛寫成“牧靡”，因爲早期文獻中“牧靡”與“收靡”兩見，故説法有二。一説“牧靡”是“牡麻”之音轉，即大麻科大麻 *Cannabis sativa* 的雄性植株；多數學者則認爲“收靡”爲藥物升麻，即毛茛科植物升麻 *Cimicifuga foetida*。今以後説爲妥當。還可結合本草記載補充證據。文獻強調“收(牧)靡”是一種解毒藥，如《酉陽雜俎》説：“牧靡，建寧郡烏句山南五百里，牧靡草可以解毒。百卉方盛，烏鵲誤食烏喙中毒，必急飛牧靡上，啄牧靡以解也。”與本草謂升麻“主解百毒，殺百精老物殃鬼，辟温疫，瘴氣，邪氣，蠱毒，入口皆吐出”相吻合；除了“收靡”與“升麻”音近而外，本草升麻一名“周麻”，周麻也可能是收靡的音轉。由此確定，藥物“升麻”之得名，並非如李時珍言“其葉似麻,其性上升,故名”,而是因產於“收靡縣”而命名。

經言升麻“生益州山谷”,此物一直以西南出產者爲道地。收(牧)靡縣,《華陽國志·南中志》作“升麻縣”,云:“山出好升麻。”《水經注》卷三十六云:“繩水又東,塗水注之。水出建寧郡之牧靡南山。縣山並即草以立名。山在縣東北烏句山南五百里,山生牧靡,可以解毒。百卉方盛,鳥多誤食烏喙,口中毒,必急飛往牧靡山,啄牧靡以解毒也。”所謂“收靡”縣,即今雲南省昆明市尋甸回族彝族自治縣,這應該是藥用升麻的原初產地。由此亦可知,最早的藥用升麻爲西南出產的 *Cimicifuga foetida*,而不是後來所用的、主要分佈東北地區的關升麻即大三葉升麻 *Cimicifuga heracleifolia*。

車前子　味甘、鹹,寒,無毒。主氣癃,止痛,利水道小便,除濕痺,男子傷中,女子淋瀝,不欲食,養肺,强陰益精。令人有子,明目療赤痛。久服輕身耐老。

葉及根　味甘,寒。主金瘡,止血,衄鼻,瘀血,血瘕,下血,小便赤,止煩下氣,除小蟲。

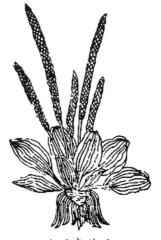

滁州車前子

一名當道，一名芣音浮。苢，音以。一名蝦蟇衣，一名牛遺，一名勝舄。音昔。生真定平澤丘陵阪道中。五月五日採，陰乾。

陶隱居云：人家及路邊甚多，其葉搗取汁服，療洩精甚驗。子性冷利，仙經亦服餌之，令人身輕，能跳越岸谷，不老而長生也。《韓詩》乃言芣苢是木，似李，食其實，宜子孫，此爲謬矣。唐本注云：今出開州者爲最。臣禹錫等謹按，爾雅云：芣苢，馬舄。馬舄，車前。注：今車前草，大葉長穗，好生道邊，江東呼爲蝦蟇衣。疏引陸機疏云：馬舄，一名車前，一名當道。喜在牛跡中生，故曰車前、當道也。幽州人謂之牛舌草，可鬻作茹，大滑。其子治婦人難產。藥性論云：車前子，君，味甘，平。能去風毒，肝中風熱，毒風衝眼，目赤痛瘴瞖，腦痛淚出，壓丹石毒，去心胸煩熱。葉主泄精病，治尿血，能補五藏，明目，利小便，通五淋。蕭炳云：車前養肝。日華子云：常山爲使，通小便淋澀，壯陽，治脫精，心煩下氣。

圖經曰：車前子生真定平澤丘陵道路中，今江湖、淮甸、近京、北地處處有之。春初生苗，葉布地如匙面，累年者長及尺餘，如鼠尾。花甚細，青色微赤。結實如葶藶，赤黑色。五月五日採，陰乾。今人五月採苗，七月、八月採實。人家園圃中或種之，蜀中尤尚。北人取根日乾，作紫苑賣之，甚誤所用。謹案《周南》詩云"采采芣苢"，《爾雅》云："芣苢，馬舄。馬舄，車前。"郭璞云："今車前草，大葉當道，長穗，好生道邊，江東人呼爲蝦蟇衣。陸機云：馬舄，一名車前，一名當道，喜在牛跡中生，故曰車前、當道也。幽州人謂之牛舌草，可鬻與煮同。作茹，大滑。其子治婦人難産。"是也。然今人不復有噉者。其子入藥最多,駐景丸用車前、菟絲二物,蜜丸,食下服,古今爲奇方。其葉,今醫家生研水解飲之,治衄血甚善。

【雷公曰:凡使,須一窠有九葉,内有蕊,莖可長一尺二寸者,和蕊、葉、根去土了,稱有一鎰者,力全堪用。使葉勿使蕊、莖,使葉剉,於新瓦上攤乾用之。

聖惠方:治熱痢不止者:搗車前葉,絞取汁一盞,入蜜一合,煎,温分二服。　又方:治久患内障眼:車前子、乾地黄、麥門冬等分,爲末,蜜丸如梧桐子大服,屢試有效。

外臺秘要:治陰癢痛:車前子,以水三升煮三沸,去滓,洗癢痛處。　又方:治尿血:車前草搗絞取汁五合,空心服之。

百一方:小便不通:車前子草一斤,水三升,煎取一升半,分三服。　又方:治石淋:車前子二升,以絹囊盛,水八升,煮取三升。不食盡服之,須臾石下。

梅師方:治姙娠患淋,小便澀,水道熱不通:車前子五兩,葵根切一升,二件以水五升,煎取一升半,分三服。

子母秘録:治横生不可出:車前子末,酒服二錢匕。

治瀉:歐陽文忠公嘗得暴下,國醫不能愈。夫人云:市人有此藥,三文一貼,甚效。公曰:吾輩藏腑與市人不同,不可服。夫人買之,以國醫藥雜進之,一服而愈。後公知之,召賣藥者,厚遺之,問其方,久之乃肯傳。但用車前子一味爲末,米飲下二錢匕。云此藥利水道而不動氣,水道利則清濁分,穀藏自止矣。

衍義曰：車前，陶隱居云"其葉擣取汁服，療洩精"，大誤矣。此藥甘滑，利小便，走泄精氣。經云"主小便赤，下氣"，有人作菜食，小便不禁，幾爲所誤。

〔箋釋〕

車前是車前科植物 *Plantago asiatica* 或 *Plantago depressa* 或 *Plantago major* 之類，澤瀉是澤瀉科植物 *Alisma plantago-aquatica*。有意思的是，plantago 既是車前的屬名，又是澤瀉的種名。planta 在拉丁語中是脚掌、鞋底的意思，這可能是形容兩類植物卵形葉片，葉脉輪廓分明，因而得名。無獨有偶，車前、澤瀉的中國古名也與鞋有關。

車前一名芣苢，《詩經》"采采芣苢"即是此物。《爾雅》："芣苢，馬舄。馬舄，車前。"郭璞注："今車前草。大葉長穗，好生道邊，江東呼爲蝦蟆衣。"《名醫別録》別名"勝舄"。澤瀉一名水瀉，一名及瀉，一名鵠瀉。《詩經》"言采其蕢"，陸璣即釋爲澤瀉。《爾雅》："蕍，蕮。"郭注："今澤蕮。"按，"舄"專指木履，亦是鞋的泛稱，《廣雅》云："舄，履也。"澤瀉的"瀉"，或寫作"蕮"，其本字都是"舄"。與拉丁文 planta 一樣，也是描繪葉形鞋底狀。

車前名"馬舄"，"馬"有大的意思，這或許是説 *Plantago major* 即大車前。澤瀉名"水蕮"，當是説其似"馬舄"，而生在水中。在古代文獻中，車前、澤瀉雖然有陸生、水生之區別，畢竟葉形近似，所以注釋家也有混淆。如"采采芣苢"句，《太平御覽》引《韓詩外傳》説："芣苢，傷夫有惡疾也。"又説："芣苢，澤舄也。"應該就是這種情况。

至於郭璞釋《爾雅》"薁，牛脣"爲一種"如續斷，寸寸有節，拔之可復"的植物;《韓詩》説芣苢爲木名，實如李，皆是同名異物，與今車前、澤瀉不同。

《新修本草》説車前子"今出開州者爲勝"，開州今屬重慶直轄市。唐人張籍有一首《答開州韋使君寄車前子》詩云:"開州午日車前子，作藥人皆道有神。慙愧使君憐病眼，三千餘里寄閑人。"乃取車前子五月五日採和主療目赤腫痛之意。

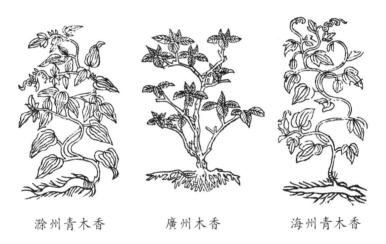

滁州青木香　　廣州木香　　海州青木香

633

木香　味辛，溫，無毒。主邪氣，辟毒疫溫鬼，强志，主淋露，療氣劣，肌中偏寒，主氣不足，消毒，殺鬼精物，溫瘧蠱毒，行藥之精。久服不夢寤魘寐，輕身致神仙。一名蜜香。生永昌山谷。

陶隱居云:此即青木香也，永昌不復貢，今皆從外國舶音白。

上來。乃云大秦國，以療毒腫，消惡氣，有驗。今皆用合香，不入藥用，惟制蛀蟲丸用之，常能煮以沐浴，大佳爾。唐本注云：此有二種，當以崑崙來者爲佳，出西胡來者不善。葉似羊蹄而長大，花如菊花，其實黃黑，所在亦有之。今按，別本注云：葉似署預而根大，花紫色，功效極多，爲藥之要用。陶云"不入藥用"，非也。臣禹錫等謹按，蜀本云：今苑中種之，花黃，苗高三四尺，葉長八九寸，皺軟而有毛。藥性論云：木香，君。治女人血氣刺心，心痛不可忍，末，酒服之。治九種心痛，積年冷氣，痃癖癥塊脹痛，逐諸壅氣上衝，煩悶，治霍亂吐瀉，心腹疗①刺。隋書云：樊子蓋爲武威太守，車駕西巡，將入吐谷渾，子蓋以彼多瘴氣，獻青木香以禦霧露。南州異物志云：青木香，出天竺，是草根，狀如甘草。蕭炳云：青木香功用與此同。又云：崑崙船上來，形如枯骨者良。日華子云：治心腹一切氣，止瀉，霍亂，痢疾，安胎，建脾消食，療羸劣，膀胱冷痛，嘔逆反胃。

　　圖經曰：木香生永昌山谷，今惟廣州舶上有來者，他無所出。陶隱居云"即青木香也"。根窠大類茄子，葉似羊蹄而長大，花如菊，實黃黑，亦有葉如山芋而開紫花者，不拘時月採根芽爲藥。以其形如枯骨者良。江淮間亦有此種，名土青木香，不堪入藥用。僞蜀王昶苑中亦嘗種之，云苗高三四尺，葉長八九寸，皺軟而有毛，開黃花，恐亦是土木香種也。《續傳信方》著張仲景青木香丸，主陽衰諸不足，用崑崙青木香，六路訶子皮各二十兩，篩末，沙糖和之。駙馬都尉鄭某忘其名。去沙糖，加羚羊角十

---

　　① 疗：腹中絞痛。

二兩,白蜜丸如梧子,空腹酒下三十丸,日再,其効甚速。然用藥不類古方,而云仲景者,不知何從而得之邪。《雜修養書》云:正月一日取五木,煮湯以浴,令人至老鬚髮黑。徐鍇注云:道家謂青木香爲五香,亦云五木。道家多以此浴,當是其義也。又古方主癰疽五香湯中,亦使青木香。青木香名爲五香,信然矣。

【海藥:謹按《山海經》云:生東海崑崙山。

雷公曰:凡使,其香是蘆蔓根條,左盤旋。採得二十九日,方硬如朽骨硬碎。其有蘆頭丁蓋子色青者,是木香神也。

外臺秘要:治狐臭,若股内陰下恒濕羶,或作瘡:青木香,好醋浸,致腋下夾之,即愈。

傷寒類要:天行熱病,若發赤黑斑如疵:青木香二兩,水二升,煮取一升,頓服之,効。

孫尚藥:治丈夫、婦人、小兒痢:木香一塊,方圓一寸,黃連半兩,右件二味用水半升同煎乾,去黃連,只薄切木香焙乾爲末。三服,第一橘皮湯,第二陳米飲,第三甘草湯調下。此方李景純傳。有一婦人久患痢將死,夢中觀音授此方,服之遂愈。

別說云:謹按,木香今皆從外國來,即青木香也,陶說爲得。本在草部,而《圖經》所載廣州一種乃是木類。又載滁州、海州者,乃馬兜鈴根,此山鄉俗名爾,治療冷熱,殊不相似。此三種,自當入一外類,別名爾。

衍義曰:木香專泄決胸腹間滯塞冷氣,他則次之。得橘皮、肉豆蔻、生薑相佐使絶佳,効尤速。又一種,嘗自岷州出塞,得生青木香,持歸西洛。葉如牛蒡,但狹長,莖高三四尺,花黃,一如金錢,其根則青木香也。生嚼之,極辛香,尤行氣。

〔箋釋〕

　　菊科木香、川木香與馬兜鈴科青木香之間的關係及變遷沿革,在《中藥材品種沿革及道地性》中論述甚詳,並提到漢代魏晉從永昌進口的"木香",很可能是今用瑞香科植物沉香 *Aquilaria agallocha*。除書中舉出的證據外,還可以補充一條意見。木香一名"蜜香",《本草拾遺》木部有"蜜香",謂其"生交州,大樹節如沉香",引《異物志》説:"樹生千歲,斫僵之,四五歲乃往看,已腐敗,惟中節堅貞是也。樹如椿。"從描述來看,這種植物就是沉香,《本草圖經》意見十分明確,蘇頌在沉香條説:"交州人謂之蜜香。"

　　《本草拾遺》草部另有"兜木香",功效"燒去惡氣,除病疫",引《漢武帝故事》説:"西王母降,上燒兜木香末。兜木香,兜渠國所獻,如大豆,塗宫門,香聞百里。關中大疫,疫死者相枕,燒此香,疫則止。"陳藏器説:"此則靈香,非中國所致,標其功用,爲衆草之首焉。"這是陳藏器根據傳説收載的一種香藥,《法苑珠林》《太平御覽》引《漢武故事》皆作"兜末香",未知孰是。如果"兜木香"文字不誤的話,可以解爲兜渠國出産的木香。但又説"如大豆",也不排除這種兜木香是幾種香料的混合品。《古樂府》云:"氍毹㲚毲五木香,迷迭艾納與都梁。"梁代吴筠《行路難》仿效這樣的句式説:"博山爐中百和香,郁金蘇合及都梁。"那前一句中的"五木香",就跟後一句的"百和香"一樣,也是複合香料。

　　《本草圖經》引《雜修養書》云:"正月一日取五木,煮湯以浴,令人至老鬢髮黑。"又引徐鍇注云:"道家謂青木香

爲五香,亦云五木。道家多以此浴,當是其義也。"王觀國
《學林》認可此說,謂:"古藥方有五香散,而其方中止用青
木香,則五木香乃青木香也。"其說恐誤,《雲笈七籤》卷四
十一引《三皇經》:"凡齋戒沐浴,皆當盪汰五香湯。"五香
爲蘭香、荆花、零陵香、青木香、白檀。又引《太上七晨素
經》沐浴用的五香爲雞舌香、青木香、零陵香、薰陸香、沉香
五種。皆非僅用青木香而稱"五香"或"五木香"者。

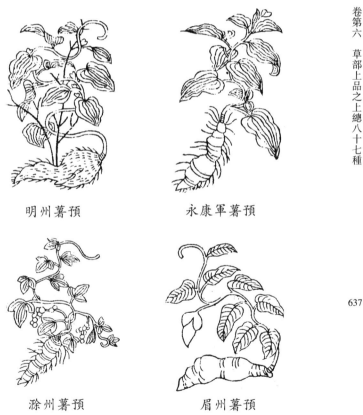

明州薯蕷　　　　　　永康軍薯蕷

滁州薯蕷　　　　　　眉州薯蕷

署預　味甘,温,平,無毒。主傷中,補虛羸,除寒熱邪氣,補中,益氣力,長肌肉,主頭面遊風,風頭眼眩,下氣,止腰痛,補虛勞羸瘦,充五藏,除煩熱,強陰。久服耳目聰明,輕身,不飢,延年。一名山芋,秦、楚名玉延,鄭、越名土藷。音除。生嵩高山谷。二月、八月採根,暴乾。紫芝爲之使,惡甘遂。

陶隱居云:今近道處處有,東山、南江皆多掘取食之以充糧,南康間最大而美,服食亦用之。唐本注云:署預,日乾搗細,篩爲粉,食之大美,且愈疾而補。此有兩種:一者白而且佳;一者青黑,味亦不美。蜀道者尤良。臣禹錫等謹按,吳氏云:署預,一名諸署,齊、越名山羊,一名脩脆,一名兒草。神農:甘,小溫;桐君、雷公:甘,無毒。或生臨朐鍾山。始生赤莖細蔓,五月華白,七月實青黃,八月熟落,根中白,皮黃,類芋。藥性論云:署預,臣。能補五勞七傷,去冷風,止腰疼,鎮心神,安魂魄,開達心孔,多記事,補心氣不足,患人體虛羸,加而用之。異苑云:署預,野人謂之土藷。若欲掘取,嘿然則獲,唱名便不可得。人有植之者,隨所種之物而像之也。日華子云:助五藏,彊筋骨,長志,安神,主泄精,健忘。乾者功用同前。

圖經曰:署預生嵩高山山谷,今處處有之,以北都、四明者爲佳。春生苗,蔓延籬援。莖紫葉青,有三尖角似牽牛,更厚而光澤。夏開細白花,大類棗花。秋生實於葉間,狀如鈴。二月、八月採根,今人冬春採,刮之白色者爲上,青黑者不堪,暴乾用之。法:取麁根,刮去黃皮,以水浸,末白礬少許摻水中,經宿取,净洗去涎,焙乾。近都人種之極有息。春取宿根頭,以黃沙和牛糞作畦種。苗生以竹梢作援，援高不得過一二尺，夏月頻溉之。當年可食，極肥美。南中有一種，生山中，根細如指，極緊實，刮磨入湯煮之，作塊不散，味更珍美，云食之尤益人，過於家園種者。又江湖、閩中出一種，根如薑、芋之類而皮紫，極有大者，一枚可重斤餘，刮去皮，煎煮食之俱美，但性冷於北地者耳。彼土人爲單呼爲藷，_{音若殊}。亦曰山藷。而《山海經》云："景山其望少澤，其草多藷萸。"_{音與署預同}。郭璞注云："根似芋可食。"今江南人單呼藷，_{音儲}。語或有輕重耳。據此注，則薯蕷與藷乃一種，南北之產或有不同，故其形類差別，然字音"殊""儲"不同，蓋相傳之訛也。一名山芋。

【食療：治頭疼，利丈夫，助陰力。和麪作餺飥則微動氣，爲不能制麪毒也。熟煮和蜜，或爲湯煎，或爲粉，並佳。乾之入藥更妙也。

雷公曰：凡使，勿用平田生二三紀內者，要經十紀者，山中生，皮赤，四面有髭生者妙。若採得，用銅刀削去上赤皮，洗去涎，蒸用。

聖惠方：補虛損，益顏色：用署預於砂盆中細研，然後下於銚中，先以酥一大匙熬令香，次旋添酒一盞煎，攪令勻，空心飲之。

食醫心鏡：主下焦虛冷，小便數，瘦損無力。生署藥半斤，刮去皮，以刀切碎，研令細爛，於鐺中著酒，酒沸下署預，不得攪，待熟，着少鹽、葱白，更添酒，空腹飲三二盃，妙。

衍義曰：山藥，按本草，上一字犯英廟諱，下一字曰蕷，唐

639

代宗名預①,故改下一字爲藥,今人遂呼爲山藥。如此則盡失當日本名,慮歲久以山藥爲別物,故書之。此物貴生乾方入藥,其法:冬月以布裹手,用竹刀子刮去皮,於簷下風逕處,盛竹篩中,不得見日色。一夕乾五分,俟全乾收之,惟風緊則乾速。所以用乾之意,蓋生濕則滑,不可入藥,熟則只堪啗,亦滯氣。餘如經。

〔箋釋〕

山藥原名署預,或作薯蕷,始載於《本草經》,列爲上品,因唐代宗名豫,避諱改名薯藥,又因宋英宗諱曙,改爲山藥。據宋高似孫《剡錄》引張師正《倦遊雜錄》云:"薯蕷,唐代宗名豫,改爲藥。英廟諱上一字,卻呼蕷藥。溫公送薯蕷苗詩:客從魏都來,遺我山蕷實。則曰山蕷。王荊公、王岐公和蔡樞密山藥詩,則曰山藥。黃魯直和七兄山蕷湯詩,則曰山蕷。"或據《宣和書譜》王右軍有"山藥帖",韋應物句"秋齋雨成滯,山藥寒始華",韓愈詩"僧還相訪來,山藥煮可掘",遂謂薯蕷改稱山藥不源於避諱。其說不妥。按,薯蕷別名甚多,《山海經·北山經》云:"景山,其草多藷藇。"郭璞注:"今江南單呼爲藷。"《廣雅》云:"玉延、藷藇,署預也。"見於本草,尚有諸署、山芋、土藷、修脆、兒草等名。"山藥"與"山芋"一音之轉,唐以前固然有此稱呼,但畢竟少用,唐宋時因薯蕷名稱太過複雜,更兼以避諱的緣故,稱呼頗爲不便,故宋元間逐漸統一以"山藥"爲本品的正名,此正如寇宗奭所感歎者:"山藥,按本草,上一

---

① 唐代宗名預:按唐代宗李豫,因爲避嫌名而涉及"預"字,非唐代宗名李預。

字犯英廟諱，下一字曰蕷，唐代宗名預（當作“豫”），故改下一字爲藥，今人遂呼爲山藥。如此則盡失當日本名，慮歲久以山藥爲別物，故書之。”

薯蕷分佈廣泛，明代開始以河南産者爲優良，《本草品彙精要》説“今河南爲佳”，《本草蒙筌》云：“南北州郡俱産，惟懷慶者獨良。”後來形成的“四大懷藥”，由此發端。懷慶府的山藥稱爲“懷山藥”；至於“淮山藥”的寫法，見於清代文獻，或許只是“懷山藥”的訛寫，但也不排除惡意仿冒的可能性；隨着“淮山藥”寫法的普及，“淮山”就跟“雲苓”一樣，甚至成爲處方中“山藥”的代名詞，而不特指“懷山藥”或“淮南所産山藥”。

薏音意。苡音以。人　味甘，微寒，無毒。主筋急拘攣，不可屈伸，風濕痹，下氣，除筋骨邪氣，不仁，利腸胃，消水腫，令人能食。久服輕身益氣。其根，下三蟲。一名解蠡，一名屋菼，音毯。一名起實，一名𧄍。音感。生真定平澤及田野。八月採實，採根無時。

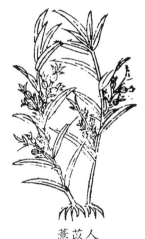

薏苡人

陶隱居云：真定縣屬常山郡，近道處處有，多生人家。交阯者子最大，彼土呼爲𦵔音幹。珠。馬援大取將還，人讒以爲真珠也。實重累者爲良，用之取中人。今小兒病蚘蟲,取根煑汁糜食之,甚香,而去蚘蟲大効。今按,陳藏器本草云:薏苡收子,蒸令氣餾,暴乾,磨取人,炊作飯及作麪。主不飢,温氣,輕身。煮汁飲之,主消渴。又按,別本注云:今多用梁、漢者,氣力劣於真定,取青水色者良。臣禹錫等謹按,藥性論云:能治熱風,筋脉攣急,能令人食。主肺痿肺氣,吐膿血,欬嗽涕唾,上氣。昔馬援煎服之,破五溪毒腫。種於彼,取人,甑中蒸,使氣餾,暴於日中,使乾,挼之得人矣。孟詵云:性平,去乾濕脚氣,大驗。

　　圖經曰:薏苡人生真定平澤及田野,今所在有之。春生苗,莖高三四尺,葉如黍,開紅白花作穗子,五月、六月結實,青白色,形如珠子而稍長,故呼意珠子,小兒多以線穿如貫珠爲戲。八月採實,採根無時。今人通以九月、十月採,用其實中人。古方大抵心肺藥多用之,韋丹治肺癰、心胸甲錯者,淳苦酒煮薏苡人令濃,微温,頓服之,肺有血當吐愈。《廣濟方》治冷氣,薏苡人飯粥法:細舂其人,炊爲飯,氣味欲匀如麥飯乃佳。或煮粥亦好,自任無忌。根之入藥者,葛洪治卒心腹煩滿,又胸脅痛者,剉根濃煑汁,服三升乃定。今人多取葉爲飲,香益中空膈,甚勝其雜他藥用者。張仲景治風濕身煩疼日晡劇者,與麻黃杏人薏苡人湯:麻黃三兩,杏人三十枚,甘草、薏苡人各一兩,四物以水四升煮取二升,分温再服。又治胸痹偏緩急者,薏苡人附子散方:薏苡人十五兩,大附子十枚炮,二物杵末,每服方寸匕,日三。

　　【陳藏器餘:主消渴,煞蚘蟲。根煮服,墮胎。

　　雷公曰:凡使,勿用糯米,顆大無味,其糯米,時人呼爲粳糯是也。若薏苡人,顆小色青,味甘,咬着黏人齒。夫用一兩,以糯米二兩同熬,令糯米熟,去糯米取使,若更以鹽湯煮過,別是一般修制亦得。

外臺秘要:治牙齒風痛:薏苡根四兩,水四升,煮取二升,含冷易之,齗便生。 **又方:**咽喉卒癰腫,吞薏苡人二枚。

又方:蛔蟲攻心腹痛:薏苡根二斤切,水七升,煮取三升。先食盡服之,蟲死盡出。

梅師方:肺疾唾膿血:取薏苡人十兩杵碎,以水三升,煎取一升,入酒少許服之。

食醫心鏡:治筋脉拘攣,久風濕痺,下氣,除骨中邪氣,利腸胃,消水腫,久服輕身,益氣力。薏苡人一升,搗爲散。每服以水二升煮兩匙末作粥,空腹食之。

馬援:《後漢·馬援傳》,援在交阯,常餌薏苡實,用能輕身省慾,以勝瘴氣。南方薏苡實大,援欲以爲種,軍還,載之一車。

衍義曰:薏苡人,此李商隱《太倉銘》中所謂"薏苡似珠,不可不虞"者也。取人用。本經云"微寒,主筋急拘攣"。拘攣有兩等,《素問》注中,大筋受熱,則縮而短,縮短故攣急不伸。此是因熱而拘攣也,故可用薏苡仁。若《素問》言因寒即筋急者,不可更用此也。凡用之,須倍於他藥,此物力勢和緩,須倍加用即見效。蓋受寒即能使人筋急,受熱故使人筋攣。若但熱而不曾受寒①,亦能使人筋緩。受濕則又引長無力。

〔箋釋〕

《後漢書·馬援傳》説:"初,援在交阯,常餌薏苡實,用能輕身省慾，以勝瘴氣。南方薏苡實大，援欲以爲種，軍還，載之一車。時人以爲南土珍怪，權貴皆望之。援時方有寵，故莫以聞。及卒後，有上書譖之者，以爲前所載還皆明珠文犀。"薏苡明珠的典故膾炙人口，成爲詩人詠歎的絶好材料。杜甫"稻粱求未足，薏苡謗何頻"，白居易"侏儒飽笑東方朔，薏苡讒憂馬伏波"，皆以此爲比興。蘇東坡有一首《薏苡》，將本草内容引入詩中，更加有意思："伏波飯薏苡，禦瘴傳神良。能除五溪毒，不救讒言傷。讒言風雨過，瘴癘久亦亡。兩俱不足治，但愛草木長。草木各有宜，珍産駢南荒。絳囊懸荔支，雪粉剖桄榔。不謂蓬荻姿，中有藥與糧。春爲芡珠圓，炊作菰米香。子美拾橡栗，黄精誑空腸。今吾獨何者，玉粒照座光。"

《後漢書》有唐代李賢注，在《馬援傳》"常餌薏苡實，用能輕身省慾，以勝瘴氣"句後引《神農本草經》云："薏苡味甘，微寒。主風濕痺，下氣，除筋骨邪氣，久服輕身益氣。"與《證類本草》中的白字對勘，引文省略"主筋急拘攣，不可屈伸"，或許是節引的緣故，而"除筋骨邪氣"五字，《證類本草》作黑字《名醫別録》文。究竟是李賢所據《本草經》版本不同，還是《新修本草》到《證類本草》間傳本混淆，難於定論。

澤瀉 味甘、鹹，寒，無毒。主風寒濕痺，乳難，消水，養五藏，益氣力，肥健，補虚損五勞，除五藏痞滿，起陰氣，止洩精、消渴、淋瀝，逐膀胱三燋停水。久服耳目

644 證類本草箋釋

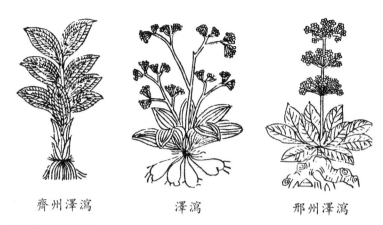

齊州澤瀉　　　　　澤瀉　　　　　邢州澤瀉

聰明，不飢，延年，輕身，面生光，能行水上。扁鵲云：多服病人眼。一名水瀉，一名及瀉，一名芒芋，一名鵠瀉。生汝南池澤。五月、六月、八月採根，陰乾。畏海蛤、文蛤。

葉　味鹹，無毒。主大風，乳汁不出，產難，强陰氣。久服輕身。五月採。

實　味甘，無毒。主風痺、消渴，益腎氣，强陰，補不足，除邪濕。久服面生光，令人無子。九月採。

陶隱居云：汝南郡屬豫州，今近道亦有，不堪用，惟用漢中、南鄭、青弋，形大而長，尾間必有兩歧爲好。此物易朽蠹，常須密藏之。葉狹長，叢生諸淺水中。仙經服食斷穀皆用之，亦云身輕，能步行水上。唐本注云：今汝南不復採用，惟以涇州、華州者爲善也。臣禹錫等謹按，爾雅云：蕍，蕮。疏云：蕍，一名蕮，即藥草澤瀉也。藥性論云：澤瀉，君，味苦。能主腎虛精自出，治五淋，利膀胱熱，宣通水道。日華子云：治五勞七傷，主頭旋，耳虛鳴，筋骨攣縮，通小腸，止遺瀝、尿血，催生，難產，補女人血海，令

645

人有子。葉壯水藏，下乳，通血脉。

圖經曰：澤瀉生汝南池澤，今山東、河、陝、江、淮亦有之，以漢中者爲佳。春生苗，多在淺水中，葉似牛舌草，獨莖而長。秋時開白花，作叢似穀精草。五月、六月、八月採根，陰乾。今人秋末採，暴乾用。此物極易朽蠹，常須密藏之。漢中出者，形大而長，尾間有兩歧最佳。《爾雅》謂之"蕍"，羊朱切。一名蕮。與烏同，私夕切。《素問》：身熱解墮，汗出如浴，惡風少氣，名曰酒風。治之以澤瀉、术各十分，麋銜五分，合以二指撮，爲後飯。後飯者，飯後藥先，謂之後飯。張仲景治雜病，心下有支飲，苦冒，澤瀉湯主之。澤瀉五兩，术二兩，水二升，煎取半升，分溫再服。治傷寒有大、小澤瀉湯，五苓散輩，皆用澤瀉，行利停水爲最要。深師治支飲，亦同用澤瀉、术，但煮法小別。先以水二升煑二物，取一升，又以水一升煑澤瀉，取五合，合此二汁，爲再服。病甚欲眩者，服之必差。仙方亦單服澤瀉一物，搗篩，取末，水調，日分服六兩，百日體輕，久而健行。

【雷公曰：不計多少，細剉，酒浸一宿，漉出，曝乾，任用也。

經驗方：常服澤瀉，皁莢水煑爛，焙乾爲末，鍊蜜爲丸如桐子大。空心以溫酒下十五丸至二十丸，甚妙。治腎藏風，生瘡尤良。

衍義曰：澤瀉，其功尤長於行水。張仲景曰："水搐渴煩，小便不利，或吐或瀉，五苓散主之。"方用澤瀉，故知其用長於行水。本經又引扁鵲云"多服病人眼"，誠爲行去其水。張仲景八味丸用之者，亦不過引接桂、附等歸就腎經，別無他意。凡服澤瀉散人，未有不小便多者，小便既多，腎氣焉得復實？今人止洩精，多不敢用。

〔箋釋〕

《詩經·魏風》"言采其藚"，毛傳："藚，水舄也。"《説文》同，陸璣疏曰："今澤舄也，其葉如車前大，其味亦相似。"而《爾雅》所説稍有不同，以"蕍"爲澤瀉，以"藚"爲續斷，"蕍，蕮"。郭璞注："今澤蕮。"邢昺疏："蕍一名澤蕮，即藥草澤蕮也。"又"藚，牛脣"，郭注："《毛詩傳》曰：水蕮也，如續斷，寸寸有節，拔之可復。"諸家注釋中，陸璣所説的澤瀉近似澤瀉科植物，而郭璞言如續斷的水蕮應是木賊科問荊一類的植物。

澤瀉，《本草經》列上品，但同一藥物，在神仙家與文學家眼中寓意各異，《太平御覽》卷九百九十引《典術》云："食澤瀉身輕，日行五百里，走水上，可游無窮，致玉女，神仙。"《抱朴子內篇·仙藥》云："玄中蔓方，楚飛廉、澤瀉、地黃、黃連之屬，凡三百餘種，皆能延年，可單服也。"同樣是澤瀉，劉向在《楚辭·九歎》中則云："筐澤瀉以豹鞹兮，破荆和以繼築。"注家釋澤瀉爲惡草。

經書訓注異辭，實無足爲怪，但《本草經》入藥的澤瀉則可認爲與今用品種基本一致。經言"生汝南池澤，五月、六月、八月採根"，此澤瀉生水畔，藥用其根；又有別名"芒芋"，當是形容其球形塊莖似芋；經又言久服"輕身，面生光，能行水上"，這可能與澤瀉塊莖中所含澤瀉醇 A、B、C 及其衍生物的降血脂作用有關，由此定其爲 *Alisma* 屬植物當無問題。

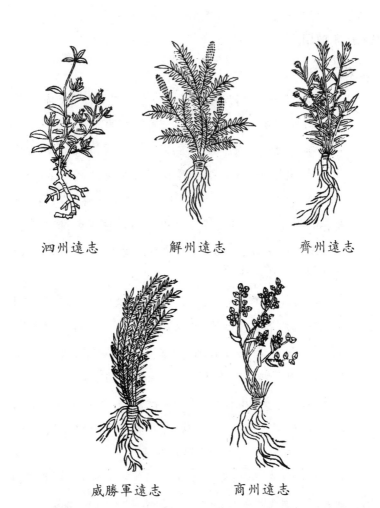

泗州遠志　　　　解州遠志　　　　齊州遠志

威勝軍遠志　　　　商州遠志

648　　遠志爲君。　味苦，温，無毒。主欬逆傷中，補不
足，除邪氣，利九竅，益智慧，耳目聰明，不忘，强志，倍
力，利丈夫，定心氣，止驚悸，益精，去心下膈氣，皮膚中
熱，面目黄。久服輕身不老，好顏色，延年。葉名小草，
主益精，補陰氣，止虛損，夢洩。一名棘菀，一名葽繞，一

名細草。生太山及冤句川谷。四月採根、葉，陰乾。得茯苓、冬葵子、龍骨良，殺天雄、附子毒，畏真珠、藜蘆、蜚蠊、齊蛤。

陶隱居云：按藥名無齊蛤，恐是百合。冤句縣屬兖州濟陰郡，今猶從彭城北蘭陵來。用之打去心取皮，今用一斤正得三兩皮爾，市者加量之。小草狀，似麻黃而青。遠志亦入仙方藥用。唐本注云：《藥錄》下卷有齊蛤，即齊蛤元有，不得言無，今陶云恐是百合，非也。今注，遠志莖葉似大青而小，比之麻黃，陶不識爾。臣禹錫等謹按，爾雅云：葽繞，蕀莵。注：今遠志也，似麻黃，赤華，葉銳而黃，其上謂之小草。藥性論云：遠志畏蠐螬。治心神健忘，安魂魄，令人不迷，堅壯陽道，主夢邪。日華子云：主膈氣，驚魘，長肌肉，助筋骨，婦人血噤，失音，小兒客忤。服無忌。

圖經曰：遠志生泰山及冤句川谷，今河、陝、京西州郡亦有之。根黃色，形如蒿根。苗名小草，似麻黃而青，又如蓽豆。葉亦有似大青而小者。三月開花白色，根長及一尺。四月採根、葉，陰乾，今云曬乾用。泗州出者花紅，根、葉俱大於它處。商州者根又黑色。俗傳夷門遠志最佳。古方①通用遠志、小草。今醫但用遠志，稀用小草。《古今錄驗》及《范汪方》治胸痺心痛，逆氣，膈中飲不下，小草丸。小草、桂心、蜀椒去汗、乾薑、細辛各三分，附子二分炮，六物合擣下篩，和以蜜丸大如梧子。先食米汁下三丸，日三，不知稍增，以知爲度。禁豬肉、冷水、生葱、菜。

【雷公曰：遠志，凡使，先須去心，若不去心，服之令人悶。去心了，用熟甘草湯浸宿，漉出，曝乾用之也。

---

① 方：底本作“木”，據劉甲本改。

肘後方：治人心孔慆①塞，多忘喜誤。丁酉日密自至市買遠志，着巾角中，還爲末服之，勿令人知。

抱朴子内篇云：陵陽仲子服遠志二十年，有子三十七人，開書所視，便記而不忘。

〔箋釋〕

《本草經》説遠志"葉名小草"，何以得名，不得而知。《廣雅》也説："葽繞，遠志也。其上謂之小草。"《博物志》、郭璞注《爾雅》説者皆同。《玉篇》有"茒"字，作爲小草的專名，釋云："茒，茒草，遠志也。"顏師古注《急就篇》解釋説："遠志主益智慧而强志，故以爲名。一名葽繞，一名棘莵，其葉名小草，亦目其細小也。"郝懿行《爾雅義疏》也説："苗似麻黄而無節，莖葉俱絶細，俗呼綫兒草，即小草矣。"從植物特徵來看，遠志或稱細葉遠志 *Polygala tenuifolia*，葉片綫形，接近於此；至於寬葉遠志 *Polygala sibirica*，葉卵形至卵狀披針形，似爲《本草圖經》所説"泗州出者花紅，根、葉俱大於它處"者。

後人也以"小草"爲談資。《世説新語·排調》云："謝公始有東山之志，後嚴命屢臻，勢不獲已，始就桓公司馬。於時人有餉桓公藥草，中有遠志。公取以問謝：此藥又名小草，何一物而有二稱？謝未即答。時郝隆在坐，應聲答曰：此甚易解，處則爲遠志，出則爲小草。謝甚有愧色。桓公目謝而笑曰：郝參軍此過乃不惡，亦極有會。"余嘉錫《世

① 慆：同"惛"，糊塗，不明白。

説新語箋疏》説："據此，則遠志之與小草，雖一物，而有根與葉之不同。葉名小草，根不可名小草也。郝隆之答，謂出與處異名，亦是分根與葉言之。根埋土中爲處，葉生地上爲出。既協物情，又因以譏謝公，語意雙關，故爲妙對也。"宋人即以郝隆此句入詩，孫嵩有句："在山爲遠志，出山爲小草。不足凋謝安，適可謂殷浩。夫亦有所懷，非必著枯槁。"

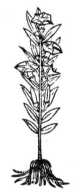 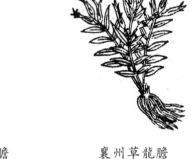

信陽軍草龍膽　　　　襄州草龍膽

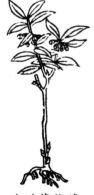 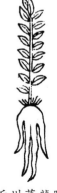

睦州草龍膽　　　　沂州草龍膽

龍膽　味苦，寒，大寒，無毒。主骨間寒熱，驚癇，邪氣，續絶傷，定五藏，殺蟲毒，除胃中伏熱，時氣温熱，熱洩下痢，去腸中小蟲，益肝膽氣，止驚惕。久服益智不忘，輕身耐老。一名陵游。生齊朐山谷及冤句。二月、八月、十一月、十二月採根，陰乾。貫衆爲之使，惡防葵、地黃。

陶隱居云：今出近道，吳興爲勝。狀似牛膝，味甚苦，故以膽爲名。今按，別本注云：葉似龍葵，味苦如膽，因以爲名。臣禹錫等謹按，藥性論云：龍膽，君。能主小兒驚癇，入心，壯熱，骨熱，癰腫，治時疾，熱黃，口瘡。日華子云：小豆爲使。治客忤疳氣，熱病狂語及瘡疥，明目，止煩，益智，治健忘。

圖經曰：龍膽生齊朐山谷及冤句，今近道亦有之。宿根黃白色，下抽根十餘本，類牛膝。直上生苗，高尺餘。四月生葉，似柳葉而細，莖如小竹枝，七月開花如牽牛花，作鈴鐸形，青碧色。冬後結子，苗便枯。二月、八月、十一月、十二月採根，陰乾。俗呼爲草龍膽。浙中又有山龍膽草，味苦澀，取根細剉，用生薑自然汁浸一宿，去其性，焙乾，搗，水煎一錢匕，温服之，治四肢疼痛。採無時候。葉經霜雪不凋，此同類而別種也。古方治疸多用之，《集驗方》穀疸丸：苦參三兩，龍膽一兩，二物下篩，牛膽和丸，先食以麥飲服之，如梧子五丸，日三，不知稍增。《删繁方》治勞疸，同用此龍膽，加至二兩，更增梔子人三七枚，三物同篩搗，丸以猪膽，服如前法，以飲下之。其説云：勞疸者，因勞爲名；穀疸者，因食而勞也。

【雷公云：採得後陰乾。欲使時，用銅刀切去髭土頭了，剉,於甘草湯中浸一宿,至明漉出,暴乾用。勿空腹餌之,令人溺不禁。

聖惠方:治蛔蟲攻心如刺,吐清水:龍膽一兩去頭,剉,水二盞,煮取一盞,去滓。隔宿不食,平旦一頓服。

外臺秘要:治卒下血不止:龍膽一虎口,以水五升,煮取二升半,分爲五服,差。

肘後方:治卒心痛:龍膽四兩,酒三升,煮取一升半,頓服。

〔箋釋〕

龍膽是《神農本草經》藥,後人輯復《本草經》主要從《證類本草》取材,因爲所據版本不同,遂致參差。孫星衍、顧觀光輯《本草經》,龍膽條性味皆作"苦澀",曹元宇輯本也作"苦澀",還特別加了一段按語:"《新修》《證類》作味苦寒。苦,《本經續疏》同;二孫本作味苦澀,顧本同。龍膽是大寒之藥,以苦寒爲是,然古本當是苦澀。澀在五味之外,而經文有澀字者,只此一條,且字形與酸苦等字全不相似,決非誤書也。兹爲保存古經原貌,作苦澀。"按,《證類本草》的多數版本此處都作"苦寒",據尚志鈞校勘記所見,僅成化四年據晦明軒翻刻本,民國商務印書館影印晦明軒本作"苦澀"。這屬於版刻錯謬,由此也能大致推測孫星衍輯本所用《證類本草》的情況,曹元宇先生的議論則屬於自擺烏龍了。

關於"龍膽"的名稱,《開寶本草》引別本注說:"葉似龍葵,味苦如膽,因以爲名。"按,龍葵的葉闊卵形,與龍膽葉近披針形完全不同,因此森立之在《本草經考注》中解釋説："凡藥物以龍名者,皆假託其德以神其效耳。以似骨非骨名龍骨,以似眼非眼名龍眼,以似葵非葵名龍葵之類是也。龍膽亦復此例。"龍膽極苦,或因此稱爲"龍"膽。

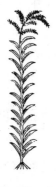
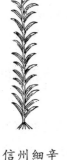
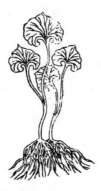
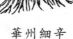
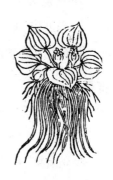

信州細辛　　　　　　華州細辛　　　　　　岢嵐軍細辛

細辛　味辛,溫,無毒。主欬逆,頭痛腦動,百節拘攣,風濕痺痛,死肌,溫中下氣,破痰,利水道,開胸中,除喉痺,齆音甕。鼻,風癇,癲疾,下乳結,汗不出,血不行,安五藏,益肝膽,通精氣。久服明目,利九竅,輕身長年。一名小辛。生華陰山谷。二月、八月採根,陰乾。曾青、棗根爲之使,得當歸、芍藥、白芷、芎藭、牡丹、藁本、甘草共療婦人,得決明、鯉魚膽、青羊肝共療目痛。惡狼毒、山茱萸、黃耆,畏消石、滑石,反藜蘆。

陶隱居云:今用東陽臨海者,形段乃好,而辛烈不及華陰、高麗者。用之去其頭節。人患口臭者,含之多效,最能除痰、明目也。臣禹錫等謹按,范子云:細辛出華陰,色白者善。吳氏云:細

654

辛,一名細草。神農、黃帝、雷公、桐君:辛,小溫;岐伯:無毒;季氏:小寒。如葵葉赤黑,一根一葉相連。藥性論云:細辛,臣,忌生菜,味苦、辛。治欬逆上氣,惡風風頭,手足拘急,安五藏六腑,添膽氣,去皮風濕痒,能止眼風淚下,明目,開胸中滯,除齒痛,主血閉,婦人血瀝腰痛。日華子云:治嗽,消死肌瘡肉,胸中結聚。忌狸肉。

　　圖經曰:細辛生華山山谷,今處處有之,然它處所出者不及華州者真。其根細而其味極辛,故名之曰細辛。二月、八月採根,陰乾用。今人多以杜蘅當之,杜蘅吐人,用時須細辨耳。杜蘅春初於宿根上生苗,葉似馬蹄形狀,高三二寸,莖如麥藁麁細,每窠上有五七葉,或八九葉,別無枝蔓。又於葉、莖間罅內,蘆頭上貼地生紫花,其花似見不見,闇結實如豆大,窠內有碎子似天仙子。苗、葉俱青,經霜即枯。其根成窠,有似飴餳密闊,細長四五寸,微黃白色,味辛。江淮俗呼爲馬蹄香。以人多誤用,故此詳述之。

　　【雷公云:凡使,一一揀去雙葉,服之害人。須去頭土了,用瓜水浸一宿,至明漉出,曝乾用之。

　　聖惠方:治口臭及䘌齒腫痛:細辛煮取濃汁,熱含冷吐,差。

　　外臺秘要:治卒客忤,停口不能言:細辛、桂心等分內口中。

　　別説云:謹按,細辛非華陰者不得爲細辛用;若杜蘅之類,自應依本性於用爾。又細辛若單用末,不可過半錢匕,多即氣悶塞,不通者死,雖死無傷。近年關中或用此毒人者,聞平涼獄中嘗治此,故不可不記。非本有毒,但以不識多寡之用,因以有此。

衍義曰：細辛用根，今惟華州者佳，柔韌，極細直，深紫色，味極辛，嚼之習習如椒，治頭面風痛不可闕也。葉如葵葉，赤黑，非此則杜衡也。杜衡葉形如馬蹄下，故俗云馬蹄香。蓋根似白前，又似細辛。襄、漢間一種細辛，極細而直，色黃白，乃是鬼督郵，不可用。

〔箋釋〕

細辛即是馬兜鈴科細辛屬（*Asarum*）植物没有疑問，《本草經》謂細辛"生華陰山谷"，《范子計然》亦云："細辛出華陰，色白者善。"所指的應該是華細辛 *Asarum sieboldii*，此爲細辛的主流正品。細辛與杜衡相混，《本草圖經》因此詳細描述杜衡的形態特徵，此爲同屬植物杜衡 *Asarum forbesii*，形狀相似，葉多爲腎狀心形，似馬蹄，故名馬蹄香。《離騷》"畦留夷與揭車兮，雜杜衡與芳芷"，所言杜衡即此。

《本草圖經》繪有三幅細辛圖例，其中華州細辛、岢嵐軍細辛，所描繪的都是華細辛 *Asarum sieboldii*，或同屬近緣植物；至於信州細辛，完全不知所云。如細辛這類形態特徵突出，且記載歷史悠久的植物，一般來説不應該有圖像差異如此之大的混淆品，或許這幅信州細辛圖例是某種原因錯簡入細辛條者。

石斛　味甘，平，無毒。主傷中，除痹，下氣，補五藏，虛勞羸瘦，强陰，益精，補内絕不足，平胃氣，長肌肉，逐皮膚邪熱痱音沸。氣，脚膝疼冷痹弱。久服厚腸胃，

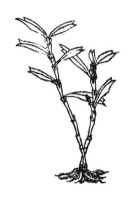

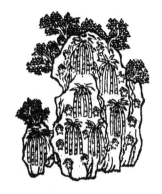

溫州石斛　　　　　　　春州石斛

輕身延年,定志除驚。**一名林蘭**,一名禁生,一名杜蘭,一名石蓫。音逐。生六安山谷水傍石上。七月、八月採莖,陰乾。陸英爲之使,惡凝水石、巴豆,畏殭蠶、雷丸。

　　陶隱居云:今用石斛出始興,生石上,細實,桑灰湯沃之,色如金,形似蚱音窄。蜢音猛。髀者爲佳。近道亦有,次。宣城間生櫟樹上者,名木斛,其莖形長大而色淺。六安屬廬江,今始安亦出木斛,至虛長,不入丸散,惟可爲酒漬、煮湯用爾。俗方最以補虛,療脚膝。**唐本注**云:作乾石斛,先以酒洗,拎蒸炙成,不用灰湯。今荊襄及漢中、江左又有二種:一者似大麥,累累相連,頭生一葉而性冷;一種大如雀髀,名雀髀斛,生酒漬服,乃言勝乾者,亦如麥斛,葉在莖端。其餘斛如竹,節間生葉也。**臣禹錫等謹按,藥性論**云:石斛,君。益氣除熱,主治男子腰脚軟弱,健陽,逐皮肌風痺,骨中久冷虛損,補腎,積精,腰痛,養腎氣,益力。**日華子**云:治虛損劣弱,壯筋骨,暖水臟,輕身益智,平胃氣,逐虛邪。

　　圖經曰:石斛生六安山谷水傍石上,今荊、湖、川、廣州郡及温、台州亦有之，以廣南者爲佳。多在山谷中。五月生苗，莖似竹節，節節間出碎葉。七月開花，十月結實，其根細長，黄色。七月、八月採莖，以桑灰湯沃之，色如金，陰乾用。或云以酒洗，捋蒸炙成，不用灰湯。其江南生者有二種：一種似大麥，累累相連，頭生一葉，名麥斛；一種大如雀髀，名雀髀斛。惟生石上者勝，亦有生櫟木上者，名木斛，不堪用。

【雷公云：凡使，先去頭土了，用酒浸一宿，漉出，於日中曝乾，却用酥蒸，從巳至酉，却徐徐焙乾用。石斛鎖涎，澁丈夫元氣。如斯修事，服滿一鎰，永無骨痛。

衍義曰：石斛細若小草，長三四寸，柔韌，折之如肉而實。今人多以木斛渾行，醫工亦不能明辨。世又謂之金釵石斛，蓋後人取象而言之。然甚不經。將木斛折之，中虛如禾草，長尺餘，但色深黄光澤而已。真石斛，治胃中虛熱有功。

〔箋釋〕

石斛二字名義未詳，或認爲石、斛皆量詞，古代計量單位依次爲石、斛、斗、升，以"石斛"爲名，大約取其貴重之義，説見趙存義《本草名考》；森立之《本草經考注》則據陶説"形似蚱蜢髀者爲佳"，遂認爲石斛係"石螢"之音轉；夏緯瑛先生《植物名釋札記》則據桂馥《札樸》卷十石竹條云："順甯山石間有草，一本數十莖，莖多節，葉似竹葉，四五月開花、純黄，亦有紫、白二色者，土人謂之石竹，案即石斛也，移植樹上亦生。"夏緯瑛云："石斛即石蓫，石蓫又和石竹同音，而石斛又有石竹的名稱。石斛的莖多節而葉又似竹，則石斛即石竹，意思即是生長在山石間的竹。"三種解釋可能都有些牽強，石斛爲附生草本，多附生巖石或樹木，尤其多附生於石上，《名醫別錄》謂其“生水傍石上”，絡石條陶弘景注：“既云或生人間，則非石，猶如石斛等係石以爲名爾。”藥名中“石”字或因此而來。至於“斛”，或許是節略膨大近似斛形的緣故。難波恒雄亦有類似解釋：“斛係一種古代的量器，形狀如太鼓形，即中部膨大的圓筒柱狀。石斛可能因其植株形態似斛而又生於石上而得名。”

　　陶弘景説石斛“形似蚱蜢髀”，當是形容石斛節稍膨大的樣子；《新修本草》則説“雀髀”，蓋當時以雀肉爲食材，製作黃雀酢之類，所以有機會觀察到黃雀的身體結構，於是用來取譬。洪咨夔《石斛》詩説：“蚱蜢髀多節，蜜蜂脾有香。蘚痕分螺砢，蘭穎聚琳琅。藥譜知曾有，詩題得未嘗。瓦盆風弄晚，彼拂一襟凉。”從體量來看，雀髀應該較蚱蜢髀爲大，這種雀髀很像是蘭科石仙桃屬（*Pholidota*）或金石斛屬（*Flickingeria*）植物。

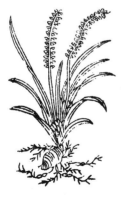

滁州巴戟天

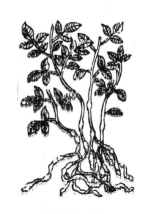

歸州巴戟天

巴戟天　味辛、甘,微溫,無毒。主大風邪氣,陰痿不起,强筋骨,安五藏,補中,增志,益氣,療頭面遊風,小腹及陰中相引痛,下氣,補五勞,益精,利男子。生巴郡及下邳山谷。二月、八月採根,陰乾。覆盆子爲之使,惡朝生、雷丸、丹參。

陶隱居云:今亦用建平、宜都者,狀如牡丹而細,外赤内黑,用之打去心。唐本注云:巴戟天苗,俗方名三蔓草。葉似茗,經冬不枯,根如連珠,多者良,宿根青色,嫩根白紫,用之亦同。連珠肉厚者爲勝。臣禹錫等謹按,藥性論云:巴戟天,使。能治男子夜夢,鬼交泄精,强陰,除頭面中風,主下氣,大風血癩。病人虛損,加而用之。日華子云:味苦。安五臟,定心氣,除一切風,治邪氣,療水腫。又名不凋草,色紫如小念珠,有小孔子,堅硬難擣。

圖經曰:巴戟天生巴郡及下邳山谷,今江淮、河東州郡亦有之,皆不及蜀川者佳。葉似茗,經冬不枯,俗名三蔓草,又名不凋草。多生竹林内。内地生者,葉似麥門冬而厚大,至秋結實。二月、八月採根,陰乾,今多焙之。有宿根者青色,嫩根者白色,用之皆同,以連珠肉厚者勝。今方家多以紫色爲良。蜀人云都無紫色者,彼方人採得,或用黑豆同煮,欲其色紫,此殊失氣味,尤宜辨之。一説蜀中又有一種山律根,正似巴戟,但色白,土人採得,以醋水煮之乃紫,以雜巴戟,莫能辨也。真巴戟嫩者亦白,乾時亦煮治使紫,力劣弱,不可用。今兩種,市中皆是,但擊破視之,其中紫而鮮潔者,僞也;真者擊破,其中雖紫,又有微白慘如粉色,理小暗也。

證類本草箋釋

【雷公曰】：凡使，須用枸杞子湯浸一宿，待稍軟漉出，却用酒浸一伏時，又漉出，用菊花同熬令燋黄，去菊花，用布拭令乾用。

衍義曰：巴㦸天本有心，乾縮時偶自落，或可以抽摘，故中心或空，非自有小孔子也。今人欲要中間紫色，則多僞以大豆汁沃之，不可不察。外堅難染，故先從中間紫色。有人嗜酒，日須五七盃，後患腳氣甚危，或教以巴㦸半兩，糯米同炒，米微轉色，不用米，大黄一兩剉，炒，同爲末，熟蜜爲丸，温水服五七十丸，仍禁酒，遂愈。

〔箋釋〕

巴㦸天因出巴地得名，經言“生巴郡及下邳山谷”，下邳在今江蘇睢寧附近。按照《本草經》與《名醫別録》産地記載和增補方式，《本草經》産地只有一處，所以懷疑原文是“生巴郡山谷及下邳”，即“生巴郡山谷”爲《本草經》文，“及下邳”屬《名醫別録》增補。《文選》左思《蜀都賦》鋪陳巴地物産，“其中則有巴菽、巴㦸、靈壽、桃枝”，劉良注：“巴㦸，巴㦸天也。”《華陽國志·巴志》謂：“其藥物之異者有巴㦸、天椒，竹木之瑰者有桃支、靈壽。”所説亦相吻合。《本草圖經》説“今江淮、河東州郡亦有之，皆不及蜀州者佳”，據《元和郡國志》卷三十三劍州（今四川劍閣縣及周邊地區）元和所貢有巴㦸天，《元豐九域志》卷八劍州土貢巴㦸一十斤，亦説明直到宋代，巴㦸都以四川爲道地。至於今天視爲正品的茜草科植物巴㦸天 *Morinda officinalis*，藥材雖然符合根呈念珠狀、木心可去除、皮色紫等特徵，但主要分佈於兩廣，顯然不是古代主產於四川的巴蜀天品種。

白英　味甘，寒，無毒。主寒熱，八疽，消渴，補中益氣。久服輕身延年。一名穀菜，一名白草。生益州山谷。春採葉，夏採莖，秋採花，冬採根。

陶隱居云：諸方藥不用。此乃有蘵音斛。菜，生水中，人蒸食之。此乃生山谷，當非是。又有白草，葉作羹飲，甚療勞，而不用根、華。益州乃有苦菜，土人專食之，皆充健無病，疑或是此。唐本注云：此鬼目草也。蔓生，葉似王瓜，小長而五椏。實圓，若龍葵子，生青，熟紫黑，煮汁飲，解勞。東人謂之白草。陶云白草，似識之而不的辨。今按，陳藏器本草云：白英，主煩熱，風疹，丹毒，瘰癧寒熱，小兒結熱。煮汁飲之。一名鬼目。《爾雅》云"苻，鬼目"，注："似葛，葉有毛，子赤如耳璫珠。"若云子熟黑，誤矣。又按，別本注云：今江東人夏月取其莖、葉煮粥，極解熱毒。

〔箋釋〕

　　《本草經考注》說："李唐遺卷無一作白英者，《證類》有名未用鬼目下引《拾遺》一名白幕，是古本之僅存者。"因此森立之輯《本草經》乃據《本草和名》《醫心方》《字類抄》改作"白莫"，曹元宇輯《本草經》也以"白莫"立條。其說有理。李時珍雖然沒有見到這些日本文獻，《本草綱目》將"鬼目"合併入白英條，也算雙眼獨具。釋名項說："白英謂其花色，穀菜象其葉文，排風言其功用，鬼目象其子形。《別錄》有名未用復出鬼目,雖苗、子不同,實一物也,故併之。"

　　諸家對鬼目草的描述甚詳,李時珍又補充説:"此俗名排風子是也。正月生苗,白色,可食。秋開小白花。子如龍葵子,熟時紫赤色。《吳志》云:孫皓時有鬼目菜,緣棗樹,長丈餘,葉廣四寸,厚三分,人皆異之。即此物也。又羊蹄草一名鬼目。嶺南有木果亦名鬼目,葉似楮,子大如鴨子,七八月熟,黃色,味酸可食。皆與此同名異物也。"其原植物即茄科白英 *Solanum lyratum*。

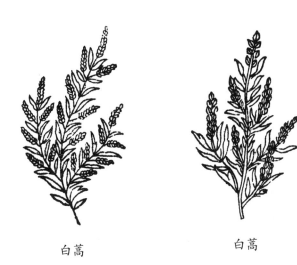

白蒿　　　　　　　　　白蒿

　　白蒿　味甘,平,無毒。主五藏邪氣,風寒濕痹,補中益氣,長毛髮令黑,療心懸,少食常飢。久服輕身,耳目聰明,不老。生中山川澤。二月採。

　　陶隱居云:蒿類甚多,而俗中不聞呼白蒿者,方藥家既不用,皆無復識之,所主療既殊佳,應更加研訪。服食七禽散云:白兔

食之,仙,與前菴蕳子同法爾。<mark>唐本注</mark>云:《爾雅》"蘩,音煩。皤音
婆。蒿",即白蒿也。此蒿葉麁於青蒿,從初生至枯,白於衆蒿,
欲似細艾者,所在有之也。<mark>今按,</mark>別本注云:葉似艾,葉上有白毛
麁澀,俗呼爲蓬蒿。<mark>臣禹錫等謹按,</mark>爾雅疏云:蓬蒿可以爲菹,故
《詩箋》云"以豆薦蘩菹"。陸機云:"凡艾白色爲皤蒿。今白蒿
春始生,及秋香美,可生食,又可蒸。一名游胡,北海人謂之旁
勃。故《大戴禮·夏小正傳》曰:蘩,游胡。游胡,旁勃也。"<mark>孟詵</mark>
云:白蒿,寒。春初,此蒿前諸草生。擣汁去熱黃及心痛。其葉
生挼,醋淹之爲菹,甚益人。又,葉乾爲末,夏日暴,水痢,以米飲
和一匙,空腹服之。子,主鬼氣,末和酒服之,良。又,燒淋灰煎,
治淋瀝疾。

　　圖經曰:白蒿,蓬蒿也。生中山川澤,今所在有之。春初
最先諸草而生,似青蒿而葉麁,上有白毛錯澀,從初生至枯,白於
衆蒿,頗似細艾。二月採。此《爾雅》所謂"蘩,音煩。皤音婆。
蒿"是也。疏云:"蓬蒿可以爲菹,故《詩箋》云以豆薦蘩菹。陸
機云:凡艾白色爲皤蒿。今白蒿春始生,及秋香美,可生食,又可
蒸。一名游胡,北海人謂之旁勃。故《大戴禮·夏小正》云:蘩,
游胡。游胡,旁勃也。"此草古人以爲菹,唐孟詵亦云"生挼醋
食"。今人但食蔞蒿,不復食此。或疑此蒿即蔞蒿,而孟詵又別
著蔞蒿條,所説不同,明是二物,乃知古今食品之異也。又,今階
州以白蒿爲茵陳蒿,苗葉亦相似,然以入藥,恐不可用也。按蒿
類亦多,《爾雅》云"蘩之醜,秋爲蒿",言春時各有種名,至秋老成,
皆通呼爲蒿也。中品有馬先蒿,云生南陽川澤,葉如益母草,花
紅白,八九月有實,俗謂之虎麻,亦名馬新蒿。《詩·小雅》所謂

“匪莪伊蔚”是也。陸機云：蔚，牡蒿。牡蒿，牡菣_{愆刃切}也。三月始生，七月華，似胡麻花而紫赤，八月爲角，角似小豆角，鋭而長，一名馬新蒿。郭璞注《爾雅》“蔚，牡菣”，謂無子者，而陸云有子，二説小異。今當用有子者爲正。下品又有角蒿，云葉似白蒿，花如瞿麥，紅赤可愛，子似王不留行，黑色作角，七八月採。又有茵陳蒿、草蒿，下自有條。白蒿、馬新蒿，古方治癩疾多用之。《深師方》云：取白艾蒿十束如升大，㸑取汁，以麴及米一如釀酒法，候熟，稍稍飲之。但是惡疾遍體，面目有瘡者，皆可飲之。又取馬新蒿搗末，服方寸匕，日三。如更赤起，服之一年，都差平復。角蒿，醫方鮮有用者。

〔箋釋〕

　　“蒿”是多種植物的泛稱，前面加各種限定詞而特指某類物種。《本草經》所指稱的白蒿，名實難於詳考，《本草圖經》繪有兩幅圖例，皆標爲白蒿，從圖形看，似爲菊科大籽蒿 *Artemisia sieversiana* 之類。

　　陶弘景不識此物，只是説：“服食七禽散云：白兔食之，仙。”據《齊民要術》引《神仙服食經》云：“七禽方：十一月採旁勃。旁勃，白蒿也，白兔食之，壽八百年。”《醫心方》引《金匱録》有服食七禽散全方，其中也提到：“以十一月採彭勃。彭勃者，白蒿也，白菟之加也，壽八百歲。”

赤箭　味辛，温。主殺鬼精物，蠱毒惡氣，消癰腫，下支滿，疝，_{音山}下血。久服益氣力，長陰，肥健，輕身增年。一名離母，一名鬼督郵。生陳倉川谷、雍州及太

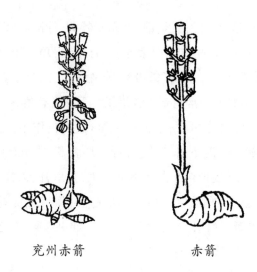

兗州赤箭　　　　　　赤箭

山、少室。三月、四月、八月採根，暴乾。

　陶隱居云：陳倉屬雍州扶風郡。按此草亦是芝類，云莖赤如箭簳，葉生其端，根如人足，又云如芋，有十二子爲衛，有風不動，無風自搖，如此亦非俗所見。而徐長卿亦名鬼督郵，又復有鬼箭，莖有羽，其療並相似，而益人乖異，恐並非此赤箭。**唐本注**云：此芝類，莖似箭簳，赤色，端有花、葉，遠看如箭有羽。根皮肉汁與天門冬同，惟無心脉。去根五六寸，有十餘子衛，似芋。其實似苦楝子，核作五六稜，中肉如麪，日暴則枯萎也。得根即生噉音澹之，無乾服法也。**臣禹錫等謹按，藥性論**云：赤箭，無毒。

　　圖經曰：赤箭生陳倉川谷、雍州及泰山、少室，今江湖間亦有之，然不中藥用。其苗獨莖如箭簳，葉生其端，四月開花，簳、葉俱赤，實似苦楝子，核作五六稜，中有肉如麪，日暴則枯萎。其根大類天門冬，惟無心脉耳。去根五六寸，有十餘子爲衛，似芋。

三月、四月、八月採根，暴乾。今三月、四月採苗，七月、八月、九月採根。謹按，此草有風不動，無風則自搖。《抱朴子》云：按仙方中有合離草，一名獨搖，一名離母。所以謂之合離、離母者，此草爲物，下根如芋魁，有游子十二枚周環之，去大魁數尺，雖相須，而實不連，但以氣相屬耳。如菟絲之草下有伏菟之根，無此菟，則絲不得上，亦不相屬也。然則赤箭之異，陶隱居已云"此亦非俗所見"。菟絲之下有伏菟，亦不復聞有見者，殆其種類中時有神異者乃如此耳。又陶、蘇皆云赤箭是芝類，而上有六芝條，五芝皆以五色生於五嶽，諸方所獻者，紫芝生高夏山谷。蘇云"芝多黃白，稀有黑青者，紫芝最多，非五芝類。但芝自難得，縱獲一二，豈得終久服邪"。今山中雖時復有之，而人莫能識其真，醫家絕無用者，故州郡亦無圖上，蓋祥異之物，非世常有，但附其說於此耳。凡採藥時月，皆先據本經，而後著今土俗所宜，且赤箭，本經但云三月、四月、八月採根，不言用苗，而今方家乃并用根、苗，各有收採時月，與本經參差不同，難以兼著，故但從今法。其他藥有相類者，亦同此比。又按，序例云"凡採藥，其根物多以二月、八月採者，謂春初津潤①始萌，未衝枝葉，勢力淳濃故也，至秋，枝葉津潤歸流於下。今即事驗之，春寧宜早，秋寧宜晚"。據此文意，採根者，須晚秋以後，初春以前，欲其苗梗枯落，至未萌芽時，氣味正完，乃可採耳。然其他藥類，生長及枯死有早晚，採之自隨其時，不必拘以春秋也。下又云"華、實、莖、葉乃各隨其所熟，歲月亦有早晏，不必都依本文"，是其義也。他亦同此比。

---

① 潤：底本作"閏"，據劉甲本改。

別説云：謹按，今醫家見用天麻，即是此赤箭根。今《補注》與《圖經》所載，乃別是一物，中品之下又出天麻一目，注云出鄆州。考今之所出，赤箭根、苗，乃自齊鄆而來者爲上。今翰林沈公括最爲博識，嘗解此。一説云，古方用天麻者不用赤箭，用赤箭者即無天麻，方中諸藥皆同，而唯此名或別，即是天麻、赤箭本爲一物，並合用根也。今中品之下，所別出天麻一目，乃與此赤箭所説都不相干，即明別是一物爾。然中品之下所爲天麻者，世所未嘗見用，今就此赤箭根爲天麻，則與今所用不相違。然赤箭則言苗，用之有自表入裏之功；天麻則言根，用之有自内達外之理。根則抽苗徑直而上，苗則結子成熟而落，返從簳中而下，至土而生，似此粗可識其外内主治之理。

衍義曰：赤箭，天麻苗也。然與天麻治療不同，故後人分之爲二。經中言八月採根暴乾，故知此即苗也。

〔箋釋〕

赤箭載《本草經》，至《開寶本草》別立天麻條，於是赤箭與天麻的關係糾結不清。據《開寶本草》描述説："葉如芍藥而小，當中抽一莖，直上如箭簳。莖端結實，狀若續隨子。至葉枯時，子黃熟。其根連一二十枚，猶如天門冬之類，形如黃瓜，亦如蘆菔，大小不定。"由此看來，《開寶本草》所説的"天麻"與《本草經》以來的"赤箭"，都是指蘭科天麻 *Gastrodia elata*。

但天麻雖係《開寶本草》今附，《名醫別録》有名未用"五母麻"條中已出現天麻之名，《別録》云："五母麻，味苦，有毒。主瘻痹不便，下痢。一名鹿麻，一名歸澤麻，一名天麻,一名若一草。生田野,五月採。"這種別名天麻的五母麻顯然與蘭科 *Gastrodia elata* 無關,而功效則與療風接近。

唐代文獻中"赤箭"與"天麻"之名皆有使用,但凡稱"赤箭"者則與補益功用有關,符合《本草經》"久服益氣力,長陰,肥健,輕身增年"功效。如《酉陽雜俎》前集卷二記武攸緒升仙,"服赤箭、伏苓"。又《淳化閣帖》卷四刻柳公權赤箭帖云:"儻有赤箭,時寄及三五兩,以扶衰病,便是厚惠。"又白居易《齋居》詩有句云:"黃耆數匙粥,赤箭一甌湯。"此外,《資治通鑑》卷二百一十載太平公主"與宮人元氏謀,於赤箭粉中置毒,進於上"。以上所稱"赤箭"爲 *Gastrodia elata* 當無問題。

至於"天麻",據《本草拾遺》云:"天麻,寒,主熱毒癰腫,搗莖葉傅之,亦取子作飲,去熱氣。生平澤,似馬鞭草,節節生紫花,花中有子,如青葙子。"同樣的描述亦見於《千金要方》卷二十三天麻草湯:"天麻草切五升,以水一斗半,煮取一斗,隨寒熱分洗乳,以殺癢也。此草葉如麻,冬生,夏著花,赤如鼠尾花也。"《外臺秘要》同。陳藏器與孫思邈所說的"天麻"或"天麻草"應該是一物,大約爲唇形科益母草一類,這或許就是《名醫別錄》的"五母麻"。

鑒於唐代"天麻"一詞存在同名異物,我們頗懷疑宋初《開寶本草》的作者誤將唇形科天麻與蘭科赤箭混淆爲一,《開寶本草》天麻條功效部分主要採自唇形科天麻,而植物描述則取材於蘭科赤箭。年代稍後的本草如《本草圖經》

或許已經意識到這一錯誤,而蘇頌仍在赤箭條狡辯說:"今山中雖時復有之,而人莫能識其真,醫家絶無用者,故州郡亦無圖上,蓋祥異之物,非世常有,但附其説於此耳。"其後,沈括、寇宗奭、陳承皆各有解釋,反而引起赤箭、天麻用苗還是用根的辯論,直到李時珍始將天麻重新歸併入赤箭條。

　　本書引陳承"別説"提到:"今翰林沈公括最爲博識,嘗解此。"其後緊接"一説云",其實是陳承自己的看法,非沈括的意見。摘《夢溪筆談》相關論述以備參考:"赤箭,即今之天麻也。後人既誤出天麻一條,遂指赤箭別爲一物。既無此物,不得已又取天麻苗爲之,滋爲不然。本草明稱採根陰乾,安得以苗爲之?草藥上品,除五芝之外,赤箭爲第一。此神仙補理養生上藥。世人惑於天麻之説,遂止用之治風,良可惜哉。或以謂其莖如箭,既言赤箭,疑當用莖,此尤不然。至如鳶尾、牛膝之類,皆謂莖葉有所似,用則用根耳,何足疑哉?"

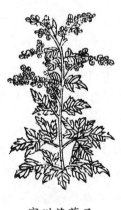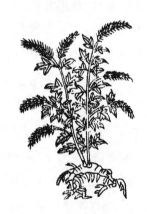

寧州菴藺子　　　　　秦州菴藺子

證類本草箋釋

670

菴音淹。䕡音閭。**子** 味苦,微寒、微溫,無毒。**主五藏瘀血**,腹中水氣,臚脹留熱,風寒濕痺,**身體諸痛**,療心下堅,膈中寒熱,周痺,婦人月水不通,消食,明目。**久服輕身延年不老**,䮴音巨。䮠音虛。食之,神仙。生雍州川谷,亦生上黨及道邊。十月採實,陰乾。荆實、薏苡爲之使。

陶隱居云:狀如蒿艾之類,近道處處有。仙經亦時用之,人家種此辟蛇也。**臣禹錫等謹按,藥性論**云:菴䕡,使,味辛、苦。益氣,主男子陰痿不起,治心腹脹滿,能消瘀血。**日華子**云:治腰脚重痛,膀胱疼,明目及骨節煩痛,不下食。

圖經曰:菴䕡子生雍州川谷及上黨道邊,今江淮亦有之。春生苗,葉如艾蒿,高三二尺。七月開花,八月結實,十月採,陰乾。今人通以九月採。江南人家多種此辟蛇。謹按,本經"久服輕身延年不老",而古方書少有服食者,惟入諸雜治藥中。如胡洽療驚邪狸骨丸之類,皆大方中用之。孫思邈《千金翼》、韋宙《獨行方》主踠折瘀血,並單用菴䕡一物煮汁服之,亦末服。今人治打撲損,亦多用此法,飲散皆通,其效最速。服食方不見用者。

【廣利方】:治諸瘀血不散變成癰:搗生菴䕡蒿,取汁一升服之。

〔箋釋〕

《文選》司馬相如《子虛賦》有"菴閭軒於",張揖注:"菴閭,蒿也,子可醫疾。"與陶弘景注"狀如蒿艾之類"相符。根據《本草圖經》所繪，原植物大致爲菊科菴藺 *Artemisia keiskeana*，或同屬白苞蒿 *Artemisia lactiflora* 之類。

陶弘景謂"仙經亦時用之"，《本草圖經》則云："古方書少有服食者。"按，《醫心方》引《金匱錄》服食七禽散提到："以八月採庵蘆，庵蘆者，駈驢之加也，壽二千歲。"結合陶注，這裏的"庵蘆"即是菴藺，如《本草綱目》釋名項李時珍說："庵，草屋也。閭，裏門也。此草乃蒿屬，老莖可以蓋覆庵閭，故以名之。《貞元廣利方》謂之庵藺蒿云。又史注云：庵廬，軍行宿室也。則閭似當作廬。"單服菴藺亦見於史書，《北史》卷十三云："(馮)太后嘗以體不安，服菴閭子，宰人昏而進粥，有蝘蜓在焉，后舉匕得之。帝時侍側，大怒，將加極罰，太后笑而釋之。"

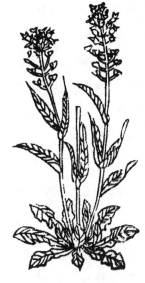

菥蓂子

菥音錫。蓂音覓。子　味辛，微温，無毒。主明目，目痛淚出，除痹，補五藏，益精光，療心腹腰痛。久服輕身不老。一名蔑菥，一名大蕺，一名馬辛，一名大薺。生咸陽川澤及道傍。四月、五月採，暴乾。得荆實、細辛良，惡乾薑、苦參。

陶隱居云：今處處有之，人乃言是大薺子，俗用甚稀。唐本注云：《爾雅》云是大薺，然驗其味，甘而不辛也。臣禹錫等謹按，蜀本云：似薺菜而細，俗呼爲老薺。藥性論云：菥蓂子，苦參爲使。能治肝家積聚，眼目赤腫。陳藏器云：菥蓂子，本經一名大薺，蘇引《爾雅》爲注云大薺。按，大薺即葶藶，非菥蓂也。菥蓂大而褊，葶藶細而圓，二物殊別也。

　　圖經曰：菥蓂子生咸陽川澤及道傍，今處處有之。《爾雅》云：“菥蓂，大薺。”郭璞云：“似薺，細葉，俗呼之曰老薺。”蘇恭亦云是大薺，又云“然菥蓂味辛，大薺味甘”，陳藏器以大薺當是葶藶，非菥蓂，菥蓂大而扁，葶藶細而圓，二物殊也。而《爾雅》自有葶藶，謂之蕈，音典。注云：“實、葉皆似芥，一名狗薺。”大抵二物皆薺類，故人多不能細分，乃爾致疑也。四月、五月採，暴乾。古今眼目方中多用之，崔元亮《海上方》療眼熱痛，淚不止，以菥蓂子一物，搗篩爲末，欲臥，以銅筯點眼中，當有熱淚及惡物出，并去努肉。可三四十夜點之，甚佳。

〔箋釋〕

　　《吕氏春秋》說：“孟夏之昔，殺三葉而獲大麥。”高誘注：“三葉，薺、葶藶、菥蓂也。是月之季枯死，大麥熟而可獲。”薺菜、葶藶、菥蓂皆是十字花科植物。菥蓂也被認爲是薺菜之一種，故《爾雅》說“菥蓂，大薺”。《本草綱目》菥蓂條集解項說：“薺與菥蓂一物也，但分大、小二種耳。小者爲薺，大者爲菥蓂，菥蓂有毛，故其子功用相同，而陳士良之本草亦謂薺實一名菥蓂也。葶藶與菥蓂同類，但菥蓂味甘花白，葶藶味苦花黄爲異耳。或言菥蓂即甜葶藶，亦通。”

　　可注意的是，《新修本草》說：“《爾雅》云是大薺，然驗其味,甘而不辛也。"這句話究竟是指菥蓂味甘,還是大薺味甘,表述不清。根據《本草拾遺》對蘇敬的批評:"大薺即葶藶,非菥蓂也。"因爲幾種葶藶子都有辛辣味,所以推測《新修本草》的原意,大約是指菥蓂"味甘而不辛"。但《本草圖經》卻將其理解爲"菥蓂味辛,大薺味甘"。菥蓂屬植物菥蓂 *Thlaspi arvense* 的種子含有芥子油苷,具有明顯辛辣刺激性;薺菜屬植物薺菜 *Capsella bursa-pastoris* 則不含此成分。此或許就是《本草圖經》所説"菥蓂味辛,大薺味甘"。

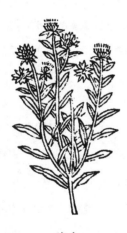

著實

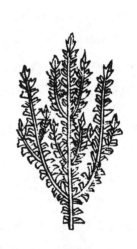

蔡州著實

著實 味苦、酸,平,無毒。主益氣,充肌膚,明目,聰慧先知。久服不飢,不老,輕身。生少室山谷。八月、九月採實,日乾。

唐本注云:此草所在有之,以其莖爲筬。陶誤用楮實爲之。

証類本草箋釋

674

本經云味苦，楮實味甘，其楮實移在木部也。

　　圖經曰：蓍實生少室山谷，今蔡州上蔡縣白龜祠傍，其生如蒿作叢，高五六尺，一本一二十莖，至多者三五十莖，生便條直，所以異於衆蒿也。秋後有花出於枝端，紅紫色，形如菊，八月、九月採其實，日乾入藥。今醫家亦稀用。其莖爲筮，以問鬼神，知吉凶，故聖人贊之，謂之神物。《史記·龜策傳》曰："龜千歲，乃遊於蓮葉之上；蓍百莖共一根，又其所生，獸無虎狼，蟲無毒螫。"徐廣注曰："劉向云龜千歲而靈，蓍百年而一本生百莖。"又褚先生云："蓍生滿百莖者，其下必有神龜守之，其上常有青雲覆之。傳曰：天下和平，王道得而蓍莖長丈，其叢生滿百莖。方今世取蓍者，不能中古法度，不能得滿百莖長丈者，取八十莖已上，蓍長八尺即難得也。人民好用卦者取滿六十莖以上，長滿六尺者即可用矣。"今蔡州所上者，皆不言如此。然則此類，其神物乎，故不常有也。

〔箋釋〕

　　《説文》云："蓍，蒿屬。生千歲，百莖。《易》以爲數。天子蓍九尺，諸侯七尺，大夫五尺，士三尺。"古人用蓍草占卜，故神秘如此，其原植物爲菊科高山蓍 *Achillea alpina* 及同屬近緣品種。

　　可注意的是《新修本草》按語，"陶誤用楮實爲之"，意即陶弘景誤認爲是楮實；又説"其楮實移在木部也"，意即《本草經集注》楮實原在此處，《新修本草》將其調整到了木部。所以尚志鈞輯復《本草經集注》，蓍實與楮實都在卷三草木上品；輯復《新修本草》，蓍實在卷六草部上品之上，楮實在卷十二木部上品。但令人奇怪的是,著實條下並没有陶注,按照《新修本草》的編輯習慣,並没有删减陶注的情况。不特如此,楮實條的《名醫别録》文説:"楮實,味甘,寒,無毒。主陰痿,水腫,益氣,充肌膚,明目。久服不飢不老,輕身。生少室山。一名穀實。所在有之。八月、九月採實,日乾,四十日成。"其大部分都與著實條重疊。森立之《本草經》輯本有鑒於此,根據《醫心方》等資料,認爲"著實"爲"著實"之訛,並在考異中分析説:"蘇敬偶睹誤作著之本,遂定爲著實。木部别造楮實條,以爲黑字之誤,半割此條文,參互錯綜,其文或與此條相同。是木部楮實條,全係蘇敬之手製新增也。且以此條墨字文及陶注移於彼,故此無《别録》主治及陶注,其妄斷杜撰,可笑之甚也。"森立之的意思是説,在《本草經集注》中,著實、楮實,實際是一條,標題或許是寫作"著實",陶弘景按照楮實作注;後來蘇敬編《新修本草》,認爲這條的《本草經》文講的是著實,《名醫别録》文講的是楮實,於是剥離成兩條,將陶注留在剥離出的楮實條下,安排在木部,只剩下著實的《本草經》文孤零零地留在草部。

　　森立之此説確有道理,如此一來,輯復《本草經集注》著實與楮實應該合併爲一條。至於究竟是當初陶弘景弄錯了,將著草之實與楮樹(構樹)之實誤併在一條,還是後來蘇敬弄錯了,將完整的條文割裂爲兩部分,不得而知。不過可以大致推測,蘇敬之所以認定此條之《本草經》文是指著草的果實,實緣於經文中"聰慧先知"四字。

赤芝 味苦，平。主胸中結，益心氣，補中，增智慧，不忘。久食輕身不老，延年神仙。一名丹芝。生霍山。

陶隱居云：南嶽本是衡山，漢武帝始以小霍山代之，非正也。此則應生衡山也。

【英公云：安心神。

黑芝 味鹹，平。主癃，音隆。利水道，益腎氣，通九竅，聰察。久食輕身不老，延年神仙。一名玄芝。生恒山。

唐本注云：五芝，經云皆以五色生於五嶽，諸方所獻，白芝未必華山，黑芝又非恒嶽。且芝多黃、白，稀有黑、青者，然紫芝最多，非五芝類。但芝自難得，縱獲一二，豈得終久服耶？

青芝 味酸，平。主明目，補肝氣，安精魂，仁恕。久食輕身不老，延年神仙。一名龍芝。生泰山。

【英公云：不忘，强志。

白芝 味辛，平。主欬逆上氣，益肺氣，通利口鼻，强志意，勇悍，安魄。久食輕身不老，延年神仙。一名玉芝。生華山。

黃芝 味甘，平。主心腹五邪，益脾氣，安神，忠信和樂。久食輕身不老，延年神仙。一名金芝。生嵩山。

紫芝　味甘，温。主耳聾，利關節，保神，益精氣，堅筋骨，好顏色。久服輕身不老，延年。一名木芝。生高夏山谷。六芝皆無毒，六月、八月採。署預爲之使，得髮良，得麻子人、白瓜子、牡桂共益人，惡常山，畏扁青、茵蔯蒿。

陶隱居云：按郡縣無高夏名，恐是山名爾。此六芝皆仙草之類，俗所稀見，族種甚多，形色瓌異，並載《芝草圖》中。今俗所用紫芝，此是朽樹木株上所生，狀如木檽，音軟。名爲紫芝，蓋止療痔，而不宜以合諸補丸藥也。凡得芝草，便正爾食之，無餘節度，故皆不云服法也。臣禹錫等謹按，爾雅云：茵，芝。釋曰：瑞草名也，一歲三華，一名茵，一名芝。《論衡》云“芝生於土，土氣和，故芝草生”，《瑞命禮》曰“王者仁慈，則芝草生”是也。抱朴子云：赤者如珊瑚，白者如截肪，黑者如澤漆，青者如翠羽，黃者如紫金，而皆光明洞徹如堅冰也。又云：木芝者，松柏脂淪地，千歲化爲茯苓；萬歲其上生小木，狀似蓮花，名曰木威喜芝。夜視有光，持之甚滑，燒之不焦，帶之辟兵。藥性論云：紫芝，使，畏髮。味甘，平，無毒。主能保神益壽。

〔箋釋〕

《說文》云：“芝，神草也。”芝是真菌類物種，古人目爲瑞草，代表物種主要有多孔菌科靈芝屬的紫芝 *Ganoderma sinense*、赤芝 *Ganoderma lucidum* 等。漢代以來，芝被目爲吉祥物，亦抽象成程式化的圖案模式，神仙道教對其神化尤多，《抱朴子內篇·仙藥》云：“五芝者，有石芝，有木芝，有草芝，有肉芝，有菌芝，各有百許種也。”其後詳細描述石芝、木芝等，文繁不具引。

《本草經》六芝，除了紫芝外，其餘五芝，皆以五色、五味、五藏、五嶽與五行一一對應。不僅如此，經文還説："青芝，主仁恕；赤芝，增智慧；黄芝，忠信和樂；白芝，主勇悍；黑芝，聰察。"這裏竟然還隱含着與五行對應的"仁、智、信、義、禮"，即漢儒常説的"五性"。

其中赤芝"生霍山"，陶弘景注："南嶽本是衡山，漢武帝始以小霍山代之，非正也。"《史記・孝武本紀》説："(元封五年)上巡南郡，至江陵而東，登禮潛之天柱山，號曰南嶽。"因爲在陶弘景的觀念中，《本草經》是"神農之所作，不刊之書"，故對此處赤芝的産地提出疑問。陶弘景這一意見也符合當時道教的看法，《雲笈七籤》卷七十九《五嶽真形圖法并序》也説："吳越人或謂霍山爲嶽，其實非正也。"

更有意思的是五色芝以外，還有紫芝，因爲別出於五行之外，《本草經》記其産地"生高夏山谷"。五色芝對應五行分生五嶽，顯然出於附會，如《新修本草》即提出懷疑："經云皆以五色生於五嶽，諸方所獻，白芝未必華山，黑芝又非恒嶽。"而紫芝的産地，博雅如陶弘景也覺得費解，他在《本草經集注》中推測説："按郡縣無高夏名，恐是山名爾。"今考"高夏"既不是郡縣名，也不是山名，很可能是《本草經》作者臆造的地名。《淮南子・俶真訓》云："巫山之上，順風縱火，膏夏紫芝與蕭艾俱死。"據高誘注："巫山在南郡。膏夏，大木也，其理密白如膏，故曰膏夏。紫芝，皆喻賢智也。蕭、艾，賤草，皆喻不肖。"由此知"膏夏"本爲美木之名,與紫芝並喻君子;蕭與艾爲雜草,比喻小人。膏夏、紫芝與蕭、艾同生於"巫山"之上,當大火燒來,君子小人俱死,含有玉石俱焚之意。因爲這句話已有地點狀語"巫山",故"膏夏"絕無可能是地名,高誘訓作"大木"爲正確。由此推測,《本草經》作者按照五行爲五色芝"分配"了五嶽產地之後,紫芝找不到更合適的產地,乃根據《淮南子》"膏夏紫芝"之說,向壁虛構了一個"高夏山谷"。

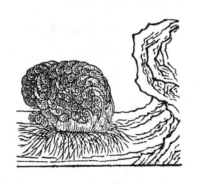 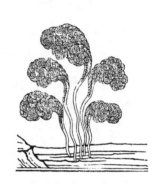

海州卷柏　　　　　　兗州卷柏

卷君免切。柏　味辛、甘,温、平、微寒,無毒。主五藏邪氣,女子陰中寒熱痛,癥瘕,血閉,絕子,止欬逆,治脱肛,散淋結,頭中風眩,痿蹙,强陰益精。久服輕身和顏色,令人好容體。一名萬歲,一名豹足,一名求股,一名交時。生常山山谷石間。五月、七月採,陰乾。

陶隱居云:今出近道,叢生石土上,細葉似柏,卷屈狀如雞足,青黄色。用之,去下近石有沙土處。臣禹錫等謹按,范子云:卷柏出三輔。吳氏云:卷柏,神農:辛,平;桐君、雷公:甘。建康記云：建康出卷柏。藥性論云：卷柏，君。能治月經不通，尸疰鬼疰，腹痛，去百邪鬼魅。日華子云：鎮心治邪，啼泣，除面皯，頭風，暖水藏。生用破血，炙用止血。

圖經曰：卷柏生常山山谷間，今關、陝、沂、兗諸州亦有之。宿根紫色多鬚。春生苗，似柏葉而細碎，拳攣如雞足，青黃色，高三五寸。無花、子，多生石上。五月、七月採，陰乾。去下近石有沙土處，用之。

〔箋釋〕

卷柏爲卷柏科植物卷柏 *Selaginella tamariscina*、墊狀卷柏 *Selaginella pulvinata* 之類。其別名甚多，《本草綱目》釋名項説：“卷柏、豹足，象形也。萬歲、長生，言其耐久也。”道教神仙服食方亦用卷柏，《雲笈七籤》卷七十七《黃帝受黃輕四物仙方》云：“一曰鴻光，二曰千秋，三曰萬歲，四曰慈墨實。（本注：合此四物。帝曰：此四物形狀若何，可得聞乎？黃輕曰：鴻光者，雲母也；千秋者，卷柏也，生於名山之間；萬歲者，澤瀉也；慈墨者，莧實也，一云兔絲子。）右件杵羅爲末，以白松脂和擣爲丸，如梧桐子大。每日空心溫酒下三十丸，服七年，效可壽千歲。久服之，與天帝相守。帝恭拜之。”

681

一種唐本餘

辟虺雷　味苦，大寒，無毒。主解百毒，消痰，祛大

熱,療頭痛,辟瘟疫。一名辟蛇雷。其狀如亀塊蒼术,節
中有眼。

四十六種陳藏器餘

藥王　味甘,平,無毒。解一切毒,止鼻衄,吐血,祛
煩躁。苗莖青色,葉摘之有乳汁,搗汁飲,驗。

〔箋釋〕

　　"藥王"的觀念最初可能出自佛經,佛藏中有《佛說觀
藥王藥上二菩薩經》,《妙法蓮華經》亦有"藥王菩薩本事
品"。傳入中土後,孫思邈、韋善俊、韋慈藏等都曾被尊爲
"藥王"。而作爲藥物的"藥王",仍首見於佛經。後漢安
世高譯《佛說奈女耆域因緣經》說:"於宮門前逢一小兒擔
樵,耆域望視,悉見此兒五藏,腸胃縷悉分明。耆域心念,
《本草經》說有藥王樹,從外照內見人腹藏,此兒樵中得無
有藥王耶?"

兜木香　燒去惡氣,除病疫。《漢武帝故事》:"西
王母降,上燒兜木香末。兜木香,兜渠國所獻,如大豆,
塗宮門,香聞百里。關中大疾疫,死者相枕,燒此香,疫
則止。"《內傳》云"死者皆起"。此則靈香,非中國所致,
標其功用,爲衆草之首焉。

〔箋釋〕

　　"兜木香"亦作"兜末香",《法苑珠林》卷三十六引《漢

武故事》云："西王母當降，上燒兜末香。兜末香者，兜渠國所獻，如大豆，塗門，香聞百里。關中嘗大疫，死者相係，燒此香，死者止。"正文說"死者皆起"，乃是附記《漢武帝內傳》之異文。

草犀根　味辛，平，無毒。主解諸藥毒。嶺南及睦婺間，如中毒草，此藥及千金藤並解之。亦主蠱毒、溪毒、惡刺、虎狼、蟲虺等毒，天行瘴瘧寒熱，咳嗽痰壅，飛尸，喉閉，瘡腫，小兒寒熱，丹毒，中惡，注忤，痢血等。並煮汁服之，其功用如犀，故名草犀，解毒爲最。生衢、婺、洪、饒間。苗高二三尺，獨莖，根如細辛，研服更良。生水中者，名木犀也。

【海藥云：謹按，《廣州記》云：生嶺南及海中。獨莖，對葉而生，如燈臺草，若細辛。平，無毒。主解一切毒氣，虎狼所傷，溪毒野蠱等毒，並宜燒研服，臨死者服之得活。

薇　味甘，寒，無毒。久食不飢，調中，利大小腸。生水傍，葉似萍。《爾雅》曰：薇，垂也。《三秦記》曰：夷、齊食之三年，顏色不異。武王誡之，不食而死。《廣志》曰：薇葉似萍，可食，利人也。

【海藥云：謹按，《廣州記》云：生海、池、澤中。《爾雅》注云：薇，水菜。主利水道，下浮腫，潤大腸。

　　《説文》云："薇,菜也,似藋。"《詩經·采薇》"采薇采
薇",傳説伯夷、叔齊不仕周朝,隱居首陽山,采薇而食之。
《本草綱目》釋名項云："案許慎《説文》云:薇,似藋。乃菜
之微者也。王安石《字説》云:微賤所食,因謂之薇。故
《詩》以采薇賦戍役。孫炎注《爾雅》云:薇草生水旁而枝
葉垂于水,故名垂水也。"集解項李時珍説:"薇生麥田中,
原澤亦有,故《詩》云'山有蕨薇',非水草也。即今野豌
豆,蜀人謂之巢菜。蔓生,莖、葉、氣味皆似豌豆,其藋作
蔬、入羹皆宜。《詩》云'采薇采薇,薇亦柔止',《禮記》云
'芼羹以薇',皆此物也。《詩疏》以爲迷蕨,鄭氏《通志》以
爲金櫻芽,皆謬矣。項氏云:巢菜有大、小二種:大者即薇,
乃野豌豆之不實者;小者即蘇東坡所謂元修菜也。此説得
之。"按照其説,薇指豆科植物大巢菜 *Vicia sativa*。《救荒
本草》野豌豆條云:"生田野中。苗初就地拖秧而生,後分
生莖叉,苗長二尺餘,葉似胡豆葉稍大,又似苜蓿葉亦大,
開淡粉紫花,結角似家豌豆角,但秕小。味苦。"據其圖例,
應該也是此種。

　　**無風獨搖草　帶之令夫婦相愛。生嶺南。頭如彈
子,尾若鳥尾,兩片開合,見人自動,故曰獨搖草。**

　　【**海藥云**:謹按,《廣志》云:生嶺南。又云:生大秦國。性
温、平,無毒。主頭面遊風,遍身瘮。煮汁淋蘸。陶朱術云:五月
五日採,諸山野往往亦有之。

零餘子　味甘,温,無毒。主補虚,强腰脚,益腎,食之不飢。曬乾,功用强於署預。有數種①,此則是其一也。一本云:大如雞子,小者如彈丸,在葉下生。

〔箋釋〕

零餘子是山藥葉腋的珠芽,《本草綱目》説:"此即山藥藤上所結子也,長圓不一,皮黄肉白,煮熟去皮食之,勝於山藥,美於芋子。"

百草花　主百病,長生,神仙,亦煮花汁釀酒服之。《異類》云:鳳剛者,漁陽人也,常採百花,水漬,封泥埋之百日,煎爲丸。卒死者,内口中即活。胡剛服藥,百餘歲,入地肺山。《列仙傳》云:堯時赤松子服之得仙。

〔箋釋〕

《神仙傳》云:"鳳綱者,漁陽人也。常採百草花,以水漬,泥封之,自正月始,盡九月末止,埋之百日,煎丸之。卒死者以此藥内口中,皆立生。綱長服此藥,得壽數百歲不老。後入地肺山中仙去。"《真誥》卷十引鳳綱口訣,陶弘景注:"(鳳綱)出《神仙傳》,能釀百草花以起死者。"《本草拾遺》即據此而來,"胡剛"云云,乃是傳寫訛誤。今本《列仙傳》謂赤松子"服水玉,以教神農",並無服食百草花的事迹;別有赤將子輿"不食五穀,而噉百草花,至堯帝時,爲

685

① 種:底本缺,據柯刻《大觀》補。

木工,能隨風雨上下"。

紅蓮花、白蓮花　味甘,平,無毒。久服令人好顔色,變白却老。生西國,胡人將來至中國也。

旱藕　味甘,平,無毒。主長生不飢,黑毛髮。生太行,如藕。

〔箋釋〕

《新唐書·姜撫傳》云:"終南山有旱藕,餌之延年。"又云:"旱藕,杜蒙也。"《新修本草》王孫條云:"《小品》述本草牡蒙,一名王孫。《藥對》有牡蒙,無王孫。此則一物明矣。"《本草綱目》因此將旱藕併入王孫條,其原植物或爲百合科四葉王孫 *Paris tetraphylla*。

羊不喫草　味苦、辛,温,無毒。主一切風血,補益,攻諸病。煮之,亦浸酒。生蜀川山谷。葉細長,在諸草中羊不喫者是。

萍蓬草根　味甘,無毒。主補虚,益氣力,久食不飢,厚腸胃。生南方池澤。大如荇,花黄,未開前如算袋,根如藕,飢年當穀也。

石藥　主長年不飢。生太山石上,如花藥,爲丸散服之。今時無復有。王隱《晉書》曰:庾袞入林慮山^①,食木實,餌石蘂,得長年也。

〔箋釋〕

《晉書·孝友傳》謂庾袞攜其妻適林慮山,"年穀未熟,食木實,餌石蘂,同保安之,有終焉之志"。又云:"及將收穫,命子怊與之下山,中塗目眩瞀,墜崖而卒。"今本《晉書》如此,陳藏器所引爲王隱《晉書》,似有"得長年"數字。然據《太平御覽》卷五百零二引王隱《晉書》也說庾袞"咳發,柱杖將起,杖跌,墜岸而死",卷七百四十一疾病部引王隱《晉書》說:"庾袞字叔褒,入林慮山,中途而眩發,倚岩而坐,柱杖將起,跌墜崖而死。"皆無"得長年"之說,疑是陳藏器隨文臆造。石蘂爲苔蘚地衣類,《廣東新語》卷二十七記羅鄮山石蘂云:"有石蘂者,石上苔衣也。一名蒙茶,以水瀹之至十度,清香不減,味亦如之,多產羅浮山中。"此爲石蘂科植物鹿蘂 *Cladonia rangiferina* 及同屬近緣物種。

仙人草　主小兒酢瘡。煮湯浴,亦搗傅之。酢瘡,頭小大硬^②。小者,此瘡或有不因藥而自差者。當丹毒入腹必危,可預飲冷藥以防之,兼用此草洗瘡。亦明目,去膚瞖,按汁滴目中。生階庭間,高二三寸,葉細有鴈

687

---

① 庾袞:底本作"庾褒",據劉甲本改。按,《晉書》庾袞字叔褒。林慮山:底本作"林慮山",據《晉書》改。

② 頭小大硬:底本如此,意思難通,《本草綱目》引作"頭小而硬",於意爲長。

齒,似離鬲草,北地不生也。

會州白藥　主金瘡,生膚,止血,碎末傅瘡上。藥如白斂,出會州也。

救窮草　食之可絶穀長生。生地肺山大松樹下,如竹,出新道書。地肺山高六千丈,其下有之,應可求也。

〔箋釋〕

　　據《名醫別録》,黃精亦名救窮,應非此。《本草分經》則謂"救窮草即黃精似玉竹者,俗呼玉竹黃精",異説備參。此言"出新道書",不知是何意。據《太平寰宇記》卷一百四十三引《福地記》云:"(武當縣石階山)西北角有大樹,樹下生草名救窮,冬夏不枯。日食三寸,絶穀不饑,登之度世。陶先生謂之西嶽佐命是也。"

草豉　味辛,平,無毒。主惡氣,調中,益五藏,開胃,令人能食。生巴西諸國。草似韭,豉出花中,人食之。

陳思岌　味辛,平,無毒。主解諸藥毒,熱毒,丹毒癰腫,天行壯熱,喉痹,蟲毒,除風血,補益。已上並煮服之,亦磨傅瘡上,亦浸酒。出嶺南。一名千金藤,一名石黃香。今江東又有千金藤,一名烏虎藤,與陳思岌所主頗有異同，終非一物也。陳思炭蔓生，如小豆，根及葉辛香也。

千里及　味苦，平，小毒。主天下疫氣，結黃，瘰癧，蠱毒。煑服之吐下，亦搗傅瘡，蟲、蛇、犬等咬處。藤生，道旁籬落間有之，葉細厚，宣、湖間有之。

孝文韭　味辛，溫，無毒。主腹內冷脹滿，泄痢腸澼，溫中補虛。生塞北山谷。如韭，人多食之，能行。云昔後魏孝文帝所種，以是爲名。又有山韭，亦如韭，生山間，主毛髮。又有石蒜，生石間。又有澤蒜，根如小蒜，葉如韭，生平澤，並溫補下氣，又滑水源。又有諸葛亮韭，而長，彼人食之，是蜀魏時諸葛亮所種也。

〔箋釋〕

《北戶錄》卷二水韭條引鄭虔云："薤味辛，生河西西，長二尺。塞北山谷間多孝文韭，軍人食之，魏孝文帝所植。如渭水原諸葛亮韭，亦諸葛所種也。"《北戶錄》引文當出自鄭虔《胡本草》，此書著作時間與陳藏器《本草拾遺》基本相同，此條內容亦同，或許有同樣的資料來源。

倚待草　味甘，溫，無毒。主血氣虛勞，腰膝疼弱，風緩，羸瘦無顏色，絕傷，無子，婦人老血。浸酒服之。逐病拯疾，故名倚待。生桂州如安山谷，葉圓，高二三尺，八月採取。

〔箋釋〕

  “倚待”當是倚馬可待之縮略，《世説新語·文學》云：“桓宣武北征，袁虎時從，被責免官。會須露布文，喚袁倚馬前令作。手不輟筆，俄得七紙，殊可觀。”《南史·謝朓傳》云：“時荊州信去倚待，朓執筆便成，文無點易。”

  雞侯菜 味辛，温，無毒。久食温中益氣。生嶺南。顧《廣州記》曰：雞侯菜，似艾，二月生，宜雞羹，故名之。

  桃朱術 取子帶之，令婦人爲夫所愛。生園中，細如芹，花紫，子作角，以鏡向旁敲之，則子自發，五月五日收之也。

〔箋釋〕

  可注意者，本卷此前無風獨搖草條説：“帶之令夫婦相愛。”墨蓋子下引《海藥本草》有云：“陶朱術云：五月五日採，諸山野往往亦有之。”内容與本條頗有錯落。又本書卷十青葙子條引蕭炳云：“又有一種花黃，名陶珠術，苗相似。”應即是此。三處之“陶朱術”“桃朱術”“陶珠術”有無聯繫，不得而詳，拈出待考。

  鐵葛 味甘，温，無毒。主一切風，血氣羸弱，令人性健。久服風緩及偏風並正。生山南峽中。葉似苟杞，根如葛,黑色也。

　　伏雞子根　味苦,寒,無毒。主解百藥毒,諸熱煩悶急黃,天行黃疸,疽瘡,瘰癧中惡,寒熱頭痛,馬急黃及牛疫,並水磨服。生者尤佳。亦傅癰腫,與陳家白藥同功。但霍亂諸冷,不可服耳。生四明天台。葉圓薄似錢,蔓延,根作鳥形者良,一名承露仙。

　　陳家白藥　味苦,寒,無毒。主解諸藥毒。水研服之,入腹與毒相攻必吐,疑毒未止,更服。亦去心胸煩熱,天行溫瘴。出蒼梧。陳家解藥用之,故有陳家之號。蔓及根並似土瓜,緊小者良,冬、春採取。一名吉利菜,人亦食之,與婆羅門白藥及赤藥功用並相似。葉如錢,根如防己,出明山。

〔箋釋〕

　　《嶺表錄異》云:"陳家白藥子,一名吉利。本梧州陳氏有此藥,善解蠱毒,每有中者即求之,前後救人多矣,遂以爲名。今封康州有得其種者,廣府每歲常爲土貢焉。諸解毒藥,功力皆不及陳家白藥。"可進一步參考本書卷九白藥條按語。

　　龍珠　味苦,寒,無毒。子主丁腫,葉變白髮,令人不睡。李邕方云:主諸熱毒,石氣發動,調中,解煩。生道傍,子圓赤珠似龍葵,但子熟時赤耳。

搥胡根　味甘,寒,無毒。主潤五藏,止消渴,除煩,去熱,明目,功用如麥門冬。生江南川谷蔭地,苗如萱草,根似天門冬,用之去心。

甜藤　味甘,寒,無毒。去熱煩,解毒,調中氣,令人肥健。又主剥馬血毒入肉,狂犬,牛馬熱黄。搗絞取汁,和米粉作糗餌,食之甜美,止洩。搗葉汁傅蛇咬瘡。生江南山林下,蔓如葛,又有小葉尖長,氣辛臭。搗傅小兒腹,除痞滿閃癖。

〔箋釋〕

> 所謂"剥馬血毒入肉",本書卷十五婦人月水條引《梅師方》云:"治剥馬被骨刺破毒欲死:以月水傅瘡口,立效。"可參。

孟娘菜　味苦,小温,無毒。主婦人腹中血結,羸瘦,男子陰囊濕癢,强陽道,令人健行,不睡,補虚,去痔瘻、瘰癧、瘻瘤。作菜,生四明諸山,冬、夏常有。葉似升麻,方莖,山人取以爲菜。一名孟母菜,一名厄菜。

吉祥草　味甘,温,無毒。主明目,强記,補心力。

生西國,胡人將來也。

　　地衣草　味苦,平,無毒。主明目。崔知悌方云:服之令人目明。地上衣如草,生濕處是。

　　郎耶草　味苦,平,無毒。主赤白久痢,小兒大腹痞滿,丹毒,寒熱。取根、莖煮服①之。生山澤間,三四尺,葉作鴈齒,如鬼針苗。

　　地楊梅　味辛,平,無毒。主赤白痢。取莖、子煎服。生江東温濕地。四五月有子似楊梅,苗如蓑草也。

　　茅膏菜　味甘,平,無毒。主赤白久痢,羹服之。草高一尺,生茅中。葉有毛,如油膩黏人手,子作角,中有小子也。

〔箋釋〕

　　此即食蟲植物茅膏菜科茅膏菜 *Drosera peltata*。《清稗類鈔》描述説:"茅膏菜爲食蟲草,生於濕地。莖高四五寸,葉略如半月形,有長柄,邊緣及面生多數腺毛,其端分泌黏液,小蟲觸之,則黏而不脱,徐徐消化吸收之。花小,色白,或帶紅色。"

---

① 　煮服:底本作"服煮",據文意乙正。

鏨菜　味辛,平,無毒。主破血,産後腹痛。煑汁服之,亦搗碎傅丁瘡。生江南國蔭地。似益母,方莖,對節,白花,花中甜汁,飲之如蜜。

益妳草　味苦,平,無毒。主五野雞病,脫肛,止血。炙令香,浸酒服之。生永嘉山谷,葉如澤蘭,莖赤,高二三尺也。

蜀胡爛　味辛,平,無毒。主冷氣,心腹脹滿,補腎,除婦人血氣,下痢,殺牙齒蟲。生安南,似薇香子。

雞脚草　味苦,平,無毒。主赤白久痢成疳。生澤畔,赤莖對葉,如百合苗。

難火蘭　味酸,溫,無毒。主冷氣風痺,開胃下食,去腹脹,久服明目。生巴西胡國,似菟絲子,長少許。

　蓼蕎　味辛,溫,無毒。主霍亂,腹冷脹滿,冷氣攻擊,腹內不調,産後血攻,胸脇刺痛。煑服之,亦食其苗如苤韭。亦搗傅蛇咬瘡。生高原,如小蒜而長。産後作羹,食之,良。

石薺寧　味辛,溫,無毒。主風冷氣,并瘡疥癬,野雞漏下血。煮汁服。生山石上。紫花細葉,高一二尺,山人並用之。

藍藤根　味辛,溫,無毒。上氣冷嗽,煮服之。生新羅國,根如細辛。

七仙草　主杖瘡,搗枝葉傅之。生山足,葉尖細長。

甘家白藥　味苦,大寒,小有毒。主解諸藥毒,與陳家白藥功用相似。人吐毒物,疑不穩,水研服之,即當吐之,未盡又服。此二藥性冷,與霍亂下痢相反。出龔州已南。甘家亦因人爲號。葉似車前,生陰處,根形如半夏。嶺南多毒物,亦多解物,豈天資乎?

天竺乾薑　味辛,溫,無毒。主冷氣寒中,宿食不消,腹脹下痢,腰背疼,痃癖氣塊,惡血積聚。生婆羅門國,似薑小黃。一名胡乾薑。

池德勒　味辛,溫,無毒。主破冷氣,消食。生西國,草根也,胡國人用之。

重修政和經史證類備用本草卷第七

草部上品之下總五十三種

三十四種神農本經白字。

二種名醫別錄墨字。

二種唐本先附注云"唐附"。

五種唐本餘

一十種陳藏器餘

　　　凡墨蓋子已下並唐慎微續證類

藍實澱青布(續注)。　　芎藭　　　蘼蕪

黃連

絡石地錦、扶芳、土鼓、石血、薜荔、木蓮、常春藤等(續注)。

蒺藜子　　　　　　黃耆白水耆、赤水耆、木耆(續注)。

肉蓯蓉草蓯蓉(附)。　防風葉(附)。花(續注)。

蒲黃　　　　　　香蒲　　　續斷

漏蘆　　　　　　營實白薔薇根(續注)。

天名精　　　　　決明子茳芏(續注)。

丹參　　　　　　茜根　　　飛廉

五味子　　　　　　旋花績筋(附)。蘭草

忍冬　　　　　　　虵床子　　　　地膚子鴨舌草(附)。

千歲虆藤是也。　　景天花(附)。　　茵陳蒿

杜若　　　　　　　沙參　　　　　白兔藿

徐長卿　　　　　　石龍芻敗蓆(續注)。

薇銜　　　　　　　雲實花(附)。　王不留行

鬼督郵唐附。　　　白花藤唐附。

　　　　五種唐本餘

留軍待　　地不容　　獨用將軍　山胡椒　燈籠草

　　　　一十種陳藏器餘

人肝藤　　越王餘筭　石薴　　　海根　　寡婦薦

自經死繩　刺蜜　　　骨路支　　長松　　合子草

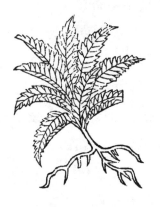

福州馬藍

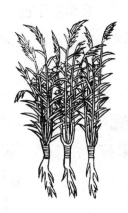

江陵府吳藍

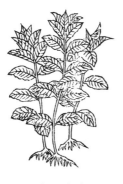

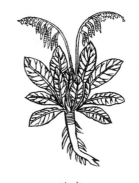

蜀州藍葉　　　　　　藍實

藍實　味苦,寒,無毒。主解諸毒,殺蟲蚑、音其,小兒鬼也。痒鬼、螫毒。久服頭不白,輕身。其葉汁殺百藥毒,解狼毒、射罔毒;其莖葉可以染青。生河內平澤。

陶隱居云:此即今染縹音禁。碧所用者。至解毒,人卒不能得生藍汁,乃浣縹布汁以解之,亦善。以汁塗五心,又止煩悶。尖葉者為勝,甚療蜂螫毒。唐本注云:藍實有三種:一種圍徑二寸許,厚三四分,出嶺南,云療毒腫,太常名此草為木藍子。如陶所引,乃是菘藍,其汁抨普更切。為澱音殿。者。按經所用,乃是蓼藍實也,其苗似蓼,而味不辛者。此草汁療熱毒,諸藍非比。且二種藍今並堪染,菘藍為澱,惟堪染青;其蓼藍不堪為澱,惟作碧色爾。臣禹錫等謹按,蜀本圖經云:葉似水蓼,花紅白色,子若蓼子而大,黑色。今所在下濕地有,人皆種之。爾雅云:葴,馬藍。注:今大葉冬藍也。疏:今為澱者是也。藥性論云:藍實,君,味甘。能填骨髓,明耳目,利五藏,調六腑,利關節,治經絡中結氣,使人健,少睡,益心力。藍汁止心煩躁,解蟲毒。日華子云：吳藍，味苦、甘，冷，無毒。治天行熱狂，丁瘡遊風，熱毒腫毒，風瘮，除煩止渴，殺疳，解毒藥、毒箭，金瘡，血悶，蟲蛇傷，毒刺，鼻洪，吐血，排膿，寒熱頭痛，赤眼，產後血運，解金石藥毒，解狼毒、射罔毒，小兒壯熱，熱疳。**陳藏器**云：蘇云"菘藍造澱"，按澱多是槐藍、蓼藍作者，入藥勝槐藍。澱寒，傅熱瘡，解諸毒。滓，傅小兒禿瘡。熱腫初作，上沫堪染如青黛解毒。小兒丹熱，和水服之。藍有數種，蓼藍最堪入藥。甘藍，此人食之，去熱黃也。**又云：**青布，味鹹，寒。主解諸物毒，天行煩毒，小兒寒熱，丹毒，並水漬取汁飲。燒作黑灰，傅惡瘡經年不差者，及灸瘡，止血，令不中風水。和蠟熏惡瘡，入水不爛，熏嗽殺蟲，熏虎狼咬瘡，出水毒。又於器中燒令煙出，以器口熏人中風水惡露等瘡，行下得惡汁，知痛癢，差。又入諸膏藥，療丁腫、狐刺等惡瘡，又浸汁和生薑煮服，止霍亂。真者入用，假者不中。

　　圖經曰：藍實生河內平澤，今處處有之。人家蔬圃中作畦種蒔，三月、四月生苗，高三二尺許，葉似水蓼，花紅白色，實亦若蓼子而大，黑色，五月、六月採實。按藍有數種：有木藍，出嶺南，不入藥；有菘藍，可以爲澱者，亦名馬藍，《爾雅》所謂"葴，馬藍"是也；有蓼藍，但可染碧，而不堪作澱，即醫方所用者也。又福州有一種馬藍，四時俱有，葉類苦益菜，土人連根採之，焙，擣下篩，酒服錢匕，治婦人敗血甚佳。又江寧有一種吳藍，二三月內生，如蒿狀，葉青花白，性寒，去熱解毒，止吐血。此二種雖不類，而俱有藍名。又古方多用吳藍者，或恐是此，故并附之。後漢趙岐[①]

---

　　① 趙岐：底本作"趙歧"，據文意改。

作《藍賦》，其序云："余就醫偃師，道經陳留，此境人皆以種藍染紺爲業，藍田彌望，黍稷不殖。"至今近京種藍特盛，云藍汁治蟲豸傷咬。劉禹錫《傳信方》著其法云：取大藍汁一椀，入雄黃、麝香二物，隨意看多少，細研，投藍汁中，以點咬處。若是毒者，即并細服其汁，神異之極也。昔張薦員外在劒南爲張延賞判官，忽被斑蜘蛛咬項上，一宿，咬處有二道赤色，細如箸，繞項上，從胸前下至心，經兩宿，頭面腫疼如數升盌大，肚漸腫，幾至不救。張相素重薦，因出家財五百千，并薦家財又數百千，募能療者。忽一人應召，云可治。張相初甚不信，欲驗其方，遂令目前合藥。其人云：不惜方，當療人性命耳。遂取大藍汁一甆盌，取蜘蛛，投之藍汁，良久，方出得汁中，甚困不能動。又別擣藍汁，加麝香末，更取蜘蛛投之，至汁而死。又更取藍汁、麝香，復加雄黃和之，更取一蜘蛛投汁中，隨化爲水。張相及諸人甚異之，遂令點於咬處。兩日内悉平愈。但咬處作小瘡，痂落如舊。又中品著青黛條云：從胡國來，及太原、廬陵、南康等染澱，亦堪傅熱毒等。染瓷上池沫，紫碧色者，同青黛功。

【聖惠方】：治時氣熱毒，心神煩躁：用藍澱半大匙，以新汲水一盞服。　　又方：治小兒中蟲下血欲死：擣青藍汁，頻頻服半合。

千金方：治脣上生瘡，連年不差：以八月藍葉壹斤，擣取汁洗，不過三日差。　　又方：治自縊死：以藍汁灌之。又極須安定其心，徐緩解，慎勿割斷繩，抱取。心下猶温者，刺雞冠血滴着口中，即活也，男雌女雄。　　又方：熊傷人瘡：燒青布熏瘡口毒出，仍煑葛根令濃，汁以洗瘡，日十度。并擣葛根爲散，煑葛根汁,服方寸匕,日五服,差。　**又方**:治鱉癥:藍葉一斤,擣以水三升,絞取汁,服一升,日二。

千金翼:治急疳蝕鼻口,數日欲死:取藍澱傅之令遍,日十度,夜四度,差。

肘後方:治人身體重,小腹急熱上衝胸,頭重不能舉,眼中生瞖,膝脛拘急欲死:取藍一把,水五升,鼠屎兩頭尖者二七枚,煮取二升,盡服之,温覆取汗。

葛氏方:新被毒箭:擣藍青絞汁飲,并傅瘡上。如無藍,可漬青布絞汁飲之,亦以治瘡中。　**又方**:中水毒:擣藍青汁,以少水和,傅頭面身上令匝。　**又方**:服藥過劑煩悶及中毒煩悶欲死:擣藍取汁,服數升。無藍,浣青絹取汁飲亦佳。　**又方**:食杏人中毒,藍子汁解之。

梅師方:治虎傷人瘡:取青布緊捲作纏,燒一頭,内竹筒中,射瘡口,令煙熏入瘡中,佳。　**又方**:治上氣咳嗽,呷呀息氣,喉中作聲,唾黏:以藍實葉水浸良久,擣絞取汁一升,空腹頻服。須臾以杏人研取汁,煮粥食之。一兩日將息,依前法更服,吐痰盡方差。

子母秘録:治小兒赤痢:擣青藍汁二升,分四服。　**又方**:治小兒丹:藍澱傅,熱即易。

廣五行記:永徽中,絳州僧病噎不下食。告弟子:吾死之後,便可開吾胸喉,視有何物。言終而卒。弟子依言而開視,胸中得一物,形似魚而有兩頭,遍體是肉鱗。弟子致器中,跳躍不止。戲以諸味,皆隨化盡。時夏中藍盛作澱,有一僧以澱致器中，此蟲遂遠器中走，須臾化爲水矣。

衍義曰：藍實，即大藍實也，謂之蓼藍非是，《爾雅》所説是。解諸藥等毒，不可闕也。實與葉兩用，注不解實，只解藍葉爲未盡，經所説盡矣。藍一本而有數色，刮竹青、緑雲、碧青、藍黃，豈非青出於藍而青於藍者也？生葉汁解藥毒，此即大葉藍，又非蓼藍也。蓼藍即堪揉汁染翠碧，花成長穗，細小，淺紅色。

〔箋釋〕

古代植物性染料以梔、茜爲主，《史記·貨殖列傳》有“千畝梔茜”之説，茜根染絳，梔子染黃。至於藍色，則主要來源於植物中所含的靛藍，《詩經·采緑》“終朝采藍，不盈一襜”，所採之“藍”，即作色素用者。“青”亦與“藍”有關，《荀子·勸學》云：“青取之于藍而青于藍。”《史記·三王世家》引傳亦云：“青採出於藍而質青於藍。”《説文》云：“藍，染青草也。”

《本草經》有藍實，《名醫別録》謂“其莖葉可以染青”。此“青”字諸家未釋，疑即後起之“靛”字意。《玉篇》云“靛，以藍染也”，當指後世所用之藍靛染料，係從植物“藍”中精製提取者。

含靛藍的植物甚多，古代不同時地所言的藍亦非一種，或依據《爾雅》“葴，馬藍”，郭璞注：“今大葉冬藍也。”邢昺疏：“今爲澱者是也。”遂認爲《本草經》藍實爲十字花科菘藍 *Isatis indigotica* 的果實，其説恐有問題。東漢藍作爲經濟植物大量種植，《太平御覽》卷九百九十六引謝承《後漢書》云：“弘農楊震字伯起，常種藍自業，諸生恐震年大，助其功傭，震喻罷之。”又引趙岐《藍賦》序云：“余就醫

03

第七 草部上品之下總五十三種

偃師,道經陳留,此境人皆以種藍染紺爲業,藍田彌望,黍稷不殖,慨其遺本念末,遂作賦焉。"這種藍之果實,應即《本草經》之藍實。另據《齊民要術》序引東漢仲長統語:"斯何異蓼中之蟲,而不知藍之甘乎?"此能證明東漢之"藍"確爲蓼科之蓼藍 *Polygonum tinctorium*,而非其他。

蓼藍主要分佈於北方地區,這與弘農楊震種藍、趙岐道經陳留見藍田彌望、《本草經》説"藍實生河内平澤"皆相符合。至南北朝,北方《齊民要術》有專篇記載種藍之法,據繆啟愉先生研究,賈思勰所談的"藍"亦是 *Polygonum tinctorium*;而處於南地的陶弘景對"藍"則另有看法,《本草經集注》云"尖葉者爲勝",此"藍"則如蘇敬所言,"如陶所引,乃是菘藍",原植物當爲十字花科菘藍 *Isatis indigotica*。

《新修本草》提到藍有三種,其中蓼藍、菘藍原植物已見前,嶺南所出木藍則似爲豆科木藍屬植物木藍 *Indigofera tinctoria*。陳藏器也同意蘇説,認爲"蓼藍最堪入藥"。《蜀本草》引《圖經》描述的藍實也是蓼藍:"葉似水蓼,花紅白色,子若蓼子而大,黑色,今所在下濕地有,人皆種之。"

《本草圖經》所見的"藍"則由三種增加到了五種,仍然以蓼藍爲正品,共繪有四幅圖例,其中福州馬藍可確定爲爵牀科馬藍 *Baphicacanthus cusia*,藍實當是菘藍 *Isatis indigotica*,江陵府吴藍與蜀州藍葉特徵不明顯。

芎藭 味辛,温,無毒。主中風入腦,頭痛,寒痹,筋攣緩急,金瘡,婦人血閉,無子,除腦中冷動,面上遊風去

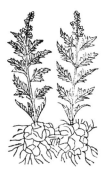
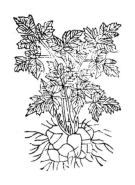

鳳翔府芎藭　　　　永康軍芎藭

來，目淚出，多涕唾，忽忽如醉，諸寒冷氣，心腹堅痛，中惡，卒急腫痛，脅風痛，溫中內寒。一名胡窮，一名香果，其葉名蘼蕪。生武功川谷、斜谷西嶺。三月、四月採根，暴乾。得細辛療金瘡止痛，得牡蠣療頭風吐逆。白芷爲之使。

陶隱居云：今惟出歷陽，節大莖細，狀如馬銜，謂之馬銜芎藭。蜀中亦有而細，人患齒根血出者，含之多差。苗名蘼蕪，亦入藥，別在下説。俗方多用，道家時須爾。胡居士云：武功去長安二百里，正長安西，與扶風狄道相近；斜谷是長安西嶺下，去長安一百八十里，山連接七百里。唐本注云：今出秦州。其人間種者形塊大，重實，多脂潤；山中採者瘦細，味苦辛。以九月、十月採爲佳，今云三月、四月，虛惡非時也。陶不見秦地芎藭，故云惟出歷陽。歷陽出者，今不復用。臣禹錫等謹按，蜀本圖經云：苗似芹、胡荽、蛇牀輩，叢生，花白，今出秦州者爲善，九月採根乃佳。吳氏云：芎藭，神農、黃帝、岐伯、雷公：辛，無毒；扁鵲：酸，無毒；季氏：生溫，熟寒。或生胡無桃山陰，或太山。葉香細青黑，文赤如藁本。冬夏叢生，五月華赤，七月實黑，莖端兩葉，三月採，根有節，似馬銜狀。藥性論云：芎藭，臣。能治腰脚軟弱，半身不遂，主胞衣不出，治腹内冷痛。日華子云：畏黄連。治一切風，一切氣，一切勞損，一切血，補五勞，壯筋骨，調衆脉，破癥結宿血，養新血，長肉，鼻洪，吐血及溺血，痔瘻，腦癰，發背，瘰癧，瘿贅，瘡疥及排膿，消瘀血。

圖經曰：芎藭生武功山谷、斜谷西嶺。蘼蕪，芎藭苗也，生雍州川澤及冤句。今關陝、蜀川、江東山中多有之，而以蜀川者爲勝。其苗四五月間生，葉似芹、胡荽、蛇牀輩，作叢而莖細。《淮南子》所謂"夫亂人者，若芎藭之與藁本，蛇牀之與蘼蕪"是也。其葉倍香，或蒔於園庭，則芬馨滿徑。江東、蜀川人採其葉作飲香，云可以已泄瀉。七八月開白花，根堅瘦，黄黑色，三月、四月採，暴乾。一云九月、十月採爲佳，三月、四月非時也。關中出者，俗呼爲京芎，並通用。惟貴形塊重實，作雀腦狀者，謂之雀腦芎，此最有力也。蘼蕪一名蕲。古芹字，巨斤切。古方單用芎藭，含咀以主口齒疾，近世或蜜和作指大丸，欲寢服之，治風痰殊佳。

【聖惠方：治婦人崩中下血，晝夜不止：以芎藭一兩剉，酒一大盞，煎至五分，去滓，入生地黄汁二合，煎三兩沸，食前分二服。

千金方：治崩中，晝夜不止：芎藭八兩，清酒五升，煎取二升半，分三服。不耐者，徐徐進之。

經驗後方：治頭風，化痰：川芎不計分兩，用淨水洗浸，薄切片子，日乾或焙，杵爲末，煉蜜爲丸如小彈子大。不拘時，茶酒嚼下一丸。

斗門方：治偏頭疼：用京芎細剉，酒浸，服之，佳。

靈苑方：治婦人經絡住經三箇月，驗胎法：川芎生爲末，空心濃煎艾湯下一匙頭，腹内微動者，是有胎也。

續十全方：治胎忽因倒地，忽舉動擎重促損，腹中不安及子死腹中：以芎藭爲末，酒服方寸匕，須臾一二服，立出。　　**又方**：風齒敗口臭，但含芎藭。

御藥院方：真宗賜高公相國去痰清目進飲食生犀丸：川芎十兩緊小者，粟米泔浸三日換，切片子，日乾，爲末，作兩料。每料入麝、腦各一分，生犀半兩，重湯煮，蜜杵爲丸，小彈子大。茶酒嚼下一丸。痰，加朱砂半兩；膈壅，加牛黃一分，水飛鐵粉一分；頭目昏眩，加細辛一分；口眼喎斜，炮天南星一分。

春秋注云：麥麹鞠藭，所以禦濕①。

簡文帝勸醫文：麥麹芎藭，纔止河魚之腹。

衍義曰：芎藭②，今出川中，大塊，其裏色白，不油色，嚼之微辛甘者佳。他種不入藥，止可爲末煎湯沐浴。此藥今人所用最多，頭面風不可闕也，然須以他藥佐之。沈括云：予一族子，舊服芎藭，醫鄭叔熊見之云：芎藭不可久服，多令人暴死。後族子果無疾而卒。又朝士張子通之妻病腦風，服芎藭甚久，亦一旦暴亡。皆目見者。此蓋單服耳，若單服既久，則走散真氣。既使佗藥佐使，又不久服，中病便已，則烏能至此也。

707

---

① 此條，劉甲本作："《春秋》云：山芎藭能去卑濕風氣。"
② 芎藭：底本作"芎窮"，據上下文改。

　　宋代開始，"川芎"逐漸取代"芎藭"成爲此藥的正名。
"芎藭生蜀道，白芷來江南。漂流到關輔，猶不失芳甘。"這
是蘇東坡《和子由記園中草木十一首》詩中的幾句。最早
在處方中提到川芎之名的是唐藺道人《仙授理傷續斷方》，
但此書的年代可能有些問題，但至遲在北宋川産芎藭已經
是有名之品，《本草圖經》説道："今關陝、蜀川、江東山中
多有之，而以蜀川者爲勝。"並繪有"永康軍芎藭"，宋代永
康軍即是四川都江堰市，也是今天川芎的道地産區。與蘇
頌同時代的宋祁在《益部方物略記》中贊芎云："柔葉美
根，冬不殞零。採而掇之，可糝於羹。"注釋中描述更詳：
"蜀中處處有之，葉爲蘼蕪，《楚辭》謂江蘺者。根爲芎，似
雀腦者善。成都九月九日藥市，芎與大黄如積，香溢於廛。
或言其大若胡桃者不可用。人多蒔於園檻，葉落時可用作
羹，蜀少寒，莖葉不萎。今醫家最貴川芎、川大黄云。"文中
也提到川芎的種蒔。年代稍後的《本草衍義》更加强調川
産的道地性："今出川中，大塊，其裏色白，不油色，嚼之微
辛甘者佳。他種不入藥，止可爲末煎湯沐浴。"

　　南宋時川産芎藭的地位已不可動摇，杭州地方本草
《履巉岩本草》居然用"川芎苗"來作爲蘼蕪的正名，這裏
的"川芎"二字，已經不是"川産芎藭"的意思，而是"芎藭"
的代稱。范成大《吴船録》則記録説都江堰青城山深處有
"芙蓉坪，道人於彼種芎"，明清以降，皆以四川都江堰所出
爲道地。

藤蕪　味辛,溫,無毒。主欬逆,定驚氣,辟邪惡,除蠱毒,鬼疰,去三蟲。久服通神。主身中老風,頭中久風,風眩。一名薇蕪,一名茳蘺,芎藭苗也。生雍州川澤及宛句。四月、五月採葉,暴乾。

陶隱居云:今出歷陽,處處亦有,人家多種之。葉似蛇牀而香,騷人借以爲譬,方藥用甚稀。唐本注云:此有二種,一種似芹葉,一種如蛇牀,香氣相似,用亦不殊爾。臣禹錫等謹按,爾雅云:蘄茝,藤蕪。注:香草,葉小如萎狀。疏引郭云:如萎蒿之狀。

圖經曰:藤蕪説文已具芎藭條下。

【廣志曰:藤蕪香草,魏武帝以藏衣中。

管子曰:五沃之土生藤蕪。

郭璞贊曰:藤蕪香草,亂之虵床,不隕其貴,自烈以芳。

〔箋釋〕

　　傘形科植物苗葉相似,又具辛香之氣,每多混淆,《本草經》中芎藭與藤蕪各是一條,《名醫別錄》則補充説:“芎藭,其葉名藤蕪。”又云:藤蕪,“一名茳蘺,芎藭苗也”。且不論魏晉名醫們的意見是否正確,但在漢代文獻中,芎藭、藤蕪肯定分指兩種植物,證據有二:《史記·司馬相如列傳》“穹窮昌蒲,江離麋蕪”句,司馬貞索隱詳引諸家注説後,作結論説:“則芎藭、藁本、江離、藤蕪並相似,非是一物也。”《淮南子·氾論訓》云:“夫亂人者,芎藭之與藁本也,蛇牀之與麋蕪也,此皆相似者。”此亦見芎藭、麋蕪不是一物。《本草經》所稱的芎藭只能大致推測爲傘形科植物。

　　魏晉開始,不特醫家,各種注説皆視芎藭、江離、蘪蕪爲一物,《博物志》卷四云:"芎藭,苗名江離,根曰芎藭。"《史記索隱》引《藥對》云:"蘪蕪一名江離,芎藭苗也。"《山海經》郭璞注:"芎藭一名江離。"《後漢書·馮衍傳》"攢射干雜蘪蕪兮"句李賢注:"蘪蕪似蛇牀而香,其根即芎藭也。"但這種根名芎藭、苗爲蘪蕪的植物,未必就是今天傘形科的川芎。宋代芎藭品種依然複雜,《本草圖經》所繪"永康軍芎藭",結合產地,可以認爲是川芎 *Ligusticum chuanxiong* 的幼苗。

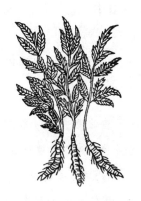

澧州黃連

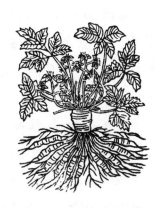

宣州黃連

710　黃連　味苦,寒,微寒,無毒。主熱氣,目痛眥傷泣出,明目,腸澼腹痛,下痢,婦人陰中腫痛,五藏冷熱,久下洩澼膿血。止消渴,大驚,除水利骨,調胃厚腸,益膽,療口瘡。久服令人不忘。一名王連。生巫陽川谷及蜀郡、太山。二月、八月採。黃芩、龍骨、理石爲之使,惡菊花、芫花、玄參、白鮮,畏款冬,勝烏頭,解巴豆毒。

　　陶隱居云:巫陽在建平。今西間者色淺而虛,不及東陽、新安諸縣最勝;臨海諸縣者不佳。用之當布裹,挼去毛,令如連珠。俗方多療下痢及渴,道方服食長生。唐本注云:蜀道者麁大節平,味極濃苦,療渴爲最。江東者節如連珠,療痢大善。今澧州者更勝。今注:醫家見用,宣州九節堅重、相擊有聲者爲勝。臣禹錫等謹按,蜀本圖經云:苗似茶,花黃叢生,一莖生三葉,高尺許,冬不凋。江左者節高若連珠,蜀都者節下不連珠。今秦地及杭州、柳州者佳。藥性論云:黃連,臣。一名支連。惡白殭蠶,忌豬肉,惡冷水。殺小兒疳蟲,點赤眼昏痛,鎮肝去熱毒。蕭炳云:今出宣州絕佳,東陽亦有,歙州、處州者次。陳藏器云:主羸瘦氣急。日華子云:治五勞七傷,益氣,止心腹痛,驚悸煩燥,潤心肺,長肉止血,并瘡疥,盜汗,天行熱疾。豬肚蒸爲丸,治小兒疳氣。

　　圖經曰:黃連生巫陽川谷及蜀郡、泰山,今江、湖、荆、夔州郡亦有,而以宣城者爲勝,施、黔者次之。苗高一尺已來,葉似甘菊。四月開花,黃色。六月結實似芹子,色亦黃。二月、八月採根用。生江左者,根若連珠,其苗經冬不凋,葉如小雉尾草,正月開花作細穗,淡白微黃色,六七月根緊始堪採。古方以黃連爲治痢之最。胡洽方載九盞湯,主下痢,不問冷熱、赤白、穀滯、休息、久下悉主之。以黃連長三寸三十枚秤重一兩半,龍骨如碁子四枚重四分,附子大者一枚,乾薑一兩半,膠一兩半,並切;先以水五合,著銅器中,去火三寸,煎沸,便下著生土上,沸止又上,水五合,如此九上九下;內諸藥著火上,沸,輒下著土上,沸止又復,九上九下,度可得一升,頓服,即止。又香連丸亦主下痢,近世盛行。其法以宣連、青木香分兩停同擣篩，白蜜丸如梧子，空腹飲下二三十丸，日再，如神。其久冷人，即用煨熟大蒜作丸。此方本出李絳《兵部手集方》，嬰孺用之亦効。又治目方用黃連多矣，而羊肝丸尤奇異。取黃連末一大兩，白羊子肝一具，去膜，同於砂盆内研令極細，衆手撚爲丸如梧子。每食，以煖漿水吞二七枚，連作五劑，差。但是諸眼目疾及障翳、青盲皆主之，禁食猪肉及冷水。劉禹錫云：有崔承元者，因官治一死罪囚，出活之，囚後數年以病自致死。一旦，崔爲内障所苦，喪明，逾年後，半夜歎息獨坐，時聞階除間悉窣之聲。崔問爲誰，曰是昔所蒙活者囚，今故報恩至此，遂以此方告訖而没。崔依此合服，不數月，眼復明，因傳此方於世。又今醫家洗眼湯，以當歸、芍藥、黃連等分停，細切，以雪水或甜水煎濃汁，乘熱洗，冷即再温洗，甚益眼目。但是風毒赤目、花翳等，皆可用之。其説云：凡眼目之病，皆以血脉凝滯使然，故以行血藥合黃連治之，血得熱即行，故乘熱洗之，用者無不神効。

【雷公云：凡使，以布拭上肉毛，然後用漿水浸二伏時，漉出，於柳木火中焙乾用。若服此藥得十兩，不得食猪肉；若服至三年，不得食猪肉一生也。

外臺秘要：治卒心痛：黃連八兩，一味㕮咀，以水七升，煮取五升，絞去滓，寒温飲五合，日三服。　**又方**：治目卒癢，目痛：末黃連，乳汁浸，點眥中，止。

千金方：治大熱毒純血痢：宣連六兩，以水七升，煮取三升半，夜露星月下，平旦空腹頓服之，少臥將息。

肘後方：治眼淚出不止：濃汁漬綿乾拭目。　**又方**：赤痢

熱下,久不止:黃連末,雞子白丸,飲服十丸,三十丸即差。 又
方:治卒消渴,小便多:擣黃連,絹篩,蜜和,服三十丸,治渴延
年。 又方:赤白痢下,令人下部疼重,故名重下,出膿血如雞
子白,日夜數十行,絞臍痛。治之:黃連一升,酒五升,煮取一升
半,分再服,當小絞痛。

經驗方:治暴赤白痢如鵝鴨肝者,痛不忍:黃連、黃芩各一
兩,以水二升,煎取一升,分三服,熱喫,冷即凝矣。

梅師方:傷寒病,發豌豆瘡,未成膿方:黃連四兩,水三升,
煎取一升,去滓,分服。

斗門方:治痔疾有頭如雞冠者:用黃連末,傅之即差,更加
赤小豆末尤良。

簡要濟眾:小兒吐血不止:以一兩去鬚,擣爲散,每服一
錢,水七分,入豉二十粒,同煎至五分,去滓,溫服,量兒大小加
減進。

博濟方:治久患脾洩,神聖香黃散:宣連一兩,生薑四兩,
一處以慢火炒,令薑乾脆,色深,去薑取連擣末,每服二錢匕,空
心臘茶清下。甚者不過二服,差。

勝金方:治眼黃連丸:宣連不限多少,搥碎,用新汲水一大
椀,浸至六十日後,用綿濾過取汁,入元椀內,却於重湯上熬,不
住以匙蕩攪,候乾爲度。即穿地坑子可深一尺,以瓦鋪底,將熟
艾四兩,坐在瓦上,以火然,如灸法。然後以藥椀覆上,四畔封
泥,開孔,令煙出盡即止,取出刮下,丸如小豆大,每服十丸,甜竹
葉湯下。 又方:治久痢,累醫不差:黃連一兩爲末,以雞子白

和爲餅,炙,令如紫肝色,杵爲末,以漿水三升,慢火煎成膏。白痢加酒半盞同煎,每服半合,温米飮調下,食前服。

廣利方:治骨節熱積漸黃瘦:黃連四分,碎切,以童子小便五大合,浸經宿,微煎三四沸,去滓,食上分兩服,如人行四五里再服。

杜壬:治氣痢瀉,裏急後重,神妙方:宣連一兩,乾薑半兩,各爲末。每用連二錢,薑半錢,和勻,空心温酒下。

子母秘録:因驚擧重,胎動出血:取黃連末,酒服方寸匕,日三服。孫尚藥同。 **又方**:小兒赤白痢多時,體弱不堪:宣連濃煎,和蜜服。日六七服,量其大小,每煎三分水減二分,頻服。 **又方**:小兒耳後月蝕瘡:末黃連傅之。 **又方**:小兒鼻下兩道赤者名曰𧏖,亦名赤鼻疳:鼻以米泔洗,傅黃連末,日三四度,佳。

姚和衆小兒方:小兒食土:取好土濃煎黃連汁搜之,日乾,與服。

抱朴子:乳汁煎之,治目中百病。

宋王微黃連讚:黃連味苦,左右相因。斷涼滌暑,闡命輕身。繽雲昔御,飛蹕上旻。不行而至,吾聞其人。

梁江淹黃連頌:黃連上草,丹砂之次。禦孽辟妖,長靈久視。驂龍行天,馴馬匝地。鴻飛以儀,順道則利。

衍義曰:黃連,今人多用治痢,蓋熱以苦燥之義。下俚但見腸虛滲泄,微似有血便,即用之,更不知止。又不顧寒熱多少,但以盡劑爲度,由是多致危困。若氣實初病,熱多血利,服之便止,仍不必盡劑也。或虛而冷,則不須服。餘如經。

〔箋釋〕

　　《本草經》謂黃連"久服令人不忘",陶云"道方服食長
生",故劉宋王微《黃連贊》有云:"縉雲昔御,飛踵上旻。"
《後漢書·方術列傳》注引《漢武帝內傳》云:"封君達,隴
西人,初服黃連五十餘年。"《真誥》卷五有劉奉林"但服黃
連,以得不死"。後世黃連主要用於中焦濕熱,腸澼下利,
少有言及其補益功效者。

　　漢晉之際巴蜀是黃連的主要產地,不僅本草言"黃連
生巫陽川谷及蜀郡、太山",《范子計然》也說:"黃連出蜀
郡,黃肥堅者善。"左思《蜀都賦》謂"風連莚蔓於蘭皋",風
連即黃連,莚蔓即蔓延,形容黃連生長茂盛,劉逵注:"風連
出岷山,一曰出廣都山。"廣都山在今四川成都市雙流區。
川產黃連主要是毛茛科黃連 *Coptis chinensis*、三角葉黃連
Coptis deltoidea。

　　但從陶弘景開始直至唐末宋初,更提倡南方所出黃
連,陶弘景說:"今西間者色淺而虛,不及東陽、新安諸縣最
勝。"《新修本草》雖作調和之論云:"蜀道者麄大節平,味
極濃苦,療渴爲最。江東者節如連珠,療痢大善。今澧州
者更勝。"但據《千金翼方·藥出州土》,出黃連者,江南東
道之婺州、睦州、歙州、建州,江南西道之宣州、饒州,劍南
道之柘州,皆在南方。其他唐五代本草文獻也主張南方產
者爲優,《四聲本草》乃云:"黃連今出宣州絕佳,東陽亦
有,歙州、處州者次。"

可注意的是,陶弘景特别强調黄連藥材"用之當布裹,
挼去毛,令如連珠",其餘各書也説南方所出黄連"節若連
珠",而以蜀川産者無連珠爲遺憾,换言之,當時乃以黄連
根莖是否呈連珠狀作爲品質判斷的標準,或許陶、蘇等人
覺得根黄色、連珠狀更能符合"黄連"命名的本意吧。這種
節若連珠的黄連實爲今華東地區所稱的"土黄連",原植物
爲短萼黄連 *Coptis chinensis* var. *brevisepala*。這種以連珠存
在與否判斷黄連優劣的標準,在宋代依然存在,但逐漸淡
化,四川黄連地位有所提高。《開寶本草》尚以宣州所出
"九節堅重、相擊有聲者爲勝",《本草圖經》也説"今江、
湖、荆、夔州郡亦有,而以宣城者爲勝,施、黔者次之",但據
《太平寰宇記》,四川土貢黄連的州縣明顯增多,計有雅州、
柘州、榮州、利州、渠州、忠州六地,而且涵蓋了今雅連、味
連的正宗産地,至於南方黄連,僅見於宣州,顯然,此時川
産黄連的地位開始得到恢復。

　　附帶一提,《本草經》謂黄連治目疾,《證類本草》引
《抱朴子》云:"乳汁煎之,治目中百病。"此條見《抱朴子内
篇·雜應》,問明目之道,"或以雞舌香、黄連、乳汁煎注之,
諸有百疾之在目者皆愈,而更加精明倍常也"。蘇東坡《寒
食日答李公擇三絶次韻》句"試開病眼點黄連",即用此意。

絡石　味苦,温、微寒,無毒。主風熱,死肌,癰傷,
口乾舌焦,癰腫不消,喉舌腫,不通,水漿不下,大驚人
腹,除邪氣,養腎,主腰髖音寬。痛,堅筋骨,利關節。久

證類本草箋釋

服輕身，明目，潤澤，好顏色，不老延年，通神。**一名石鮟**，音陵。一名石蹉，一名略石，一名明石，一名領石，一名懸石。生太山川谷，或石山之陰，或高山巖石上，或生人間。正月採。杜仲、牡丹爲之使，惡鐵落，畏貝母、菖蒲。

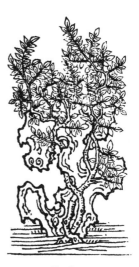

絡石

陶隱居云：不識此藥，仙俗方法都無用者，或云是石類。既云或生人間，則非石，猶如石斛等，繫石以爲名爾。**唐本注**云：此物生陰濕處，冬夏常青，實黑而圓，其莖蔓延繞樹石側。若在石間者，葉細厚而圓短；繞樹生者，葉大而薄。人家亦種之，俗名耐冬，山南人謂之石血，療產後血結，大良。以其苞絡石木而生，故名絡石。《別錄》謂之石龍藤，主療蝮蛇瘡，絞取汁洗之，服汁亦去蛇毒心悶。刀斧傷諸瘡，封之立差。**今按**，陳藏器本草云：絡石，煑汁服之，主一切風，變白宜老。在石者良，在木者隨木有功。生山之陰，與薜荔相似。更有木蓮、石血、地錦等十餘種藤，並是其類，大略皆主風血，暖腰腳，變白不衰。若呼石血爲絡石，殊誤爾。石血葉尖，一頭赤；絡石葉圓，正青。**臣禹錫等謹按**，蜀本圖經云：生木石間，凌冬不凋。葉似細橘，蔓延木石之陰，莖節著處，即生根鬚，包絡石傍，花白子黑。今所在有。六月、七月採莖葉，日乾。**藥性論**云：絡石，君，惡鐵精，殺孽毒。味甘，平。主治喉痹。**陳藏器**云：地錦，味甘，溫，無毒。主破老血，產後血結，婦人瘦損，不能飲

717

卷第七　草部上品之下總五十三種

食,腹中有塊,淋瀝不盡,赤白帶下,天行心悶。並煎服之,亦浸酒。生淮南林下,葉如鴨掌,藤蔓著地,節處有根,亦緣樹石,冬月不死,山人產後用之。一名地噤。蘇恭注曰“絡石,石血”,亦此類也。又云:扶芳藤,味苦,小溫。無毒。主一切血,一切氣,一切冷,去百病。久服延年,變白不老。山人取楓樹上者爲附楓藤,亦如桑上寄生,大主風血。一名滂藤。隋朝稠禪師作青飲,進煬帝以止渴。生吳郡,採之忌塚墓間者。取莖葉細剉,煎爲煎,性冷,以酒浸服。藤苗小時如絡石、薛荔,夤緣樹木,三五十年漸大,枝葉繁茂,葉圓長二三寸,厚若石韋。生子似蓮,房中有細子,一年一熟。子亦入用,房破血。一名木蓮,打破有白汁,停久如漆,採取無時也。又云:土鼓藤,味苦。子味甘,溫,無毒。主風血,羸老,腹內諸冷,血閉,彊腰脚,變白。煑服,浸酒服。生林薄間,作蔓繞草木,葉頭尖,子熟如珠,碧色正圓。小兒取藤於地,打作鼓聲,李邕名爲常春藤。日華子云:木蓮藤汁,傅白癜、癜瘍及風惡疥癬。又云:常春藤,一名龍鱗薛荔。

圖經曰:絡石生泰山川谷,或石山之陰,或高山巖上,或生人間,今在處有之,宮寺及人家亭圃山石間種以爲飾。葉圓如細橘,正青,冬夏不凋。其莖蔓延,莖節著處,即生根鬚,包絡石上,以此得名。花白子黑,正月採,或云六月、七月採莖葉,日乾。以石上生者良。其在木上者,隨木性而移。薛荔、木蓮、地錦、石血,皆其類也。薛荔與此極相類,但莖葉麁大,如藤狀。近人用其葉治背癰,乾末服之,下利即愈。木蓮更大如絡石,其實若蓮房,能壯陽道,尤勝。地錦葉如鴨掌,蔓著地上,隨節有根,亦緣木石上。石血極與絡石相類,但葉頭尖而赤耳。

【雷公云】：凡採得後，用麁布揩葉上莖蔓上毛了，用熟甘草水浸一伏時，出，切，日乾，任用。

外臺秘要：治喉痺，咽喉寒，喘息不通，須臾欲絕，神驗：以絡石草二兩，水一升，煎取一大盞，去滓，細細喫，須臾即通。

背癰：《圖經》云薜荔治背癰，晟頃寓宜興縣張渚鎮，有一老舉人聚村學，年七十餘，忽一日患發背，村中無他醫藥，急取薜荔葉，爛研絞汁，和蜜飲數升，以其滓傅瘡上，後以他藥傅貼，遂愈。醫者云，其本蓋得薜荔之力，乃知《圖經》所載不妄。

〔箋釋〕

　　《本草綱目》集解項李時珍説："絡石貼石而生。其蔓折之有白汁。其葉小於指頭，厚實木強，面青背淡，澀而不光。有尖葉、圓葉二種，功用相同，蓋一物也。蘇恭所説不誤，但欠詳耳。"從描述看，絡石包括多種蔓生植物，攀援石上或木上。一般根據《植物名實圖考》的描述，以夾竹桃科絡石 *Trachelospermum jasminoides* 爲主流，石血爲其變種 *Trachelospermum jasminoides* var. *heterophyllum*。

　　《本草拾遺》云："隋朝稠禪師作青飲，進煬帝以止渴。"按，僧稠爲北朝著名禪僧，據《續高僧傳》，禪師以"齊乾明元年（560）四月十三日辰時，絕無患惱，端坐卒於山寺，春秋八十有一，五十夏矣"。其活動年代應該沒有到隋朝。但唐人所撰《大業雜記》説："（大業五年）吳郡送扶芳二百樹，其樹蔓生纏繞它樹，葉圓而厚，凌冬不凋。夏月取其葉，微火炙使香，煮以飲，碧緑色，香甚美，令人不渴。先有籌禪師，仁壽間常在内供養，造五色飲，以扶芳葉爲青飲,拔褉根爲赤飲,酪漿爲白飲,烏梅漿爲玄飲,江笙爲黃飲。"此言"籌禪師",恐別是一人,陳藏器誤會爲僧稱禪師也。這種作"青飲"的扶芳藤,或考爲衛矛科植物扶芳藤 *Euonymus fortunei*。《植物名實圖考》清風藤條説:"羅師舉《草藥圖》云:清風藤又名青藤,其木蔓延木上,四時常青。採莖,用治風疾、風濕,凡流注、歷節、鶴膝、麻痹、瘙癢、損傷、瘡腫,入酒藥中用。南城縣尋風藤即清風藤,蔓延屋上,土人取莖治風濕。余詢之南城人,云藤以夤緣楓樹而出樹梢者爲真,奪楓樹之精液,年深藤老,故治風有殊效。餘皆無力。遣人求得,大抵與木蓮相類,厚葉木強,藤硬如木,粗可一握,黑子隆起,蓋即絡石一種而所緣有異。又《本草拾遺》,扶芳藤以楓樹上者爲佳,恐即一物,清風、扶芳,一音之轉,土音大率如此。"按照吳其濬的描述,清風藤爲清風藤科植物清風藤 *Sabia japonica*,孰是孰非,難有定論。

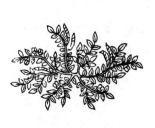

同州白蒺藜

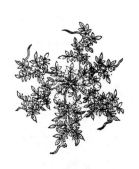

秦州蒺藜子

蒺藜子 味苦、辛,**溫**、微寒,無毒。**主惡血,破癥結**

積聚,喉痹,乳難,身體風癢,頭痛,欬逆傷肺,肺痿,止煩下氣,小兒頭瘡,癰腫陰㿉,可作摩粉。其葉主風癢,可煮以浴。久服長肌肉,明目,輕身。一名旁通,一名屈人,一名止行,一名犲羽,一名升推,一名即藜,一名茨。生馮翊平澤或道傍。七月、八月採實,暴乾。烏頭爲之使。

　　陶隱居云:多生道上而葉布地,子有刺,狀如菱而小。長安最饒,人行多著木屐。今軍家乃鑄鐵作之,以布敵路,亦呼蒺藜。《易》云"據于蒺藜",言其凶傷。《詩》云"牆有茨,不可掃也",以刺梗穢也。方用甚稀爾。今按,別本注云:《本經》云溫,《別錄》云寒。此藥性宣通,久服不冷而無壅熱,則其溫也。臣禹錫等謹按,爾雅云:茨,蒺藜。注:布地蔓生,細葉,子有三角刺人。藥性論云:白蒺藜子,君,味甘,有小毒。治諸風癧瘍,破宿血,療吐膿,主難産,去躁熱,不入湯用。日華子云:治賁豚,腎氣,肺氣,胸膈滿,催生并墮胎,益精,療腫毒及水藏冷,小便多,止遺瀝泄精,溺血。入藥不計丸散,並炒去刺用。

　　圖經曰:蒺藜子生馮翊平澤或道傍。七月、八月採實,暴乾。又冬採。黃白色,類軍家鐵蒺藜。此《詩》所謂"牆有茨"者,郭璞注《爾雅》云"布地蔓生,細葉,子有三角,刺人"是也。又一種白蒺藜,今生同州沙苑,牧馬草地最多,而近道亦有之。綠葉細蔓,綿布沙上,七月開花,黃紫色,如豌豆花而小。九月結實,作莢子,便可採。其實味甘而微腥,褐綠色,與蠶種子相類而差大。又與馬藻子酷相類,但馬藻子微大,不堪入藥,須細辨之。今人多用,然古方云蒺藜子皆用有刺者,治風明目最良。神仙方亦有單餌蒺藜，云不問黑白，但取堅實者，舂去刺用。兼主痔漏，陰汗及婦人發乳，帶下。葛洪治卒中五尸，擣蒺藜子，蜜丸，服如胡豆二枚，日三，愈。

【雷公云：凡使，採後净揀擇了，蒸，從午至酉，出，日乾。於木臼中舂，令皮上刺盡，用酒拌，再烝，從午至酉，出，日乾用。

聖惠方：治鼻塞多年，不聞香臭，水出不止：以蒺藜二握，當道車碾過，以水一大盞，煮取半盞。仰卧，先滿口含飯，以汁一合灌鼻中。不過再灌之，嚏出一兩個瘜肉，似赤蛹蟲，即差。

外臺秘要：治急引腰脊痛：擣末，蜜和丸，酒服如胡豆大二丸，日三服。　又方：補肝散，治三十年失明：蒺藜子七月七日收，陰乾擣散。食後水服方寸匕。　又方：治腫：蒺藜子一升熬令黄，擣篩，以麻油和如泥，炒令燋黑，以塗故布上，剪如腫大，勿開頭，搭上。　又方：治蚘蟲攻心如刺，吐清汁：七月七日採蒺藜子，陰乾作灰，先食服方寸匕，日三。　又方：治一切丁腫：蒺藜子一升作灰，以釅酢和封頭上，如破，塗之，佳。　又方：《備急》小兒蠷螋瘡，繞身匝即死：以蒺藜擣葉傅之，無葉用子亦可。

千金方：塗瘡腫：蒺藜蔓洗，三寸截之，以水五升，煮取二升，去滓，内銅器中，又煮取一升，内小器中，如稠糖下，取傅瘡腫上。　又方：治遍身風癢，生瘡疥：以蒺藜子苗煑湯洗之，立差。《千金翼》同。

梅師方：治難産礙胎在腹中，如已見兒，并胞衣不出，胎死：蒺藜子、貝母各四兩，爲末。米湯下一匙，相去四五里不下，再服。

孫真人食忌：治白癜風：以白蒺藜子生擣爲末，作湯服之。

神仙秘旨云：服蒺藜子一碩，當七八月熟時收，日乾，舂去刺，然後杵爲末。每服二錢，新汲水調下，日三服，勿令中絶，斷穀長生。服之一年已後，冬不寒，夏不熱。服之二年，老者復少，髮白復黑，齒落重生。服之三年，身輕長生。

衍義曰：蒺藜有兩等：一等杜蒺藜，即今之道傍布地而生，或生牆上，有小黃花，結芒刺，此正是“牆有茨”者。花收摘，蔭乾爲末，每服三二錢，飯後以温酒調服，治白癜風。又一種白蒺藜，出同州沙苑牧馬處。黃紫花，作莢，結子如羊内腎。補腎藥，今人多用。風家惟用刺蒺藜。

〔箋釋〕

《詩經》“牆有茨，不可掃也”，《爾雅·釋草》“茨，蒺藜”，郭璞注：“布地蔓生，細葉，子有三角，刺人。見《詩》。”《韓詩外傳》云：“春樹蒺藜，夏不得采其葉，秋得其刺焉。”蒺藜的果實五角形近球形，由五個呈星狀排列的果瓣組成，每個果瓣上有木質化的棘刺，古代兵家模仿其形，用金屬製作，用爲路障，稱爲“鐵蒺藜”，此即陶注説“今軍家乃鑄鐵作之，以布敵路，亦呼蒺藜”。由此確定其原植物爲蒺藜科蒺藜*Tribulus terrestris*。白蒺藜較爲晚出，根據《本草圖經》的描述，當是豆科植物扁莖黃耆*Astragalus complanatus*的種子，種子表面没有棘刺。《太平寰宇記》謂同州沙苑出白蒺藜，蘇東坡《題韋偃牧馬圖》有句“沙苑茫茫蒺藜秋”，也是指豆科的沙苑蒺藜。

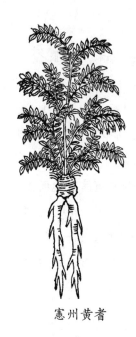

憲州黃耆

黃耆 味甘，微溫，無毒。主癰疽，久敗瘡，排膿止痛，大風癩疾，五痔鼠瘻，補虛，小兒百病，婦人子藏風邪氣，逐五藏間惡血，補丈夫虛損，五勞羸瘦，止渴，腹痛，洩痢，益氣，利陰氣。生白水者冷補。其莖葉療渴及筋攣、癰腫、疽瘡。一名戴糝，一名戴椹，一名獨椹，一名芰草，一名蜀脂，一名百本。生蜀郡山谷，白水、漢中。二月、十月採，陰乾。惡龜甲。

陶隱居云：第一出隴西叨陽，色黃白，甜美，今亦難得；次用黑水宕昌者，色白，肌膚厐，新者亦甘，溫補；又有蠶陵白水者，色理勝蜀中者而冷補。又有赤色者，可作膏貼用，消癰腫。俗方多用，道家不須。唐本注云：此物葉似羊齒，或如蒺藜。獨莖，或作叢生。今出原州及華原者最良，蜀漢不復採用之。臣禹錫等謹按，蜀本圖經云：葉似羊齒草，獨莖，枝扶疏，紫花，根如甘草，皮黃肉白，長二三尺許。今原州者好，宜州、寧州亦佳。藥性論云：黃耆，一名王孫。治發背，內補，主虛喘，腎衰，耳聾，療寒熱。生隴西者下，補五藏。蜀白水赤皮者，微寒，此治客熱用之。蕭炳云：出原州華原谷子山，花黃。日華子云：黃耆，惡白鮮皮。助氣，壯筋骨，長肉，補血，破癥癖，療癭瘦贅，腸風，血崩，帶下，赤白痢，產前後一切病，月候不匀，消渴，

證類本草箋釋

痰嗽,并治頭風,熱毒赤目等。藥中補益,呼爲羊肉。<mark>又云</mark>:白水
耆,凉,無毒。排膿,治血及煩悶熱毒,骨蒸勞,功次黄耆。赤水
耆,凉,無毒。治血,退熱毒,餘功用並同上。木耆,凉,無毒。治
煩,排膿,力微於黄耆,遇闕即倍用之。

圖經曰:黄耆生蜀郡山谷,白水、漢中,今河東、陝西州郡
多有之。根長二三尺已來,獨莖,作叢生,枝杆去地二三寸,其葉
扶疎作羊齒狀,又如蒺藜苗。七月中開黄紫花,其實作莢子,長
寸許。八月中採根用。其皮折之如綿,謂之綿黄耆。然有數種:
有白水耆,有赤水耆,有木耆,功用並同,而力不及白水耆。木耆
短而理橫。今人多以苜蓿根假作黄耆,折皮亦似綿,頗能亂真。
但苜蓿根堅而脆,黄耆至柔韌,皮微黄褐色,肉中白色,此爲異
耳。唐許裔宗[①]初仕陳爲新蔡王外兵參軍時,柳太后感風不能
言,脉沈而口噤。裔宗曰:既不能下藥,宜湯氣熏之,藥入腠理,
周時可差。乃造黄耆防風湯數斛,置於牀下,氣如煙霧,其夕便
得語。藥力熏蒸,其効如此,因附著之,使善醫者知所取法焉。

【雷公云:凡使,勿用木耆草,真相似,只是生時葉短并根
橫。先須去頭上皺皮了,蒸半日,出後,用手擘令細,於槐砧上
剉用。

聖惠方:治肺癰得吐:以黄耆二兩,杵爲細末。每服三錢,
水一中盞,煎至六分,溫服,日三四服。　　**又方**:治緩疽:以一
兩杵成散,不計時候,溫水調下二錢匕。

外臺秘要:主甲疽瘡腫爛,生脚指甲邊,赤肉出,時差時發

---

①　許裔宗:兩《唐書》均作"許胤宗"。此當爲避諱改字。

者:以黄耆①二兩,藺茹三兩,苦酒浸一宿,以猪脂五合,微火上煎取三合,絞去滓,以封瘡上,日三兩度,其肉即消。

肘後方:治酒疸,心懊痛,足脛滿,小便黄,飲酒發赤黑黄班,由大醉當風,入水所致:黄耆二兩,木蘭一兩,爲末,酒服方寸匕,日三服。

梅師方:補肺排膿:以黄耆六兩,剉碎,以水三升,煎取一升,去滓服。

初虞世:治陷甲生入肉,常有血,疼痛:黄耆、當歸等分爲末,貼瘡上。若有惡肉,更研少硫黄末同貼。

孫用和:治腸風瀉血:黄耆、黄連等分,右爲末,麪糊丸如菉豆大。每服三十丸,米飲下。

席延賞:治虛中有熱,欬嗽膿血,口舌咽乾,又不可服涼藥:好黄耆四兩,甘草一兩,爲末,每服三錢,如茶點、羹、粥中亦可服。

別説云:謹按,黄耆本出綿上爲良,故名綿黄耆。今《圖經》所繪憲水者即綿上,地相鄰爾。若以謂柔韌如綿,即謂之綿黄耆,然黄耆本皆柔韌,若僞者,但以乾脆爲别爾。

衍義曰:防風、黄耆,世多相須而用。唐許嗣"嗣"本羊晉切,犯廟諱,今改爲嗣。宗爲新蔡王外兵參軍,王太后病風,不能言,脉沈難對,醫告術窮。嗣宗曰:餌液不可進。即以黄耆、防風煑湯數十斛,置牀下,氣如霧,熏薄之,是夕語。

---

① 黄耆:底本缺,據文意補。

〔箋釋〕

黄芪本作黄耆,《本草綱目》釋名云:"耆,長也,黄耆色黄,爲補藥之長,故名。今俗通作黄芪。或作蓍者,非矣。蓍乃蓍龜之蓍,音尸。"考《五十二病方》黄芪寫作"黄蓍"。按黄芪,《名醫别録》又名"蜀脂",與"蓍"上古音都在脂韻,可相假借,此外《名醫别録》又有"芰草"之名,音亦相近,則李時珍以"蓍"爲非恐未必正確。黄芪,《本草經》别名戴糝,《五十二病方》亦有稱此名者,森立之《本草經考注》解釋説:"因考戴糝者,淺黄小花,簇簇成叢,似上戴飯糝之狀,故名。"且備一説。

《本草經》黄芪的名實不能確知,不過早期文獻所記載的黄芪與今用品種未必完全一致,由産地來看,早期黄芪産地主要集中在四川、甘肅、陝西一帶,如《本草經》説"生蜀郡山谷",《名醫别録》謂出"白水、漢中",《太平御覽》卷九百九十一引《秦州記》云:"隴西襄武縣出黄耆。"陶弘景則按産地及藥材形狀將黄芪分爲三類,《本草經集注》云:"第一出隴西叨陽,色黄白,甜美,今亦難得;次用黑水宕昌者,色白,肌理麁,新者亦甘,温補。又有蠶陵白水者,色理勝蜀中者而冷補。"從陶弘景的描述看,這三地所産黄芪存在明顯的品質差别。按,川、陝、甘、寧地區有多種豆科 *Astragalus* 屬植物,除膜莢黄芪 *Astragalus membranaceus* 外,尚有多花黄芪 *Astragalus floridus*、梭果黄芪 *Astragalus ernestii*、塘谷耳黄芪 *Astragalus tongolensis*、金翼黄芪 *Astragalus chrysopterus* 等,則知六朝時期藥用黄芪主要來源於 *As-*

tragalus 屬多種植物。又《梁書·諸夷列傳》天監五年,鄧至國"遣使獻黃耆四百斤",《南史》同。所謂"鄧至國",據《梁書》云:"居西涼州界,羌別種也。"其地在今甘肅西部,揆其所出,大約也是以上諸種黃芪之一。

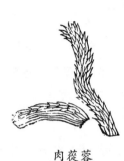

肉蓯蓉

肉蓯蓉 味甘、酸、鹹、微温,無毒。主五勞七傷,補中。除莖中寒熱痛,養五藏,强陰,益精氣,多子,婦人癥瘕,除膀胱邪氣,腰痛,止痢。久服輕身。生河西山谷及代郡鴈門。五月五日採,陰乾。

陶隱居云:代郡鴈門屬并州,多馬處便有,言是野馬精落地所生。生時似肉,以作羊肉羹,補虛乏極佳,亦可生噉。芮芮河南間至多。今第一出隴西,形扁廣,柔潤,多花而味甘;次出北國者,形短而少花;巴東建平間亦有,而不如也。唐本注云:此注論草蓯蓉,陶未見肉者。今人所用亦草蓯蓉,刮去花用代肉爾。本經有肉蓯蓉,功力殊勝,比來醫人時有用者。臣禹錫等謹按,蜀本圖經云:出肅州禄福縣沙中,三月、四月掘根,切取中央好者三四寸,繩穿陰乾。八月始好,皮如松子鱗甲,根長尺餘。其草蓯蓉,四月中旬採,長五六寸至一尺已來,莖圓紫色,採取,壓令扁,日乾。原州、秦州、靈州皆有之。吳氏云:肉蓯蓉,一名肉松蓉。神農、黃帝:鹹;雷公:酸;季氏:小温。生河西山陰地,長三四寸,叢生。或代郡。二月至八月採。藥性論云:肉蓯蓉,臣。益髓,悦顏色,延年,治女人血崩,壯陽,日御過倍,大補益。主赤白下,

728

補精敗,面黑,勞傷。用蓯蓉四兩,水煮令爛,薄切細研,精羊肉分爲四度,五味,以米煮粥,空心服之。**日華子**云:治男絕陽不興,女絕陰不産,潤五藏,長肌肉,暖腰膝,男子泄積,尿血,遺瀝,帶下,陰痛。據本草云"即是野馬精餘瀝結成",採訪人方知敕落樹下并土壈上,此即非馬交之處,陶説誤耳。又有花蓯蓉,即是春抽苗者,力較微耳。

　　圖經曰:肉蓯蓉生河西山谷及代郡鴈門,今陝西州郡多有之,然不及西羌界中來者肉厚而力緊。舊説是野馬遺瀝落地所生,今西人云大木間及土壈垣中多生此,非游牝之所而乃有,則知自有種類耳。或凝其初生於馬瀝,後乃滋殖,如茜根生於人血之類是也。皮如松子,有鱗甲。苗下有一細扁根,長尺餘,三月採根,採時掘取中央好者,以繩穿,陰乾,至八月乃堪用。本經云"五月五日採",五月恐已老不堪,故多三月採之。西人多用作食品噉之,刮去鱗甲,以酒净洗,去黑汁,薄切,合山芋、羊肉作羹,極美好益人,食之勝服補藥。又有一種草蓯蓉,極相類,但根短,莖圓,紫色,比來人多取,刮去花,壓令扁,以代肉者,功力殊劣耳。又下品有列當條云"生山南巖石上,如藕根,初生掘取,陰乾,亦名草蓯蓉",性溫,補男子,疑即是此物,今人鮮用,故少有辨之者,因附見於此。

　　【陳藏器序云:强筋建髓,蓯蓉、鱧魚爲末,黄精酒丸服之,力可十倍。此説出《乾寧記》。

　　雷公云:凡使,先須用清酒浸一宿,至明,以椶刷刷去沙土浮甲盡,劈破中心,去白膜一重,如竹絲草樣。是此偏隔人心前氣不散,令人上氣不出。凡使用,先須酒浸,并刷草了,却蒸,從午至酉，出，又用酥炙得所。

衍義曰：肉蓯蓉，《圖經》以謂“皮如松子，有鱗”，“子”字當爲“殼”，於義爲允。又曰“以酒浄洗，去黑汁作羹”，黑汁既去，氣味皆盡。然嫩者方可作羹，老者苦，入藥少則不效。

〔箋釋〕

肉蓯蓉是沙生植物，出産在邊地，故早期本草學家對此了解甚少，遂有若干附會之言，其原植物品種古今變化不大，應該就是列當科肉蓯蓉 Cistanche deserticola、鹽生肉蓯蓉 Cistanche salsa、沙蓯蓉 Cistanche sinensis 之類。儘管現代研究似乎也肯定其所含肉蓯蓉苷有促性腺激素樣作用，但毋庸諱言，肉蓯蓉“日御過倍，大補益”，“治男絕陽不興，女絕陰不産”等功效，乃是緣於所謂“陽具象徵”。《南村輟耕録》卷十有關鎖陽的描述可以作爲參考：“韃靼田地，野馬或與蛟龍交，遺精入地，久之發起如筍，上豐下儉，鱗甲櫛比，筋脉連絡，其形絕類男陰，名曰鎖陽，即肉蓯蓉之類。或謂里婦之淫者就合之，一得陰氣，勃然怒長。土人掘取，洗滌去皮，薄切曬乾，以充藥貨，功力百倍於蓯蓉也。”此外，蒺藜也有類似傳説，《本草經疏》云：“蒺藜有兩種：一種同州沙苑白蒺藜，一種秦州刺蒺藜。白者感馬精所生，刺者感地中陽氣所生。”

防風　味甘、辛，溫，無毒。主大風，頭眩痛，惡風，風邪，目盲無所見，風行周身，骨節疼痺，煩滿，脅痛脅風，頭面去來，四肢攣急，字乳，金瘡，内痙。久服輕身。

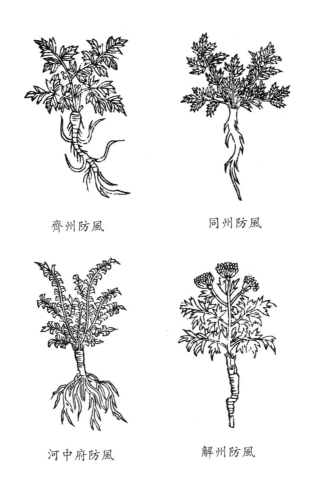

齊州防風　　　　　同州防風

河中府防風　　　　解州防風

葉　主中風熱汗出。**一名銅芸，**一名茴草，一名百枝，一名屏風，一名蘭根，一名百蜚。生沙苑川澤及邯鄲、琅邪、上蔡。二月、十月採根，暴乾。得澤瀉、藁本療風，得當歸、芍藥、陽起石、禹餘糧療婦人子藏風，殺附子毒，惡乾薑、藜蘆、白歛、芫花。

　　陶隱居云：郡縣無名沙苑。今第一出彭城、蘭陵，即近琅邪者，鬱州互市亦得之；次出襄陽、義陽縣界，亦可用，即近上蔡者。惟實而脂潤，頭節堅如蚯蚓頭者爲好。俗用療風最要，道方時用。唐本注云：今出齊州、龍山最善，淄州、兖州、青州者亦佳。葉似牡蒿、附子苗等。《別錄》云：又頭者，令人發狂；又尾者，發痼疾。子似胡荽而大，調食用之，香，而療風更優也。沙苑在同州南，亦出防風，輕虛不如東道者。陶云無沙苑，誤矣。襄陽、義陽、上蔡元無防風，陶乃妄注爾。臣禹錫等謹按，蜀本圖經云：葉似牡蒿，白花，八月、九月採根。藥性論云：防風，臣。花主心腹痛，四肢拘急，行履不得，經脉虛羸，主骨節間疼痛。段成式酉陽雜俎云：青州防風子，可亂蓽撥。日華子云：治三十六般風，男子一切勞劣，補中，益神，風赤眼，止淚及癱緩，通利五藏，關脉，五勞七傷，羸損，盗汗，心煩體重，能安神定思，匀氣脉。

　　圖經曰：防風生沙苑川澤及邯鄲、上蔡，今京東、淮、浙州郡皆有之。根土黃色，與蜀葵根相類，莖、葉俱青綠色，莖深而葉淡，似青蒿而短小。初時嫩紫，作菜茹，極爽口。五月開細白花，中心攢聚作大房，似蒔蘿花，實似胡荽而大。二月、十月採根，暴乾。關中生者，三月、六月採，然輕虛不及齊州者良。又有石防風，出河中府，根如蒿根而黃，葉青花白，五月開花，六月採根，暴乾。亦療頭風眩痛。又宋、亳間及江東出一種防風，其苗初春便生，嫩時紅紫色，彼人以作菜茹，味甚佳，然云動風氣。本經云“葉主中風熱汗出”，與此相反，恐別是一種耳。

　　【經驗後方：治破傷風：防風、天南星等分，爲末。每服二三匙，童子小便五升，煎至四升服，愈即止。　　又方：治崩中：

防風去蘆頭,炙赤色,爲末。每服二錢,以麵糊酒調下,更以麵糊
酒投之。此藥累經有効。

衍義: 文具黃耆條下。

〔箋釋〕

　　防風因功效得名,《本草經集注》療風通用藥列爲第一
名,《名醫別錄》記其別名"屏風"皆是此意。《新唐書·許
胤宗傳》云:"胤宗仕陳爲新蔡王外兵參軍,王太后病風不
能言,脉沉難對,醫家告術窮。胤宗曰:餌液不可進。即以
黃耆、防風煮湯數十斛,置牀下,氣如霧,熏薄之,是夕語。"
此亦可以作爲防風"治三十六般風"的例證。

　　又,防風一名"茴草",《集韻》云:"茴,藥草,防風葉
也。一曰茴香。"《本草經考注》解釋説:"蓋回者,花爲傘
狀,衆萼相繞回之義。"可注意的是,《新修本草》説:"(防
風)子似胡荽而大,調食用之,香。"《酉陽雜俎》説:"青州
防風子可亂蓽撥。"對此李時珍大爲不解,在蓽撥條提出疑
問:"蓽茇氣味正如胡椒,其形長一二寸,防風子圓如胡荽
子,大不相侔也。"不特如此,《白孔六帖》引《金鑾密記》説
"白居易在翰林,賜防風粥一甌,食之,口香七日",今天所
用的傘形科防風 *Saposhnikovia divaricata*,無論根還是種
子,都沒有這樣濃烈的香氣,也不能如《新修本草》所説
"調食用之"。或許這種一名茴草的防風,就是傘形科植物
小茴香 *Foeniculum vulgare*,或同屬近緣植物。

蒲黃　味甘,平,無毒。主心腹膀胱寒熱,利小便,

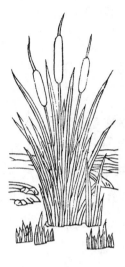

蒲黄

止血，消瘀血。久服輕身，益氣力，延年神仙。生河東池澤。四月採。

陶隱居云：此即蒲釐ヵ之切。花上黄粉也，伺其有，便拂取之，甚療血，仙經亦用此。臣禹錫等謹按，藥性論云：蒲黄，君。通經脉，止女子崩中不住，主痢血，止鼻衄，治尿血，利水道。日華子云：蒲黄，治撲血悶，排膿，瘡癤，婦人帶下，月候不匀，血氣心腹痛，姙孕人下血墜胎，血運，血癥，兒枕急痛，小便不通，腸風瀉血，遊風腫毒，鼻洪，吐血，下乳，止泄精，血痢。此即是蒲上黄花，入藥要破血消腫即生使，要補血止血即炒用。蒲黄篩下後有赤滓，名爲萼，炒用，甚澀腸，止瀉血及血痢。

圖經曰：蒲黄生河東池澤。香蒲，蒲黄苗也。生南海池澤。今處處有之，而泰州者爲良。春初生嫩葉，未出水時，紅白色茸茸然。《周禮》以爲菹，謂其始生，取其中心入地大如匕柄，白色，生噉之，甘脆。以苦酒浸，如食筍，大美，亦可以爲鮓，今人罕復有食者。至夏抽梗於叢葉中，花抱梗端，如武士捧杵，故俚俗謂蒲搥，亦謂之蒲釐花。黄，即花中藥屑也。細若金粉，當其欲開時，有便取之。市廛間亦採，以蜜搜作果食貨賣，甚益小兒。醫家又取其粉，下篩後有赤滓，謂之蒲萼，入藥以澀腸已洩，殊勝。

【雷公云：凡使，勿用松黄并黄蒿，其二件全似，只是味跙及吐人。凡欲使蒲黃，須隔三重紙焙令色黃，蒸半日，却焙令乾，用之，妙。

千金方：治重舌，舌上生瘡，涎出：以蒲黃傅之，不過三度差。　**又方**：治丈夫陰下濕癢：蒲黃末傅之三四，良。

肘後方：治腸痔，每大便常血水：服蒲黃方寸匕，日三服，良。

葛氏方：忍小便久致胞轉：以蒲黃裹腰腎，令頭致地，三度，通。　**又方**：若血內漏者：蒲黃二兩，水服方寸匕，立止。

梅師方：治産後血不下：蒲黃三兩，水三升，煎取一升，頓服。

孫真人食忌：主卒吐血：以水服蒲黃一升。

簡要濟眾：治吐血、唾血：蒲黃一兩，擣爲散，每服三錢，溫酒或冷水調，妙。　**又方**：治小兒吐血不止：蒲黃細研，每服半錢，用生地黃汁調下，量兒大小，加減進之。

塞上方：治鼠妳痔：蒲黃末，空心溫酒下方寸匕，日三服。　**又方**：治墜傷撲損，瘀血在內，煩悶：蒲黃末，空心熱酒調下三錢匕服。

子母秘録：治日月未足而欲産者：蒲黃如棗許大，以井花水服。　**又方**：治脱肛腸出：蒲黃和猪脂傅上，日三五度。

楊氏産乳：療母勞熱胎動下血，手足煩躁：蒲黃根絞汁，服一二升。

産寶：治産後下血，虛羸迨死：蒲黃二兩，水二升，煎取八合，頓服。　**又方**：治産後妳乳并癰腫：蒲黃草熟杵，傅腫上，日二度易之。并煎葉汁飲之亦佳，食之亦得，並差。

催生：蒲黄、地龍、陳橘皮等分，地龍洗去土，於新瓦上焙令微黄，各爲末，三處貼之。如經日不産，各抄一錢匕，新汲水調服，立産。此常親用之，甚妙。

衍義曰：蒲黄處處有，即蒲搥中黄粉也，今京師謂搥爲蒲棒。初得黄，細羅，取萼別貯，以備他用。將蒲黄水調爲膏，擘爲塊，人多食之，以解心臟虛熱。小兒尤嗜。涉月則燥，色、味皆淡，須蜜水和。然不可多食，令人自利，不益極虛人。

〔箋釋〕

白居易《聞賈常州崔湖州茶山境會想羨歡宴因寄此詩》句"自歎花時北窗下，蒲黄酒對病眠人"，自注："時馬墜損腰，正勸蒲黄酒。"檢《千金翼方》卷十九有蒲黄酒，以蒲黄、小豆、大豆各一升，以酒一斗，煮取三升，分三服，治風虛水氣，通身腫。與墜馬損腰病症不符，恐非是。據《本草經》蒲黄止血兼消淤血，即今言"活血化瘀"者。墨蓋子下引《塞上方》謂"治墜傷撲損，瘀血在内，煩悶：蒲黄末，空心熱酒調下三錢匕服"，最爲近似。故知詩言"蒲黄酒"，乃是蒲黄末以酒下之意。

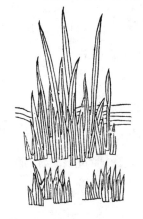

泰州香蒲

香蒲 味甘，平，無毒。主五藏，心下邪氣，口中爛臭，堅齒，明目，聰耳。久服輕身耐老。一名睢,七余切。一名醮。生南海池澤。

陶隱居云：方藥不復用，俗人無採，彼土人亦不復識者。江南貢菁茅，一名香茅，以供宗廟縮酒，或云是薰草，又云是鸁麥，此蒲亦相類爾。唐本注云：此即甘蒲，作薦者，春初生，用白爲菹，亦堪蒸食。山南名此蒲爲香蒲，謂昌蒲爲臭蒲。陶隱居所引菁茅，乃三脊茅也。其鸁麥、薰草、香茅，野俗皆識，都不爲類此，並非例也。蒲黄，即此香蒲花是也。

圖經曰：文具蒲黄條下。

〔箋釋〕

《本草經》蒲黄與香蒲各自一條，産地不同。前者陶弘景認爲是蒲釐花上黄粉，但不識後者。《新修本草》開始，乃明確"蒲黄，即此香蒲花是也"，《本草圖經》補充説："香蒲，蒲黄苗也。"觀察《本草圖經》所繪蒲黄與泰州香蒲圖例，構圖完全一樣，蒲黄只是在香蒲上添繪圓柱狀的肉穗花序，此亦以香蒲爲蒲黄苗的意思。

按，《爾雅·釋草》云："莞，苻蘺；其上蒚。"郭注："今西方人呼蒲爲莞蒲；蒚，謂其頭臺首也。今江東謂之苻蘺，西方亦名蒲。中莖爲蒚，用之爲席。"《玉篇》云："蒚，蒲蒚，謂今蒲頭上有臺，臺上有重臺，中出黄，即蒲黄。"這種蒲釐或寫作"苻蒚"，應該就是香蒲科植物水燭香蒲 *Typha angustifolia*、東方香蒲 *Typha orientalis* 之類，其肉穗狀花序頂生，圓柱狀似蠟燭，被稱爲"蒚"。宋代用蒲黄作零食，《本草圖經》説："市塵間亦採，以蜜搜作果食貨賣，甚益小兒。"《本草衍義》云："將蒲黄水調爲膏，擘爲塊，人多食

之,以解心臟虛熱。小兒尤嗜。"這也是食用花粉的文獻
材料。

　　香蒲的花粉爲鮮黃色粉末,即陶弘景所説"蒲釐花上
黃粉"。這種命名方式也見於松花粉,被稱作"松黃",如
《本草圖經》云:"其花上黃粉名松黃,山人及時拂取,作湯
點之甚佳。"

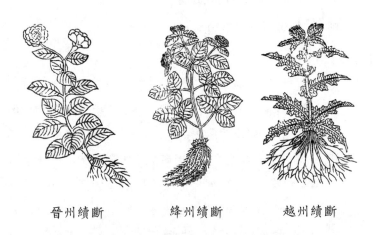

晉州續斷　　　　　絳州續斷　　　　　越州續斷

　　續斷　　味苦、辛,微温,無毒。主傷寒,補不足,金
瘡,癰傷,折跌,續筋骨,婦人乳難,崩中漏血,金瘡血内
漏,止痛,生肌肉及踠傷,惡血,腰痛,關節緩急。久服益
氣力。一名龍豆,一名屬折,一名接骨,一名南草,一名
槐。生常山山谷。七月、八月採,陰乾。地黃爲之使,惡
雷丸。

　　陶隱居云:按《桐君藥録》云:續斷生蔓延,葉細,莖如荏,大
根本黃白有汁,七月、八月採根。今皆用莖葉,節節斷,皮黃皺,

738

狀如雞脚者，又呼爲桑上寄生。恐皆非真。時人又有接骨樹，高丈餘許，葉似蒴^{音朔}。藋。^{音濯}。皮主療金瘡，有此接骨名，疑或是。而廣州又有一藤名續斷，一名諾藤，斷其莖，器承其汁，飲之，療虛損絕傷；用沐頭，又長髮。折枝插地即生，恐此又相類。李云是虎薊，與此大乖，而虎薊亦自療血爾。**唐本注**云：此藥所在山谷皆有，今俗用者是。葉似苧而莖方，根如大薊，黃白色。陶注者非也。**臣禹錫等謹按**，**蜀本圖經**云：葉似苧，莖方，兩葉對，花紅白色，根如大薊，一株有五六枝。**藥性論**云：續斷，君。主絕傷，去諸温毒，能通宣經脉。**日華子**云：助氣，調血脉，補五勞七傷，破癥結瘀血，消腫毒，腸風，痔瘻，乳癰，瘰癧，撲損，婦人產前後一切病，面黃虛腫，縮小便，止泄精，尿血，胎漏，子宮冷。又名大薊、山牛蒡。

圖經曰：續斷生常山山谷，今陝西、河中、興元府、舒、越、晉州亦有之。三月已後生苗，幹四稜，似苧麻，葉亦類之，兩兩相對而生。四月開花，紅白色，似益母花。根如大薊，赤黃色，七月、八月採。謹按，《范汪方》云：續斷即是馬薊，與小薊葉相似，但大於小薊耳。葉似旁翁菜而小厚，兩邊有刺，刺人，其花紫色，與今越州生者相類。而市之貨者，亦有數種，少能辨其麤良。醫人用之，但以節節斷、皮黃皺者爲真。

【**雷公云**：凡使，勿用草茆根，緣真似續斷，若誤用服之，令人筋軟。採得後橫切剉之，又去向裏硬筋了，用酒浸一伏時，焙乾用。

外臺秘要：治淋：取生續斷絞取汁服之，馬薊根是。

子母秘録：治產後心悶，手足煩熱，猒猒氣欲絕，血量，心頭硬,乍寒乍熱,增寒忍不禁;續斷皮一握,剉,以水三升,煎取一升,分三服,溫服。如人行三二里再服。無所忌。此藥救產後垂死。

〔箋釋〕

因功效得名藥物在不同時期,甚至同一時期不同地域品種有別,續斷算是典型。續斷因能治"金瘡,癰傷,折跌,續筋骨"得名。別名"接骨",直接描述功效;又名"屬折",《説文》"屬,連也",《廣雅》"屬,續也",也是"續斷"的意思。關於續斷的品種沿革,在《續斷的本草考證》(《中藥材》,1991 年 5 期)中已有全面討論,此處僅對幾個小問題稍作補充。

陶弘景説"李云是虎薊",所謂"虎薊",陶在大小薊根條説:"大薊是虎薊,小薊是猫薊,葉并多刺相似。"即是菊科大薊,如 *Cirsium japonicum* 之類。儘管陶弘景以此爲非,但大薊作爲續斷使用卻不絕如縷,《本草圖經》云:"《范汪方》云:續斷即是馬薊,與小薊葉相似,但大於小薊耳。葉似旁翁菜而小厚,兩邊有刺,刺人,其花紫色,與今越州生者相類。"所繪越州續斷,所表現的即是大薊 *Cirsium japonicum*。令人費解者,大小薊根條下,完全没有續接筋骨的記載,不知何故混稱爲續斷。

關於川續斷,今用者爲川續斷科植物川續斷 *Dipsacus asper*,這一品種一般認爲即《滇南本草》之"鼓槌草",根據《植物名實圖考》的續斷圖例確認品種。宋代醫方經常用到"川續斷",如《是齋百一選方》卷六云:"治血痢。用合成平胃散稱一兩,入川續斷末二錢半,拌匀,每服二錢,水一盞,煎至七分服。張叔潛秘書知斂州時,其閣中病血痢,一醫者用此藥治之而愈。紹熙壬子,會稽時行痢疾,叔潛之子爲人説,服之亦驗。小兒病親曾服,作效。"《本草綱目》亦引此,但此川續斷是否一定即是 Dipsacus asper,未必能够保證。南宋末方回《秋日古蘭花十首》其中一首説:"雪絲鬆細紫團欒,今代無人識古蘭。本草圖經川續斷,今人誤作古蘭看。"方回所詠的"古蘭",在另一首絶句中説得很清楚:"綠葉梢頭紫粟攢,離騷經裏古秋蘭。時人誤喚孩兒菊,惟有詩翁解細看。"此即菊科佩蘭 Eupatorium fortunei,亦即《本草經》所稱的"蘭草"。至於詩中説"本草圖經川續斷,今人誤作古蘭看",恐怕是指《本草圖經》續斷條提到莖四稜、葉對生、花如益母的唇形科糙蘇 Phlomis umbrosa,因爲有香味,被當時人誤認爲"古蘭"。至於今天所指認的川續斷 Dipsacus asper,無論形狀還是氣味,都難於與"古蘭"聯繫在一起。

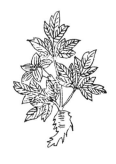

海州漏蘆

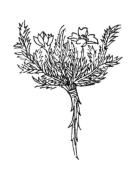

單州漏蘆

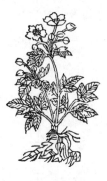
秦州漏蘆

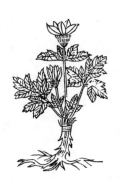
沂州漏蘆

漏蘆 味苦、鹹,寒,大寒,無毒。主皮膚熱,惡瘡,疽痔,濕痺,下乳汁,止遺溺,熱氣瘡癢如麻豆,可作浴湯。久服輕身益氣,耳目聰明,不老延年。一名野蘭。生喬山山谷。八月採根,陰乾。

陶隱居云:喬山應是黃帝所葬處,乃在上郡。今出近道亦有,療諸瘻疥,此久服甚益人,而服食方罕用之。今市人皆取苗用之。俗中取根,名鹿驪_{力支切}。根,苦酒摩,以療瘡疥。唐本注云:此藥俗名莢蒿,莖葉似白蒿,花黃,生莢,長似細麻,如筯許,有四五瓣,七月、八月後皆黑,異於衆草蒿之類也。常用其莖、葉及子,未見用根。其鹿驪,山南謂之木藜蘆,有毒,非漏蘆也。今按,別本注云:漏蘆,莖筯大,高四五尺,子房似油麻房而小。江東人取其苗用,勝於根。江寧及上黨者佳。陶注云“根名鹿驪”,唐注云“山南人名木藜蘆”,皆非也。漏蘆自別爾。臣禹錫等謹按,蜀本圖經云:葉似角蒿,今曹、兗州下濕地最多。六月、七月採莖,日乾之,黑於衆草。藥性論云:漏蘆,君。能治身上熱毒風,生惡瘡,皮肌瘙癢,瘑癬。**陳藏器**云:按漏蘆,南人用苗,北土多用根。樹生如茱萸,樹高二三尺。有毒,殺蟲,山人洗瘡疥用之。**日華子**云:連翹爲使。治小兒壯熱,通小腸,泄精,尿血,風赤眼,乳癰,發背,瘰癧,腸風,排膿,補血。治撲損,續筋骨,傅金瘡,止血長肉,通經脉。花、苗並同用,俗呼爲鬼油麻,形并氣味似乾牛蒡,頭上有白花子。

　　圖經曰:漏蘆生喬山山谷,今京東州郡及秦、海州皆有之。舊說莖葉似白蒿,有莢,花黃,生莢端,莖若筋大,其子作房,類油麻房而小,七八月後皆黑,異於衆草。今諸郡所圖上,惟單州者差相類;沂州者花葉頗似牡丹;秦州者花似單葉寒菊,紫色,五七枝同一幹上;海州者花紫碧,如單葉蓮花,花萼下及根傍有白茸裹之,根黑色,如蔓菁而細,又類葱本,淮甸人呼爲老翁花。三州所生,花雖別而葉頗相類,但秦、海州者,葉更作鋸齒狀耳。一物而殊類若此,醫家何所適從,當依舊說,以單州出者爲勝。六月、七月採莖苗,日乾。八月採根,陰乾。南方用苗,北土多用根。又此下有飛廉條云“生河内川澤,一名漏蘆”,“與苦芙_{烏老切}。相類,惟葉下附莖有皮起似箭羽,又多刻缺,花紫色,生平澤”;又有一種“生山崗上,葉頗相似而無疏缺,且多毛,莖亦無羽,根直下更無①傍枝,生則肉白皮黑,中有黑脉,日乾則黑如玄參”。經云“七月、八月採花,陰乾”用;蘇恭云“用莖葉及療疔蝕殺蟲有驗”。據此所説,與秦州、海州所謂漏蘆者,花葉及根頗相近,然彼人但謂之漏蘆,今醫家罕有用飛廉者。既未的識,故不復分

---

① 無:底本缺,據本卷飛廉條“唐本注”補。

別,但附其説於下。

【雷公云:凡使,勿用獨漏,緣似漏蘆,只是味苦酸,誤服令人吐不止,須細驗。夫使漏蘆,細剉,拌生甘草相對蒸,從巳至申,去甘草净揀用。

聖惠方:治小兒無辜疳,肚脹或時瀉痢,冷熱不調:以漏蘆一兩,杵爲散。每服以猪肝一兩,散子一錢匕,鹽少許,以水煑熟,空心頓服。

外臺秘要:治蚘蟲:漏蘆,杵,以餅臛和方寸匕,服之。

〔箋釋〕

《廣雅·釋草》云:"飛廉、漏蘆、伏豬,木禾也。"《本草經》飛廉與漏蘆各自一條,飛廉條記别名云:"一名漏蘆,一名天薺,一名伏豬,一名飛輕,一名伏兔,一名飛雉,一名木禾。"顯然,《廣雅》所説的是别名漏蘆的飛廉,與本條漏蘆同名異物。故《夢溪筆談》卷二十六云:"今方家所用漏蘆,乃飛廉也。飛廉一名漏蘆,苗似箬葉,根如牛蒡,綿頭者是也。采時用根。今閩中所用漏蘆,莖如油麻,高六七寸,秋深枯黑如漆,采時用苗。本草自有條,正謂之漏蘆。"

"漏蘆",《本草綱目》寫作"漏盧",釋名項説:"屋之西北黑處謂之漏。凡物黑色謂之盧。此草秋後即黑,異於衆草,故有漏盧之稱。"《本草經考注》循此引申,解釋説:"漏盧二字,共黑色之義。單云'盧',重言云'漏盧'亦同。藜蘆一名豐蘆,與此同義。《書》'盧弓'傳,《太玄》'盧首'注,共云'黑也'。《釋名·釋地》:'土黑曰盧。'《後漢·光

武紀》注：'水黑曰盧。'《禮·內則》：'馬黑脊而般臂，漏。'
蓋亦以'黑'字訓'漏'字也。"

　　按，"盧"訓爲黑色沒有問題，除森立之所引例證，徐灝
《説文解字注箋》解釋甚明："盧爲火所熏，色黑，因謂黑爲
盧。"但將"漏"訓爲黑色，則較難成立。《詩經·抑》"相在
爾室，尚不愧於屋漏"，毛傳："西北隅謂之屋漏。"鄭箋説
屋漏是隱暗處："屋，小帳也。漏，隱也。"《游宦紀聞》云：
"發人隱惡，雖虧雅道，亦使暗室屋漏之下有所警。"即用其
意。李時珍説"屋之西北黑處謂之漏"，即由隱暗轉義爲黑
暗。但孫炎《爾雅音義》的説法則與鄭玄相反："屋漏者，
當室之白，日光所漏入。"則是指天窗，喻光明。《五禮通
考》釋"當室之白"即用此義，云："當室之白，謂西北隅得
户明者也。"無論以"漏"爲暗還是明，欲引申爲"黑色"，都
比較牽強。森立之已注意到這一點，所以舉《禮記·內則》
"馬黑脊而般臂，漏"爲據。但據鄭玄注："漏，當爲螻。如
螻蛄臭也。"也與黑聯繫不到一起。

　　綜上所述，現有的資料皆不足以解釋漏蘆得名的緣
由，牽強附會，反不爲美。

營實　味酸，溫，微寒，無毒。**主癰疽，惡瘡，結肉，
跌筋，敗瘡，熱氣，陰蝕不瘳，利關節。**久服輕身益氣。
根止洩痢腹痛，五藏客熱，除邪逆氣，疽癩，諸惡瘡，金瘡
傷撻，生肉復肌。**一名牆薇，一名牆麻，一名牛棘，**一名
牛勒，一名薔蘼，一名山棘。生零陵川谷及蜀郡。八月、

九月採，陰乾。

陶隱居云：營實即是牆薇子，以白花者爲良。根亦可煮釀酒，莖、葉亦可煮作飲。臣禹錫等謹按，蜀本圖經云：即薔薇也。莖間多刺，蔓生，子若杜棠子，其花有百葉、八出、六出，或赤、或白者，今所在有之。葛洪治金創方：用薔薇灰末一方寸匕，日三服之。藥性論云：薔薇，使，味苦。子治頭瘡白禿，主五藏客熱。日華子云：白薔薇根，味苦、澀、冷，無毒。治熱毒風、癰疽、惡瘡，牙齒痛，治邪氣，通血經，止赤白痢，腸風瀉血，惡瘡疥癬，小兒疳蟲肚痛。野白者用良。

【雷公云：今薔薇也。凡採得，去根并用麁布拭黃毛了，用刀於槐砧上細剉，用漿水拌令濕，蒸一宿，至明出，日乾用。

外臺秘要：治髓及刺不出：薔薇根末，水服方寸匕，日三。　又方：治折箭刺入肉，膿囊不出，堅慘及鼠僕：服十日，髓刺皆穿皮出。　又方：治少小睡中遺尿不自覺：以根隨多少，剉，以酒飲之。

千金方：治口瘡久不差及胸中並生瘡，三年已上不差：以根濃煮汁服之，稍稍嚥，劾。冬取根，夏取莖葉用之。　又方：治壅熱，口中及舌生瘡爛：剉根濃煮汁，含漱之。冬用根皮，夏用枝葉。　又方：諸癰腫發背及癮癧已潰爛，疼痛：薔薇殼更炙熨之，即愈。　又方：治小兒疳痢，行數暴多：生薔薇根洗净切，以適多少濃煎汁，稍稍飲之，差。

肘後方：治口瘡：以根避風打去土，煮濃汁，温含，冷易。《聖惠》同。

〔箋釋〕

　　營實是薔薇科植物野薔薇 *Rosa multiflora* 之類的果實,《本草綱目》釋名項説:"此草蔓柔靡,依牆援而生,故名牆蘼。其莖多棘刺勒人,牛喜食之,故有山刺、牛勒諸名。其子成簇而生,如營星然,故謂之營實。"按,《爾雅·釋草》"蘠蘼,蔓冬",郭璞注:"門冬,一名滿冬,本草云。"《説文》亦云:"蘠,蘠蘼,蔓冬也。"檢《本草經》天門冬别名顛勒,没有"一名蘠蘼",反倒是營實條《名醫别録》説"蘠蘼"。李時珍在天門冬條釋名項按語説:"蘠蘼乃營實苗,而《爾雅》指爲蔓冬,蓋古書錯簡也。"《本草綱目》的意見確有道理,但錯簡則未必,《爾雅義疏》直接將"蘠蘼,蔓冬"解釋爲薔薇,郝懿行説:"《説文》云'蘠蘼,蔓冬也',即今薔薇。本草'營實一名墻薇,一名墻麻',《别録》'一名蘠蘼'。蘼、麻、蔓聲相轉,蘠、薇古音同也。"至於"蔓冬""滿冬""門冬",郝懿行進一步引申:"郭引本草'一名滿冬',今本草無'滿冬'之名,蓋古本有之也。蔓、滿聲亦相轉。《釋文》又引《中山經》'條谷之山,其草多芍藥、虋冬',郭注以虋今作門爲俗。按,門借聲,虋俗作耳。"按照郝懿行的意見,《山海經·中山經》中的虋冬也是薔薇,而非通常説的天門冬,此可以備一説者。

　　《蜀本草》引《圖經》説"其花有百葉、八出、六出,或赤、或白者",所謂"百葉",乃是複瓣的意思。《太平寰宇記》載梁元帝建竹林堂,其中"多種薔薇,劉宅紫薔薇,康家四出薔薇,白馬寺黑薔薇,名十里香,長沙千葉薔薇"

等;李德裕《平泉山居草木記》也提到"會稽之百葉木芙
蓉、百葉薔薇"。這種複瓣薔薇則是栽培品種,主要作觀
賞植物。

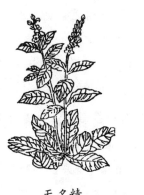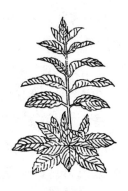

天名精　　　明州天名精

天名精　味甘,寒,無毒。主瘀血,血瘕欲死,下血,
止血,利小便,除小蟲,去痹,除胸中結熱,止煩渴,逐水
大吐下。久服輕身耐老。一名麥句薑,一名蝦蟇藍,一
名豕首,一名天門精,一名玉門精,一名彘顱,一名蟾蜍
蘭,一名覲。生平原川澤。五月採。垣衣爲之使。

陶隱居云:此即今人呼爲豨音喜。薟,音枕。亦名豨首。夏月
搗汁服之,以除熱病。味至苦,而云甘,恐或非是。唐本注云:鹿
活草是也。《別録》一名天蔓菁,南人名爲地菘。味甘辛,故有
薑稱;狀如藍,故名蝦蟇藍;香氣似蘭,故名蟾蜍蘭。主破血,生
肌,止渴,利小便,殺三蟲,除諸毒腫,丁瘡,瘻痔,金瘡內射。身
癢,癮瘮不止者,揩之立已。其豨薟苦而臭,名精乃辛而香,全不

748

相類也。臣禹錫等謹按，蜀本圖經云：地菘也。《小品方》名天蕪菁，一名天蔓菁，聲並相近。夏秋抽條，頗似薄荷，花紫白色，味辛而香，其葉似山南菘菜。爾雅云：荻蒵，豕首。釋曰：藥名也。一名麥句薑。郭云：江東豨首，可以焫蠶蛹者。《三蒼》云：焫，熬也。藥性論云：麥句薑，使，味辛。治瘡，止血及鼻衄不止。陳藏器云：天名精，《本經》“一名麥句薑”，蘇云“鹿活草也”，《別錄》云“一名天蔓菁”，南人呼爲地菘，與蔓菁相似，故有此名。《爾雅》云“大鞠，蘧麥”，注云“麥句薑”。蘧麥，即今之瞿麥，然終非麥句薑，《爾雅》注錯如此。陶公注釣樟條云：“有一草，似狼牙，氣辛臭，名爲地菘，人呼爲劉懂草，主金瘡，言劉懂昔曾用之。”《異苑》云：青州劉懂，宋元嘉中，射一麚，剖五藏，以此草塞之，蹶然而起。懂怪而拔草，便倒，如此三度。懂密録此草種之，主折傷多愈，因以名焉。既有活鹿之名，雅與麚事相會。陶、蘇兩説俱是地菘，功狀既同，定非二物。

　　圖經曰：天名精生平原川澤，今江湖間皆有之。夏秋抽條，頗如薄荷，花紫白色，葉如菘菜而小，故南人謂之地菘。香氣似蘭，故名蟾蜍蘭。狀如藍，故名蝦蟇藍。其味甘辛，故名麥句薑，一名豕首。《爾雅》所謂“荻音列。蒵，音真。豕首”是也。江東人用此以焫音炒。蠶蛹。五月採此草。既名地菘，下品又有地菘條①。陶隱居云釣樟條説地松，事見《異苑》。宋元嘉中，劉懂音獲。爲青州，射一獐，即剖五藏，以此草塞之，蹶然而起。懂怪而拔草，便倒，如此者三。懂密録以種之。主折傷多愈，因名劉

749

---

① 底本止於此，“陶隱居云”至“故并於此見之”，據劉甲本補。

懂草。陳藏器以謂此草既有活鹿之名,雅與獐事相會,當便是一物不疑矣,故并於此見之。

〔箋釋〕

天名精別名甚多,《爾雅·釋草》"茢薽,豕首",郭璞注:"本草曰彘顱,一名蟾蜍蘭。今江東呼豨首,可以爛疽蛹。"豕首是上古常見植物,故古人用作特徵物種以指示物候,《吕氏春秋·任地》引后稷曰"豨首生而麥無葉",高誘注:"豨首,草名也。至其生時,麥無葉,皆成熟也。"

根據《新修本草》的描述,確定其原植物爲菊科天名精 *Carpesium abrotanoides* 應該没有問題。但如郝懿行在《爾雅義疏》中注意到的,《周禮·地官》"掌染草"句鄭玄注云:"染草,茅蒐、橐蘆、豕首、紫茢之屬。"郝懿行説:"鄭注《地官·掌染草》,以豕首爲染草之屬,後世雖不以染,然其狀似藍,是必藍草之類,而本草未言。"見解雖好,結論則未必全對。掌染草就跟天官下面的染人一樣,負責洗染諸事,具體言之,則是掌管各種植物性染料,即"染草"。按照賈公彦疏:"藍以染青,蒨以染赤,象斗染黑。"菊科天名精的葉雖然近似十字花科的菘藍 *Isatis indigotica*,但並不含有靛藍色素,不可能作爲染料,由此確定,早期文獻所説的天名精,或言豕首,絕不會是後世所用的菊科天名精。再看《本草經》天名精一名蛤蟆藍,此"藍"應該就是能够染藍的意思,《本草綱目》謂"狀如藍,而蛤蟆好居其下,故名蛤蟆藍",恐怕是望文生義。至於《名醫別錄》所添別名蟾蜍蘭,"蘭"乃是"藍"的轉寫,《新修本草》説"香氣似蘭,故名蟾蜍蘭",也是附會之辭。古代用作染料的天名精很可能就是菘藍的近緣植物,或即菘藍的變種。

鹿活草的故事最早見於釣樟根皮條陶注:"又有一草,似狼牙,氣辛臭,名地菘,人呼爲劉懂草。五月五日採,乾作屑,亦主療金瘡,言劉懂昔採用之爾。"《本草拾遺》據《異苑》將故事補充完整。按,此條亦見於《酉陽雜俎》卷十九、《太平御覽》卷九百零七、卷九百九十四引《異苑》,故事主人的名字寫法各異;《證類本草》各本的寫法也不相同;今據劉甲本統一爲"懂"。檢《雲笈七籤》卷一百一十《洞仙傳》有劉懂,推考時間,應該同是一人,錄此備參:"劉懂者,不知何許人也。長大多鬚,垂手下膝。久住武當山,去襄陽五百里,旦發夕至。不見有所修爲。頗以藥術救治百姓。能勞而不倦,用藥多自采,所識草石,乃窮於藥性。雍州刺史劉道產忌其臂長,於襄陽錄送文帝。每旦檻車載將往山采藥,暮還廷尉。懂後以兩短卷書與獄吏,吏不敢取,懂焚之。一夜失懂,關鑰如故。閭闔門吏行夜得懂,送廷尉,懂語獄吏云:官尋殺我,殯後勿釘棺也。後果被殺。死數日,文帝疑此言,使開棺,不見尸,但有竹杖耳。"

決明子 味鹹、苦、甘,**平**、微寒,無毒。**主青盲,目淫,膚赤,白膜,眼赤痛,淚出,**療眥口青。**久服益精光,輕身**。生龍門川澤。石決明生豫章。十月十日採,陰乾百日。蓍實爲之使,惡大麻子。

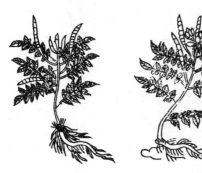 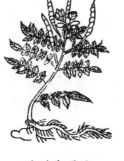 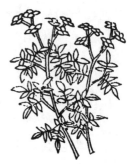

決明子　　　　　滁州決明子　　　　眉州決明子

陶隱居云：龍門乃在長安北，今處處有。葉如茳芏①，子形似馬蹄，呼爲馬蹄決明。用之當擣碎。又別有草決明，是萋音妻。蒿子，在下品中也。臣禹錫等謹按，唐本云：石決明，是蟲蛤類，形似紫貝，附見別出在魚獸條中，皆主明目，故並有決明之名。俗方惟以療眼也，道術時須。蜀本圖經云：葉似苜蓿而闊大，夏花，秋生子作角，實似馬蹄，俗名馬蹄決明。今出廣州、桂州。十月採子，陰乾。爾雅云：薢茩，芙茪。釋曰：藥草，決明也。郭云：葉黃銳，赤華，實如山茱萸，或曰蔆也。關西謂之薢茩。藥性論云：決明，臣。利五藏，常可作菜食之。又除肝家熱，朝朝取一匙，接令净，空心吞之，百日見夜光。陳藏器云：茳芏，是江蘺子。芏字音吐，草也，似莞，生海邊，可爲席。又與決明葉不類，本草決明注又無，好事者更詳之。陶云決明“葉如茳芏”。按茳芏性平，無毒。火炙作飲極香，除痰止渴，令人不睡，調中。生道傍，葉小於決明。隋稠禪師作五色飲，以爲黃飲進，煬帝嘉之。日華

---

①　茳芏：底本作“茳芒”，據文意改。詳見“箋釋”。

子云：馬蹄決明，助肝氣，益精。水調末，塗消腫毒。協太陽穴，治頭痛。又貼腦心，止鼻洪。作枕勝黑豆，治頭風，明目也。

圖經曰：決明子生龍門川澤，今處處有之，人家園圃所蒔。夏初生苗，高三四尺許。根帶紫色，葉似苜蓿而大，七月有花，黃白色。其子作穗，如青菉豆而銳。十月十日採，陰乾百日。按《爾雅》"薢茩，英茪"，釋曰"藥草，英明也"，郭璞注云"葉黃銳，赤華，實如山茱萸，關西謂之薢茩"，與此種頗不類。又有一種馬蹄決明，葉如江豆，子形似馬蹄，故得此名。又萋蒿子亦謂之草決明。未知孰爲入藥者。然今醫家但用子如菉豆者。其石決明，是蜯蛤類，當在蟲獸部中。

【食療云：平。葉主明目，利五藏，食之甚良。子主肝家熱毒氣，風眼赤淚，每日取一匙，按去塵埃，空腹水吞之，百日後，夜見物光也。

外臺秘要：治積年失明不識人：決明子二升杵散，食後以粥飲服方寸匕。

千金方：治肝毒熱，取決明作菜食之。

衍義曰：決明子，苗高四五尺，春亦爲蔬，秋深結角，其子生角中如羊腎。今湖南、北人家園圃所種甚多，或在村野，或成段種。蜀本圖經言"葉似苜蓿而闊大"，甚爲允當。

〔箋釋〕

　　《爾雅·釋草》："薢茩，英光。"郭注："英明也，葉黃銳，赤華，實如山茱萸。"邢疏云："藥草英明也，一名英茪，一名英明。"這一段文字一直被引在本草決明子條後，但從郭璞的描述來看,似非豆科 *Cassia* 屬植物,另據《廣雅》"羊蹢蹢,英光也","英明,羊角也",則所謂"英光"或許是杜鵑花科 *Rhododendron* 屬植物,而《廣雅》"英明"方爲本草之決明子。但即便如此,《本草經》之決明子也未必是 *Cassia* 屬植物。

一般而言,因功效得名的藥物同名異物現象最爲嚴重,即以決明子爲例,本品因能明目得名,《吴普本草》決明子一名草決明,一名羊明,《本草經》青葙子亦名草決明,《名醫别録》又附録石決明。《本草經》論決明子云:"主青盲,目淫,膚赤,白膜,眼赤痛,淚出,療唇口青。久服益精光,輕身。"功效固然看不出品種,但豆科 *Cassia* 屬植物種子皆含蒽醌類物質,輕瀉作用十分明確,若《本草經》決明子是此類植物,功效中應該有所記載,至少不會列爲久服之品。不僅如此,陶弘景有注釋云:"葉如茳芏,子形似馬蹄,呼爲馬蹄決明。用之當擣碎。又别有草決明,是萋蒿子,在下品中也。"其中"茳芏"一詞,政和《證類本草》皆寫作"茳芒",大觀《證類本草》則作"茳芏",據《本草拾遺》云:"茳芏,是江蘺子。芏字音吐,草也,似莞,生海邊,可爲席。又與決明葉不類。"乃知此字當以"茳芏"爲是。又考《爾雅·釋草》云:"芏,夫王。"此茳芏爲莎草科植物鹹水草 *Cyperus malaccensis* 一類,莖三棱形,葉片短,葉鞘長,與豆科決明全無相似,此見陶説決明亦非 *Cassia* 屬植物也。

《新修本草》没有討論草本決明的植物形態,陳藏器也只是不同意陶弘景説決明葉似茳芏,没有植物描述,不過據杜甫詩《秋雨歎》云："雨中百草秋爛死,階下決明顏色鮮。著葉滿枝翠羽蓋,開花無數黃金錢。"應該就是 *Cassia* 屬植物。至於五代以後關於決明的記載,則爲 *Cassia* 屬植物更沒有問題。

《本草拾遺》此條又提到隋代稠禪師的五色飲,謂黃飲用莊芏調配。按,傳世文獻對黃飲的製作材料描述不一,常見的寫法是"江莄""江桂""江莛",陳藏器則作"莊芏"。因爲《本草拾遺》此處是沿着莊芏的話題在進行討論,故不存在訛字的可能性,至少保證唐代陳藏器所見文獻,黃飲使用的是莊芏;而"江莄"等,更像是"莊芏"的訛寫。

丹參 味苦,微寒,無毒。**主心腹邪氣,腸鳴幽幽如走水,寒熱積聚**,破癥除瘕,止煩滿,益氣,養血,去心腹痼疾,結氣,腰脊強,腳痺,除風邪留熱。久服利人。**一名郗蟬草**,一名赤參,一名木羊乳。生桐栢山川谷及太山。五月採根,暴乾。畏鹹水,反藜蘆。

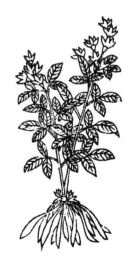

隨州丹參

755

陶隱居云:此桐柏山是淮水源所出之山,在義陽,非江東臨海之桐柏也。今近道處處有。莖方有毛,紫花,時人呼爲逐馬。酒漬飲之,療風痺。道家時有用處,時人服,多眼赤,故應性熱;今云微寒,恐爲謬矣。唐本注云:此藥冬採良,夏採虛惡。臣禹錫等謹按,蜀本圖經云:葉似紫蘇有細毛,花紫亦似蘇花,根赤,大者如指,長尺餘,一苗數根。今所在皆有。九月、十月採根。藥性論云:丹參,臣,平。能治脚弱疼痹,主中惡,治百邪鬼魅,腹痛,氣作聲音鳴吼,能定精。蕭炳云:酒浸服之,治風軟脚,可逐奔馬,故名奔馬草,曾用有効。日華子云:養神定志,通利關脉,治冷熱勞,骨節疼痛,四肢不遂,排膿止痛,生肌長肉,破宿血,補新生血,安生胎,落死胎,止血崩帶下,調婦人經脉不勻,血邪心煩,惡瘡疥癬,瘻贅腫毒,丹毒,頭痛赤眼,熱溫狂悶。又名山參。

圖經曰:丹參,生桐柏山川谷及泰山,今陝西、河東州郡及隨州亦有之。二月生苗,高一尺許。莖蔪方稜,青色。葉生相對,如薄荷而有毛。三月開花,紅紫色似蘇花。根赤,大如指,長亦尺餘,一苗數根。五月採,暴乾。又云冬月採者良,夏月採者虛惡。

【聖惠方】:治寒疝,小腹及陰中相引痛,白汗出欲死:以丹參一兩,杵爲散。每服熱酒調下二錢匕,佳。

千金方:治落胎,身下有血:丹參十二兩,以酒五升,煮取三升,溫服一升,日三服。

梅師方:治中熱油及火燒,除外痛:丹參八兩,細剉,以水微調,取羊脂二斤,煎三上三下,以傅瘡上。《肘後方》同。

〔箋釋〕

　　丹參載於《本草經》,一名郤蟬草,《廣雅》:"郝蟬,丹參也。"王念孫:"郝、郤古聲相近,郝蟬即郤蟬也。"此物因根赤色得名，故《別録》又名"赤參"，《吴普》並載其形態云："莖葉小方，如荏有毛，根赤，四月華紫，三月、五月採根，陰乾。"荏即白蘇，陶弘景亦説："莖方有毛，紫花，時人呼爲逐馬。"按其描述，應該就是唇形科 Salvia 屬植物，古今品種變化不大。所謂"逐馬"，乃與莨菪子條説"走及奔馬"一樣，形容脚力健壯，所以《四聲本草》云："酒浸服之，治風軟脚，可逐奔馬，故名奔馬草。"鄭樵《通志》則説："俗謂之逐馬，言驅風之快也。"

可注意的是丹參的藥性，陶弘景説："時人服，多眼赤，故應性熱。"這是根據服藥後的反應判斷藥性寒熱。《滇南本草》亦標丹參性温，謂其"色赤似火"。《神農本草經疏》乃作調和之論云："丹參，《本經》味苦，微寒。陶云：性熱，無毒。觀其主心腹邪氣，腸鳴幽幽如走水，寒熱積聚，破癥除瘕，則似非寒藥。止煩滿，益氣，及《別録》養血，去心腹痼疾，結氣，腰脊强，脚痹，除風邪留熱。久服利人，又決非熱藥。當是味苦，平，微温。"

茜根　味苦，寒，無毒。**主寒濕風痹，黄疸，補中，**止血，内崩，下血，膀胱不足，踒跌，蠱毒。久服益精氣，輕身。可以染絳。一名地血，一名茹藘，一名茅蒐，一名蒨。生喬山川谷。二月、三月採根，暴乾。畏鼠姑。

陶隱居云：此則今染絳茜草也。東間諸處乃有而少，不如西多。今俗、道、經方不甚服用。此當以其爲療少而豐賤故也。《詩》云"茹藘在阪"者是。**臣禹錫等謹按，蜀本**圖經云：染緋草，

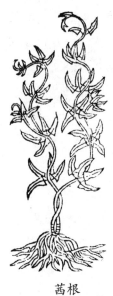

茜根

葉似棗葉，頭尖下闊，莖葉俱澀，四五葉對生節間，蔓延草木上，根紫赤色。今所在有。八月採根。▆爾雅云：茹藘，茅蒐。疏引陸機云：一名地血。齊人謂之茜，徐州人謂之牛蔓。▆藥性論云：茜根，味甘。主治六極傷心肺，吐血、瀉血用之。▆陳藏器云：茜根主蠱，煮汁服之。今之染緋者，字亦作"蒨"。《周禮》"庶氏掌除蠱毒，以嘉草攻之"，嘉草，襄荷與茜，主蠱爲最也。▆日華子云：味酸。止鼻洪、帶下、產後血運、乳結、月經不止、腸風、痔瘻、排膿、治瘡癤、泄精、尿血、撲損、瘀血，酒煎服。殺蠱毒。入藥剉、炒用。

圖經曰：茜根，一作"蒨"，生喬山山谷，今近處皆有之。染緋草也，許慎《説文解字》以爲人血所生。葉似棗葉而頭尖下闊，三五對生節間，其苗蔓延草木上，根紫色。陸機《草木疏》云："茹藘，茅蒐，蒨草也。齊人謂之茜，徐州人謂之牛蔓。二月、三月採根，暴乾。今圃人或作畦種蒔。故《貨殖傳》云厄茜千石，亦比千乘之家。"言地利之厚也。醫家用治蠱毒尤勝。《周禮》"庶氏掌除蠱毒，以嘉草攻之"，干寶以嘉草爲襄荷，陳藏器以爲襄荷與茜，主蠱之最也。

【雷公云：凡使，勿用赤柳草根，真似茜根，只是味酸澀，不入藥中用，若服，令人患内障眼，速服甘草水解之，即毒氣散。凡使茜根，用銅刀於槐砧上剉，日乾，勿犯鐵并鈆。

簡要濟衆：治吐血不定：茜草一兩，生擣羅爲散。每服二錢,水一中盞,煎至七分,放冷,食後服之,良。

傷寒類要：治心癉煩心,心中熱,茜根主之。　**又方**：治中蠱毒,或吐下血如爛肝：茜草根、襄荷葉根各三兩切,以水四升,煮取二升,去滓,適寒溫,頓服即愈。

〔箋釋〕

《爾雅·釋草》"茹藘,茅蒐",郭注云："今之蒨也,可以染絳。"《說文》云："蒐,茅蒐,茹藘。人血所生,可以染絳。從艸從鬼。"據段玉裁說,此爲會意,注云："人血所生者,釋此字所以從鬼也。"茜草色赤,所以傳說人血所化,《名醫別錄》別名地血也是此意。《周禮·秋官》云："庶氏掌除毒蠱,以攻說禬之,嘉草攻之。"所謂"嘉草攻之",注家說以藥草熏殺,按照《本草拾遺》的意見,使用的藥草即是襄荷與茜根。之所以用茜根,大約是緣於巫術思維,以其色紅似血,故能主"蠱毒"。

《說文》又有"茜"字,"茅蒐也,從艸西聲",這是茜草的專名,《本草經》也以此爲正名。"蒨"本是木名,《山海經·中山經》"北望河林,其狀如蒨如舉",郭璞注："說者云,蒨、舉皆木名也,未詳。"後借作茜草字。

《史記·貨殖列傳》"千畝巵茜"句徐廣注："茜音倩,一名紅藍,其花染繒赤黃也。"孫星衍輯《本草經》本條引此,遂謂"《名醫》別出紅藍條,非"。其說有誤,茜草栽種歷史悠久,品種沒有重大變化,主要爲茜草科茜草 *Rubia cordifolia* 之類；紅藍則是紅藍花,原植物爲菊科紅花 *Carthamus tinctorius*。

飛廉　味苦,平,無毒。主骨節熱,脛重酸疼,頭眩頂重,皮間邪風如蜂螫針刺,魚子細起,熱瘡癰疽痔,濕痺,止風邪欬嗽,下乳汁。久服令人身輕,益氣,明目,不老。可煮可乾。一名漏蘆,一名天薺,一名伏猪,一名飛輕,一名伏兔,一名飛雉,一名木禾。生河內川澤。正月採根,七月、八月採花,陰乾。得烏頭良,惡麻黃。

陶隱居云:處處有,極似苦芺,烏老切。惟葉下附莖,輕有皮起似箭羽,葉又多刻缺,花紫色。俗方殆無用,而道家服其枝莖,可得長生,又入神枕方。今既別有漏蘆,則非此別名爾。唐本注云:此有兩種:一是陶證,生平澤中者;其生山崗上者,葉頗相似,而無疎缺,且多毛,莖亦無羽,根直下,更無傍枝,生則肉白皮黑,中有黑脉,日乾則黑如玄參。用葉莖及根,療疳蝕,殺蟲,與平澤者俱有驗。今俗以馬薊、以苦芺爲漏蘆,並非是也。臣禹錫等謹按,蜀本圖經云:葉似苦芺,莖似軟羽,紫花,子毛白。今所在平澤皆有。五月、六月採,日乾。藥性論云:飛廉,使,味苦、鹹,有毒。主留血。蕭炳云:小兒疳痢,爲散,以漿水下之,大効。

【雷公云:凡使,勿用赤脂蔓,與飛廉形狀相似,只赤脂蔓見酒色便如血色,可表之。凡修事,先刮去麁皮了,杵,用苦酒拌之一夜,至明漉出,日乾,細杵用之。

千金翼:治瘑疸食口齒及下部:飛廉蒿燒灰擣篩,以兩錢匕著痛處,甚痛,忍之;若不痛,非瘑也。下部蟲如馬尾大,相纏出無數。十日差,二十日平復。

《離騷》"前望舒使先驅兮,後飛廉使奔屬",王逸注:"飛廉,風伯也。"《三輔黄圖》云:"飛廉,神禽,能致風氣者,身似鹿,頭如雀,有角而蛇尾,文如豹。"飛廉作爲傳説中的神物,雖然文獻對其形象描繪不盡相同,總以有翼能飛爲特點。

結合植物飛廉的植株形態,或許可以對神獸飛廉的形象構造提供思路。"廉"有邊側的意思,《儀禮‧鄉飲酒禮》"設席於堂廉",鄭注:"側邊曰廉。"又據《廣雅‧釋言》云:"廉、柧,稜也。"則"廉"又有柧稜之義。陶弘景描述飛廉的形狀:"葉下附莖,輕有皮起似箭羽。"基本可以判斷爲菊科飛廉屬植物,如飛廉 *Carduus nutans* 之類,莖圓柱形,具縱稜,並附有緑色的翅,翅有針刺。《植物名實圖考》飛廉條云:"莖旁生羽,宛如古方鼎稜角所鑄翅羽形。飛廉獸有羽善走,鑄鼎多肖其形。此草有軟羽,刻缺齟齬,似飛廉,故名。"

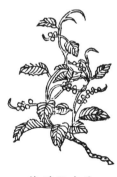

越州五味子

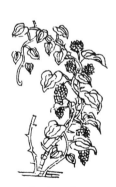

秦州五味子

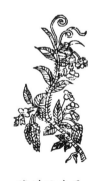

虢州五味子

五味子 味酸,溫,無毒。主益氣,欬逆上氣,勞傷羸瘦,補不足,强陰,益男子精,養五藏,除熱,生陰中肌。一名會及,一名玄及。生齊山山谷及代郡。八月採實,陰乾。蓯蓉爲之使,惡萎蕤,勝烏頭。

陶隱居云:今第一出高麗,多肉而酸甜;次出青州、冀州,味過酸,其核並似猪腎;又有建平者少肉,核形不相似,味苦,亦良。此藥多膏潤,烈日暴之,乃可擣篩,道方亦須用。唐本注云:五味,皮肉甘酸,核中辛苦,都有鹹味,此則五味具也。本經云味酸,當以木爲五行之先也。其葉似杏而大,蔓生木上,子作房如落葵,大如蘡子。一出蒲州及藍田山中。今注:今河中府歲貢焉。臣禹錫等謹按,蜀本圖經云:莖赤色,蔓生,花黃白,生青熟紫,味甘者佳。八月採子,日乾。爾雅云:菋,荎藸。注:五味也。蔓生,子叢在莖頭。疏云:一名菋,一名荎藸。藥性論云:五味子,君。能治中下氣,止嘔逆,補諸虛勞,令人體悦澤,除熱氣,病人虛而有氣兼嗽,加用之。日華子云:明目,暖水藏,治風下氣,消食,霍亂轉筋,痃癖,賁㹠,冷氣,消水腫,反胃,心腹氣脹,止渴,除煩熱,解酒毒,壯筋骨。

圖經曰:五味子生齊山山谷及代郡,今河東、陝西州郡尤多,而杭越間亦有。春初生苗,引赤蔓於高木,其長六七尺,葉尖圓似杏葉,三四月開黃白花,類小蓮花,七月成實,如豌豆許大,生青熟紅紫。《爾雅》云"菋,荎藸",注云"五味也,蔓生,子叢莖端",疏云"一名菋,一名荎藸"。今有數種,大抵相近,而以味甘者爲佳。八月採,陰乾用。一説小顆皮皺泡者,有白色鹽霜一重,其味酸、鹹、苦、辛、甘,味全者真也。《千金月令》:五月宜服五味湯。取五味子一大合，以木杵臼細擣之，置小瓷瓶中，以百沸湯投之，入少蜜，即密封頭，置火邊良久，湯成堪飲。

【雷公云：凡小顆皮皺泡者，有白撲鹽霜一重，其味酸、鹹、苦、辛、甘，味全者真也。凡用，以銅刀劈作兩片，用蜜浸蒸，從巳至申，却以漿水浸一宿，焙乾用。

抱朴子：移門子服五味子十六年，面色如玉女，入水不霑，入火不灼。

衍義曰：五味子，今華州之西至秦州皆有之。方紅熟時，採得蒸爛，研濾汁去子，熬成稀膏。量酸甘入蜜，再上火，待蜜熟，俟冷，器中貯。作湯，肺虛寒人可化作湯，時時服；作果，可以寄遠。本經言溫，今食之多致虛熱，小兒益甚；《藥性論》以謂除熱氣；日華子云謂暖水臟，又曰除煩熱。後學至此多惑。今既用之治肺虛寒，則更不取除煩熱之説。補下藥亦用之。入藥生曝不去子。

〔箋釋〕

　　《説文》“菋，荎藸也”，《爾雅·釋草》“菋，荎藸”，郭璞注：“五味也，蔓生，子叢在莖頭。”有意思的是，《爾雅·釋木》又重出“菋，荎藸”，郝懿行注意到，《齊民要術》卷十引《皇覽·冢記》説：“孔子塚塋中樹百，皆異種，魯人世世無能名者。人傳言：孔子弟子異國人，持其國樹來種之。故有柞、枌、雒離、女貞、五味、毚檀之樹。”《太平御覽》卷九百九十引《聖賢塚墓記》亦説：“孔子墓上五味樹。”如此則另有木本之五味。按，五味子因具足五味而得名，《新修本草》謂：“五味，皮肉甘、酸，核中辛、苦，都有鹹味，此則五味具也。"自然界能滿足此條件者,當然不止木蘭科五味子一類,不排除某類木本植物的莖葉花實也因爲五味具足而得"五味"之名。更可注意的是,《本草經》《名醫別録》所記藥物別名,一般都會包括此物雅名,即見於《説文》《爾雅》的名稱,獨五味子僅言別名會及、玄及,而没有提到菋或荎藸。

五味子具足五味,五味配合五行,故道仙家服食多用之,《太平御覽》引《典術》曰:"五味者,五行之精,其子有五味。淮南公、羡門子服五味十六年,入水不濡,入火不焦,日行萬里。"《抱朴子内篇·仙藥》亦説"移門子服五味子十六年,色如玉女,入水不霑,入火不灼"。陶弘景言"道方亦須用",《雲笈七籖》服食方用者甚多,如守仙五子丸中五味爲五子之一,王君河車方用五味子"主五藏",南嶽真人鄭披雲傳授五行七味丸方以五味子爲"金之精"。

古用五味子應該都是木蘭科 *Schisandra* 屬植物,或許是道教重視的緣故,兼有本草家身份的上清派道士陶弘景便特別强調五味子的品質,《本草經集注》云:"今第一出高麗,多肉而酸甜。"陶説高麗出者最優,《新修本草》謂"其葉似杏而大,蔓生木上,子作房如落葵,大如蘡子",森立之《本草經考注》將之稱爲"朝鮮五味子",並詳細描述其形態:"朝鮮五味子,今蕃殖在官園,葉似杏,又似木天蓼而有皺紋。春,每舊藤節間生芽,四五葉一所,攢生,花實與美南葛虆同,但其實球不圓而長,垂下一二寸,生青熟赤,日乾,變黑色爲異。"由産地及形態來看,應該是今之正品五味子 *Schisandra chinensis*。

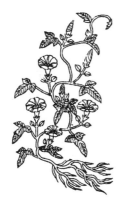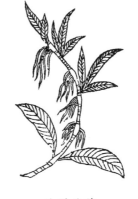

旋花　　　　　　施州旋花

旋花　味甘,温,無毒。主益氣,去面皯黑色,媚好。其根味辛,主腹中寒熱邪氣,利小便。久服不飢,輕身。一名筋根花,一名金沸,一名美草。生豫州平澤。五月採,陰乾。

陶隱居云:東人呼爲山薑,南人呼爲美草。根似杜若,亦似高良薑。腹中冷痛,賣服甚効。作丸散服之,辟穀止飢。近有人從南還,遂用此術與人斷穀,皆得半年、百日不飢不瘦,但志淺嗜深,不能久服爾。其葉似薑,花赤色,殊辛美,子狀如豆蔻,此旋花之名,即是其花也。今山東甚多。唐本注云:此即生平澤旋薑音福。是也。其根似筋,故一名筋根旋徐兖切。花,陶所證真山薑爾。陶復於下品旋薑注中云,“此根出河南,北國來,根似芎藭,惟膏中用”,今復道似高良薑,二説自相矛楯。且此根味甘,山薑味辛,都非此類。其旋薑膏療風逐水,止用花,言根亦無妨,然不可以杜若亂之也。又將旋薑花名金沸,作此別名,非也。《別録》云：根，主續筋也。今按，陳藏器本草云：旋花，本功外，取根食之，不飢。又取根、苗擣絞汁服之，主丹毒，小兒毒熱。根，主續筋骨，合金瘡。陶注誤而唐注是也。臣禹錫等謹按，蜀本圖經云：旋葍花根也，蔓生，葉似署預而多狹長，花紅白色，根無毛節，蒸煮堪噉，味甘美，根名筋根。今所在川澤皆有。二月、八月採根，日乾。蕭炳云：旋徐元切。復音伏。用花，葍音福。旋徐顧反。用根，今云旋復根即葍旋悮矣。

圖經曰：旋徐顧切。花生豫州平澤，今處處皆有之。蘇恭云“此即平澤所生旋葍音福。是也，其根似筋，故一名筋根”。《別録》云“根主續筋”，故南人皆呼爲續筋根。苗作叢蔓，葉似山芋而狹長，花白，夏秋生遍田野。根無毛節，蒸煮堪噉，甚甘美。五月採花，陰乾。二月、八月採根，日乾。花今不見用者。下品有旋徐元切。復花，與此殊別，人疑其相近，殊無謂也。《救急方》續斷筋法：取旋葍草根，浄洗去土，擣，量瘡大小傅之，日一二易之，乃差止。一名肫腸草，俗謂皷子花也。黔南出一種旋花，麄莖，大葉，無花，不作蔓，恐別是一物也。

衍義曰：旋花蔓生，今河北、京西、關陝田野中甚多，最難鋤艾，治之又生。世又謂之皷子花，言其形肖也。四五月開花，亦有多葉者。其根寸截，置土下，頻灌溉，方涉旬，苗已生。蜀本圖經是矣。

〔箋釋〕

《本草經》有旋花，又有旋覆花，前者一名金沸，後者一名金沸草，於是糾結交錯，衆説紛紜。按照今天植物學家的意見，旋花爲旋花科打碗花屬植物旋花 *Calystegia sepium*

之類,旋覆花爲菊科旋覆花 *Inula japonica* 之類。旋花是纏繞草本,旋覆花是直立草本,形態差別極大,古代本草學家未能目睹真實物種,僅從文字推考,遂致糾纏不清。

關於旋花與旋覆花,有意思的是兩處"旋"字的讀音。據"補注所引書傳",蕭炳的《四聲本草》"取本草藥名每上一字,以四聲相從,以便討閱",可見此書特別講究音韻。本條引《四聲本草》說:"旋復用花,菖旋用根,今云旋復根即菖旋悞矣。"蕭炳討論"旋復花"與"菖旋根"差別的議論,此處可以略過不提,宜注意所標注的讀音。旋覆花的"旋"標爲"徐元切",這是用《說文》"旋,周旋"之意,《廣韻》"似宣切",今音"xuán"。故《本草衍義》解釋旋覆花之得名說:"花淡黃綠,繁茂,圓而覆下。"菖旋的"旋"標爲"徐願反",《廣韻》"辭戀切",乃是"繞"的意思,今音"xuàn"。旋花爲纏繞草本,或許因此得名。《新修本草》筋根旋花的"旋"標爲"徐兖切",與《四聲本草》同。

蘭草　味辛,平,無毒。主利水道,殺蠱毒,辟不祥,除胸中痰癖。久服益氣,輕身,不老,通神明。一名水香。生大吳池澤。四月、五月採。

陶隱居云:方藥、俗人並不復識用。大吳,即應是吳國爾,太伯所居,故呼大吳。今東間有煎澤草,名蘭香,亦或是此也。生濕地。李云"是今人所種,似都梁香草"。唐本注云:此是蘭澤香草也。八月花白,人間多種之以飾庭池,溪水澗傍往往亦有。陶云不識,又言煎澤草,或稱李云都梁香近之,終非的識也。今按,別本注云:葉似馬蘭,故名蘭草,俗呼爲鷰尾香。時人皆煮水以浴,療風,故又名香水蘭。陶云煎澤草,唐注云蘭澤香,並非也。臣禹錫等謹按,蜀本圖經云:葉似澤蘭,尖長有歧,花紅白色而香,生下濕地。陳藏器云:蘭草與澤蘭,二物同名,陶公竟不能知,蘇亦强有分別。按蘭草本功外,主惡氣,香澤可作膏塗髮。生澤畔,葉光潤,陰小紫,五月、六月採,陰乾,婦人和油澤頭,故云蘭澤,李云都梁是也。蘇注蘭草云"八月花白,人多種於庭池",此即澤蘭,非蘭草也。澤蘭葉尖,微有毛,不光潤,方莖紫節,初採微辛,乾亦辛,入産後補虚用之,已別出中品之下。蘇乃將澤蘭注於蘭草之中,殊誤也。《廣志》云:都梁香出淮南,亦名煎澤草。盛洪之《荆州記》曰:都梁縣有山,山下有水清淺,其中生蘭草,因名爲都梁,亦因山爲號也。

衍義曰:蘭草,諸家之説異,同是曾未的識,故無定論。葉不香,惟花香。今江陵、鼎、澧州山谷之間頗有,山外平田即無,多生陰地,生於幽谷,益可驗矣。葉如麥門冬而闊且韌,長及一二尺,四時常青,花黄,中間葉上有細紫點。有春芳者,爲春蘭,色深;秋芳者,爲秋蘭,色淡。秋蘭稍難得。二蘭移植小檻中,置座右,花開時,滿室盡香,與他花香又別。唐白樂天有"種蘭不種艾"之詩,正謂此蘭矣。今未見用者。本經蘇注"八月花白",此即澤蘭也。

〔箋釋〕

《離騷》"紉秋蘭以爲佩",這種沼生、芳香、可以折取的植物,在《本草經》中稱爲"蘭草",其原植物是菊科佩蘭 *Eupatorium fortunei*。東晉永和九年(353)王羲之等人修禊於"會稽山陰之蘭亭",留下千古名篇《蘭亭序》,據《寶慶會稽續志》云:"《越絕書》曰:勾踐種蘭渚山。舊經曰:蘭渚山,句踐種蘭之地,王、謝諸人修褉蘭渚亭。"勾踐種蘭的傳説未必可靠,但從時間上推測,王羲之當年雅集的時候,蘭亭周圍藝植的應該是這種菊科佩蘭 *Eupatorium fortunei*。

大約唐代或稍後,蘭科觀賞植物蕙蘭 *Cymbidium faberi* 漸漸佔用了"蘭"的名稱,於是菊科的蘭草(佩蘭)與蘭科的蘭草(蕙蘭)糾結不清。乃至《本草衍義》注釋蘭草條説:"今江陵、鼎、澧州山谷之間頗有,山外平田即無,多生陰地,生於幽谷,益可驗矣。葉如麥門冬而闊且靭,長及一二尺,四時常青,花黃,中間葉上有細紫點。有春芳者,爲春蘭,色深;秋芳者,爲秋蘭,色淡。秋蘭稍難得。二蘭移植小檻中,置座右,花開時,滿室盡香,與他花香又別。"寇宗奭所指稱的蘭草,實指蘭科蕙蘭 *Cymbidium faberi* 一類。這種錯誤受到李時珍的批評,《本草綱目》蘭草條正誤項李時珍説:"二氏(不僅寇宗奭如此,後來朱震亨也犯同樣的錯誤,故稱二氏)所説,乃近世所謂蘭花,非古之蘭草也。蘭有數種,蘭草、澤蘭生水旁,山蘭即蘭草之生山中者。蘭花亦生山中,與山蘭迥別。蘭花生近處者,葉如麥門冬而春花;生福建者,葉如菅茅而秋花。黄山谷所謂一幹一花爲蘭、一幹數花爲蕙者,蓋因不識蘭草、蕙草,遂以蘭花强生分別也。"

因爲蘭蕙佔用了"蘭草"這個名稱,宋末方回用"古蘭花"來稱呼菊科佩蘭 *Eupatorium fortunei*,專門作了一篇《訂蘭説》。這篇文字似乎没有流傳下來,檢《桐江續集》卷十九中有《秋日古蘭花十首》,可以參考。逐録入下:"緑葉梢頭紫粟攢,離騒經裏古秋蘭。時人誤唤孩兒菊,惟有詩翁解細看。"(其一)"可待清秋菊共芳,春苗夏葉已先香。握蘭故事人誰識,夙世龐眉漢署郎。"(其二)原注:"此花七月結蕊,中秋開至,與菊同盛,故曰蘭有秀兮菊有芳。""遠聞香淡近聞濃,紫穗絲絲吐雪茸。不識幽人殢姝子,兒曹方醉木芙蓉。"(其三)"玉露金風喜乍凉,紫莖緑葉薦秋芳。今年最好中秋月,更著秋蘭月下香。"(其四)"大似斯文不遇時,無人採佩世無知。援琴與鼓猗蘭操,五百年間一退之。"(其五)"椒漿桂酒蕙蒸肴,學子人能誦楚騷。惟有籍蘭無識者,老夫對爾首頻搔。"(其六)"紉蘭爲佩楚忠臣,直道從來不屈身。爲報拖金鳴玉者,如君多是折腰人。"(其七)"雪絲鬆細紫團欒,今代無人識古蘭。本草圖經川續斷,今人誤作古蘭看。"(其八)"一幹一花山谷語,今蘭不是古時蘭。重陽菊畔千絲紫,隆準曾孫卻解看。"(其九)原注:"漢武帝蘭秀菊芳語良是。""楚詞蘭有晦翁注,模寫真容本陸璣。不待花開著囊貯,紫莖緑葉可熏衣。"(其十)

　　"佩蘭"的名稱出現甚晚,目前所見,雍正十年(1732)王子接《絳雪園得宜本草》正式以佩蘭立條,後來託名葉桂的《本草再新》也用佩蘭之名,晚近則成爲通用名。

　　至於《本草衍義》説"唐白樂天有'種蘭不種艾'之詩,正謂此蘭矣",意即白居易《問友》詩中所種的蘭,也是蘭

證類本草箋釋

科蕙蘭 *Cymbidium faberi*,恐怕不對。白居易詩云:"種蘭不種艾,蘭生艾亦生。根荄相交長,莖葉相附榮。香莖與臭葉,日夜俱長大。鋤艾恐傷蘭,溉蘭恐滋艾。蘭亦未能溉,艾亦未能除。沉吟意不決,問君合何如。"細繹詩意,這種"蘭"與艾,"根荄相交長,莖葉相附榮",區別只在"香莖與臭葉",無疑還是菊科的佩蘭 *Eupatorium fortunei*。

關於澤蘭與佩蘭的糾結,在澤蘭條繼續討論,此處從略。

忍冬 味甘,温,無毒。主寒熱身腫。久服輕身長年益壽。十二月採,陰乾。

陶隱居云:今處處皆有,似藤生,凌冬不凋,故名忍冬。人惟取煮汁以釀酒,補虛療風。仙經少用。此既長年益壽,甚可常採服。凡易得之草,而人多不肯為之,更求難得者,是貴遠賤近,庸人之情乎?唐本注云:此草藤生,繞覆草木上。苗莖赤紫色,宿者有薄白皮膜音莫。之。其嫩莖有毛,葉似胡豆,亦上下有毛。花白蕊紫。今人或以絡石當之,非也。今按,陳藏器本草云:忍冬,主熱毒血痢,水痢,濃煎服之。小寒。本條云温,非也。臣禹錫等謹按,藥性論云:忍冬亦可單用。味辛,主治腹脹滿,能止氣下澼。

【肘後方:飛尸者,遊走皮膚,穿藏府,每發刺痛,變作無常;遁尸者,附骨入肉,攻鑿血脉,每發不可得近,見屍喪、聞哀哭便作;風尸者,淫躍四肢,不知痛之所在,每發昏恍,得風雪便作;沉尸者,纏骨結藏,衝心脅,每發絞切,遇寒冷便作;尸注者,舉身沉重,精神錯雜,常覺昏廢,每節氣至,則輒致大惡。此一條別有治後熨也。忍冬莖葉,剉數斛,煮令濃,取汁煎之,服如雞子一枚,日二三服。

〔箋釋〕

金銀花之名初見於《蘇沈良方》,其治癰疽方用忍冬嫩苗、甘草兩物,方後有注釋云:"予在江西,有醫僧鑒清,善治背疽,得其方,用老翁鬚,余頗神秘之。後十年,過金陵,聞醫王琪亦善治瘍,其方用水楊藤,求得觀之,乃老翁鬚也。又數年,友人王子淵自言得神方,嘗活數人,方用大薜荔。又過歷陽,杜醫者治瘍,嘗以二萬錢活一人,用千金藤。過宣州,甯國尉王子駁傳一方,用金銀花。海州士人劉純臣傳一方,用金釵股。此數君皆自神其術,求其草視之,蓋一物也。余以本草考之,乃忍冬也。"又述忍冬形態及諸別名的由來云:"忍冬葉尖莖圓,生莖葉皆有毛,田野籬落處處有之。兩葉對生,春夏新葉稍尖而色嫩綠柔薄,秋即堅厚色深而圓,得霜則葉卷而色紫,經冬不凋。四月開花,極芬芳可愛,似茉莉、瑞香,初色白,數日變黃,每黃白相間,故一名金銀花。花開曳蕊數莖如絲,故一名老翁鬚,一名金釵股。冬間葉圓厚似薜荔,故一名大薜荔。可移根庭檻間,以備急。"又《醫說》引《夷堅己志》云:"崇寧間,蘇州天平山白雲寺五僧行山間,得蕈一叢,甚大,摘而煮食之,至夜發吐,三人急採鴛鴦草生啖,遂愈。二人不甚肯啖,吐至死。此草藤蔓而生,對開黃白花,傍水依山處皆有之,治癰疽腫毒尤妙,或服或傅皆可,今人謂之金銀花,又曰老翁鬚,本草名爲忍冬。"參考《新修本草》對忍冬的形態描述:"此草藤生,繞覆草木上。苗莖赤紫色,宿者有薄白皮膜之。其嫩莖有毛,葉似胡豆,亦上下有毛。花白蘂紫。"乃知諸家所説忍冬或金銀花皆是忍冬科 *Lonicera* 屬植物。

蛇床子 味苦、辛、甘、平,無毒。主婦人陰中腫痛,男子陰痿,濕癢,除痺氣,利關節,癲癇,惡瘡,温中下氣,令婦人子藏熱,男子陰强。久服輕身,好顏色,令人有子。一名蛇粟,一名蛇米,一名虺牀,一名思益,一名繩毒,一名棗棘,一名牆蘼。生臨淄川谷及田野。五月採實,陰乾。惡牡丹、巴豆、貝母。

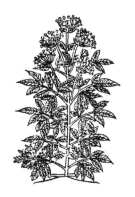

南京蛇牀子

陶隱居云:近道田野墟落間甚多。花、葉正似蘼蕪。唐本注云:《爾雅》一名盱。音吁。臣禹錫等謹按,蜀本圖經云:似小葉芎藭,花白,子如黍粒,黃白色。生下濕地,今所在皆有,出揚州、襄州者良。採子暴乾。爾雅云:盱,虺牀。注:蛇床也,一名馬牀。藥性論云:蛇牀人,君,有小毒。治男子、女人虚,濕痺,毒風癰痛,去男子腰疼。浴男女陰,去風冷,大益陽事。主大風身癢,煎湯浴之,差。療齒痛及小兒驚癇。日華子云:治暴冷,煖丈夫陽氣,助女人陰氣,撲損瘀血,腰跨疼,陰汗,濕癬,四肢頑痺,赤白帶下，縮小便。凡合藥服食，即挼去皮殼，取人微炒殺毒，即不辣。作湯洗病則生使。

圖經曰：蛇牀子生臨淄川谷及田野，今處處有之，而揚州、襄州者勝。三月生苗，高三二尺，葉青碎作叢似蒿枝，每枝上有花頭百餘，結同一窠，似馬芹類。四五月開白花，又似散水。子黃褐色如黍米，至輕虛。五月採實，陰乾。《爾雅》謂之盰，一名虺牀。

【雷公云：凡使，須用濃藍汁，并百部草根自然汁，二味同浸三伏時，漉出日乾。却用生地黃汁相拌蒸，從午至亥，日乾。用此藥只令陽氣盛數，號曰鬼考也。

千金方：治産後陰下脱：虵床子絹袋盛，蒸熨之，亦治陰户痛。　**又方**：治小兒癬瘡：杵虵床末，和猪脂塗之。

金匱方：溫中坐藥虵床子散方：虵床子人爲末，以白粉少許和令匀相得，如棗大，綿裹内之，自然溫矣。

〔箋釋〕

蛇牀得名的緣由不詳，從別名看，蛇粟、蛇米、虺牀，應該都與蛇有關。《本草綱目》釋名項説："蛇虺喜臥於下，食其子，故有蛇牀、蛇粟諸名。"《本草崇原》進一步發揮説："蛇，陰類也。蛇牀子性溫熱，蛇虺喜臥於中，嗜食其子，猶山鹿之嗜水龜，潛龍之嗜飛鷰。"未見實證，恐皆屬想當然耳。

蛇牀與蘼蕪相似，古人常用來取譬。《淮南子·氾論訓》云："夫亂人者，芎藭之與藁本也，蛇牀之與麋蕪也，此

皆相似者。"《博物志》云:"蛇牀亂蘼蕪,薺苨亂人參。"本
條陶弘景注也説:"花、葉正似蘼蕪。"其原植物爲傘形科蛇
牀 *Cnidium monnieri*,古今品種變化不大。有意思的是,文
學家與醫學家對蘼蕪與蛇牀,價值取向截然相反。《藝文
類聚》引郭璞《爾雅圖贊》云:"蘼蕪善草,亂之蛇牀。不隕
其實,自别以芳。佞人似智,巧言如簧。"(本書蘼蕪條引郭
璞贊作"蘼蕪香草"。)鮑照《藥奩銘》云:"或繁虎杖,或亂
蛇牀。故不世不可以服,未達不可以嘗。"都以蘼蕪爲嘉
善,視蛇牀爲惡劣。而《本草經》謂蛇牀子"久服輕身,好
顏色,令人有子",蘼蕪"久服通神",從使用價值看,卻是
蛇牀高於蘼蕪,故《本草經》森立之輯本以蛇牀子爲上品,
蘼蕪爲中品。

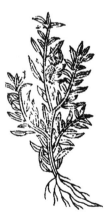

密州地膚子

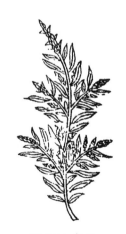

蜀州地膚子

地膚子 味苦,寒,無毒。主膀胱熱,利小便,補中,

益精氣,去皮膚中熱氣,散惡瘡疝瘕,強陰。久服耳目聰明,輕身耐老,使人潤澤。一名地葵,一名地麥。生荊州平澤及田野。八月、十月採實,陰乾。

陶隱居云:今田野間亦多,皆取莖苗爲掃帚。子微細,入補丸散用,仙經不甚須。唐本注云:地膚子,田野人名爲地麥草,葉細莖赤,多出熟田中。苗極弱,不能勝舉。今云堪爲掃帚,恐人未識之。《別錄》云:擣絞取汁,主赤白痢,洗目去熱暗雀盲澀痛。苗灰,主痢亦善。北人亦名涎衣草。臣禹錫等謹按,蜀本圖經云:葉細莖赤,初生薄地,花黃白,子青白色,今所在有。藥性論:地膚子,君。一名益明。與陽起石同服,主丈夫陰痿不起,補氣益力,治陰卵癩疾,去熱風,可作湯沐浴。日華子云:治客熱,丹腫。又名落帚子。色青,似一眠起蠶沙矣。

圖經曰:地膚子生荊州平澤及田野,今蜀川、關中近地皆有之。初生薄地五六寸,根形如蒿,莖赤葉青,大似荊芥。三月開黃白花,八月、九月採實,陰乾用。神仙七精散云:地膚子,星之精也。或曰其苗即獨掃也,一名鴨舌草,陶隱居謂莖苗可爲掃帚者。蘇恭云"苗極弱,不能勝舉"。二説不同,而今醫家便以爲獨掃是也。密州所上者,其説益明。云根作叢生,每窠有二三十莖,莖有赤有黃,七月開黃花,其實地膚也。至八月而藦薜成,可採,正與此地獨掃相類。若然,恐西北所出者短弱,故蘇注云爾。其葉味苦,寒,無毒。主大腸洩瀉,止赤白痢,和氣,澀腸胃,解惡瘡毒。三四月、五月採。

【外臺秘要:治目痛及眯忽中傷,因有熱瞑者:取地膚子白汁注目中。 又方:療手足煩疼:地膚草三兩,水四升,煮取二升半,分三服,日一劑。

肘後方:治積年久疹腰痛,有時發動:六月、七月取地膚子乾末,酒服方寸匕,日五六服。

子母秘録:治姙娠患淋,小便數,去少,忽熱痛酸索,手足疼煩:地膚子十二兩,初以水四升,煎取二升半,分溫三服。

楊氏産乳:療小便數多,或熱痛酸楚,手足煩疼:地膚草三兩,以水四升,煮取二升半,分三服。

〔箋釋〕

《爾雅·釋草》"莥,王蔧",郭璞注:"王帚也,似藜,其樹可以爲埽蔧,江東呼之曰落帚。"陶弘景所注地膚即指此,但郭璞、陶弘景皆未將本草地膚與《爾雅》"莥,王蔧"相聯繫,《本草綱目》集解項李時珍説:"地膚嫩苗,可作蔬茹,一科數十枝,攢簇團團直上,性最柔弱,故將老時可爲帚,耐用。蘇恭云不可帚,止言其嫩苗而已。其子最繁。《爾雅》云:莥,王蔧。郭璞注云:王帚也,似藜,可以爲掃帚,江東呼爲落帚。此説得之。"所見甚是,此即藜科植物地膚 *Kochia scoparia*,《救荒本草》有獨掃苗,亦是此種。至於《通志·昆蟲草木略》引《爾雅》"荓,馬帚",説"即此也,今人亦用爲箒"。按,鄭樵之説不妥,根據郭璞注,這種荓,"似蓍,可以爲埽蔧",則"荓"所指代的應該是鳶尾科蠡實 *Iris lactea* 之類,俗稱鐵掃帚者,與地膚不是一物。附帶一提者,《爾雅·釋草》有"莥,王蔧",又有"莥,山莓";據《説文》"莥,山莓也","蔨,王蔧也",則《爾雅》"莥,王蔧"之"莥",可能應該是"蔨"之訛。

陶弘景説"仙經不甚須",檢《列仙傳》卷下文賓傳授妻子服食之道:"教令服菊花、地膚、桑上寄生、松子,取以益氣。"與陶説不同。《本草圖經》亦提到"神仙七精散"。按,《太平聖惠方》卷九十四有此方,其略云:"神仙七精散:地黄花(土之精)八兩,白茯苓(天之精)八兩,車前子(雷之精)五兩,竹實(太陽之精)八兩,桑寄生(木之精)五兩,甘菊花(月之精)五兩,地膚子(星之精)八兩。上件藥上應日月星辰,具在中矣。"檢《雲笈七籤》卷七十四則有"天父地母七精散方",亦用到地膚子,稱之爲"太陰之精,主肝明目",與前説不同。另考《九轉流珠神仙九丹經》卷下有"淮南神仙方"云:"因物類所著生,自然之道,故服之合以六律,上應七星。故地黄實者,恍惚之精也;著桑者寄生,陽之精也;菊華者,陰之精也;茯苓者,木之精也;車前實者,雷電之精也;地膚實者,列星之精也;竹實者,天華太乙之精也。凡七物,上應北辰七星,日月五星具在此中矣。即服之分等如度數,齋戒九日,以四時王日和之,以三指撮井華水,旦東向日服之,陽日一飲,陰日再飲之,四十九日忽然去矣。"以時間來看,當是"神仙七精散"之上源。

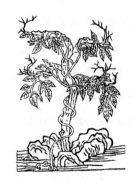

兗州千歲虆

千歲虆力軌切。汁 味甘,平,無毒。主補五藏,益氣,續筋骨,長肌肉,去諸痺。久服輕身不飢,耐老,通神明。一名虆蕪。生太山川谷。

陶隱居云：作藤生，樹如葡萄，葉如鬼桃，蔓延木上，汁白。今俗人方藥都不復識用此，仙經數處須之，而遠近道俗咸不識此，非甚是異物，正是未研訪尋識之爾。唐本注云：即虆音縲。奠音陳。藤汁也。此藤有得千歲者，莖大如椀，冬惟葉凋，莖終不死。藤汁味甘，子味甘、酸，苗似葡萄，其莖主噦於月切。逆大善，傷寒後嘔噦更良。今按，陳藏器本草云：千歲虆，陶云"藤生，樹如葡萄，葉如鬼桃，蔓延木上，汁白，人不復識，仙方或須"；唐本注即云"虆奠藤得千歲者，汁甘，子酸"。按虆奠是山蒲桃，斫斷藤，吹氣出一頭如通草。以水浸，吹取氣，滴目中，去熱瞖赤障，更無甘汁。本經云汁甘，明非虆奠也。千歲虆似葛蔓，葉下白，子赤，條中有白汁。《草木疏》云："一名苣荒，連蔓而生，子赤可食。"《毛詩》云"葛藟"，注云：似葛之草也。此藤大者盤薄，故云千歲虆，謂虆奠者，深是妄言。臣禹錫等謹按，蜀本圖經云：今處處有，取汁用，當在夏秋也。日華子云：味甘、酸。止渴，悅色。年多大者佳，莖葉同用，又名虆奠藤。

圖經曰：千歲虆生泰山川谷。作藤生，蔓延木上，葉如葡萄而小。四月摘其莖，汁白而甘，五月開花，七月結實，八月採子，青黑微赤，冬惟凋葉。此即《詩》云葛藟者也，蘇恭謂是虆奠藤，深爲謬妄。陶隱居、陳藏器說最得之。

衍義曰：千歲虆，唐開元末訪隱民姜撫，已幾百歲，召至集賢院。言服常春藤，使白髮還鬢，則長生可致。藤生太湖，終南往往有之，帝遣使多取，以賜老臣。詔天下使自求之。擢撫銀青光祿大夫，號沖和先生。又言終南山有旱藕，餌之延年，狀類葛粉。帝取之作湯餅，賜大臣。右驍騎將軍甘守誠曰：常春者千歲蘽也,旱藕者牡蒙也,方家久不用,撫易名以神之。民間以酒漬藤,飲者多暴死,乃止。撫内慙,請求藥牢山,遂逃去。今書之以備世疑。

〔箋釋〕

千歲蘽之"蘽",據《説文》,正寫當作"虆"。《説文》"虆,木也",段玉裁注:"《爾雅·釋木》'諸盧,山虆',郭曰:'今江東呼虆爲藤。虎虆,今虎豆,纏蔓林樹而生。'《中山經》'畢山,其上多虆',郭曰:'今虎豆、貍豆之屬。虆一名滕。音未。'按虆者蘽之省,其物在草木之間。近於草者,則爲草部之藟,《詩》之藟也;近於木者,則爲木部之蘽,《釋木》之山虆、虎虆也。滕、藤古今字。謂之滕者,可以爲緘滕也。蘽之屬不一,統名之曰蘽木。"

歷代對千歲蘽的名實爭論甚大,一般認爲其原植物可能是葡萄科葛藟 *Vitis flexuosa*,蘡薁則是同屬之野葡萄 *Vitis bryoniifolia*。《本草衍義》所記姜撫事出自《新唐書·姜撫傳》,"藤生太湖,終南往往有之"句,據《新唐書》,當作"藤生太湖最良,終南往往有之,不及也";末句求藥之"牢山"即是"嶗山"。《太平廣記》卷二百八十八引《辨疑志》記有姜撫故事的結局,可爲笑談,其略云:"有荆巖者,於太學四十年不第,退居嵩少,自稱山人。頗通南北史,知近代人物。嘗謁撫,撫簡踞不爲之動。荆巖因進而問曰:先生年幾何?撫曰:公非信士,何暇問年幾?巖曰:先生既不能言甲子,先生何朝人也?撫曰:梁朝人也。巖曰:梁朝絶近,先生亦非長年之人。不審先生梁朝出仕,爲復隱居?撫曰：吾爲西梁州節度。巖叱之曰：何得誑妄？上欺天子，下惑世人。梁朝在江南，何處得西梁州？只有四平、四安、四鎮、四征將軍，何處得節度使？撫慚恨，數日而卒。"

景天 味苦、酸，平，無毒。主大熱火瘡，身熱煩，邪惡氣，諸蠱毒，痂疕，疛几切。寒熱風痺，諸不足。

花 主女人漏下赤白，輕身明目。久服通神不老。一名戒火，一名火母，一名救火，一名據火，一名慎火。生太山川谷。四月四日、七月七日採，陰乾。

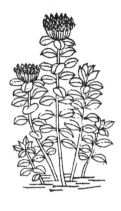

景天

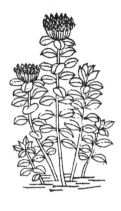陶隱居云：今人皆盆盛，養之於屋上，云以辟火。葉可療金瘡止血，以洗浴小兒，去煩熱，驚氣。廣州城外有一樹，云大三四圍，呼爲慎火樹。江東者甚細小。方用亦稀。其花入服食。衆藥之名，此最爲麗。今注：皇朝收復嶺表，得廣州醫官問其事，曾無慎火成樹者，蓋陶之誤爾。臣禹錫等謹按，蜀本圖經云：慎火草，葉似馬齒莧而大。藥性論云：景天，君，有小毒。能治風瘰惡癢，主小兒丹毒及治發熱驚疾。花能明目。日華子云：景天，冷。治心煩熱狂，赤眼，頭痛，寒熱，遊風丹腫，女人帶下。

圖經曰：景天生泰山山谷，今南北皆有之，人家多種於中庭，或以盆盎植於屋上，云以辟火，謂之慎火草。春生苗，葉似馬

齒而大，作層而上，莖極脆弱。夏中開紅紫碎花，秋後枯死，亦有宿根者。四月四日、七月七日採其花并苗、葉，陰乾。攻治瘡毒及嬰孺風瘰在皮膚不出者，生取苗、葉五大兩，和鹽三大兩，同研，絞取汁，以熱手摩塗之，日再。但是熱毒丹瘡，皆可如此用之。

【外臺秘要：治癮癢：以慎火草一斤，擣絞取汁，傅上熱炙，摸之再三，即差。

千金方：治小兒丹發：慎火草生一握，擣絞汁，以拭之，擒上，日十遍，夜三四遍。《譚氏小兒方》同。

子母秘錄：治產後陰下脱：慎火草一斤，陰乾，酒五升，煮取汁，分溫四服。　**又方**：治小兒赤遊，行於體上下，至心即死：擣生景天傅瘡上。

楊氏產乳：療煙火丹發，從背起或兩脇及兩足，赤如火：景天草、真珠末一兩，擣和如泥，塗之。　**又方**：療螢火丹從頭起：慎火草擣和苦酒塗之。

衍義曰：景天，陶隱居既云"今人皆盆盛，養之於屋上"，即知是草藥；又言廣州城外有一株，云可三四圍，呼爲慎火木。既曰"云"，即非親見也。蓋是傳聞，亦非誤耳，乃陶之輕聽也。然極易種，但折生枝置土中，頻澆溉，旬日便下根。濃研取汁，塗火心瘡，甚驗。乾爲末，水調，掃游風、赤瘇頻熱者。

〔箋釋〕

　　景天即景天科植物景天 *Sedum erythrostictum*，爲常見物種。種植景天可以辟火，不知因何而來，別名如戒火、火母、救火、據火、慎火，皆與此有關，可見歷史悠久。又因爲慎火，所以搗塗治療各種火瘡，比如丹毒、赤游丹之類，體徵上可見皮膚紅斑、紅綫的感染性淋巴管炎等疾病。

陶弘景謂廣州有"慎火樹"，所依據的大約是《南越志》。檢《太平御覽》卷九百九十八引文云："廣州有大樹，可以禦火，山北謂之慎火。或多種屋上，以防火也。但南方無霜雪，其花不凋，故生而成樹耳。"此不過同名異物，《酉陽雜俎》亦信之不疑。後來《開寶本草》特別重視此事，乃至專門調查，有云："皇朝收復嶺表，得廣州醫官問其事，曾無慎火成樹者，蓋陶之誤爾。"按，宋軍滅南漢"收復"廣東在開寶四年(971)，撰修《開寶本草》約在開寶六年前後，可見其迫切。《本草衍義》對此事也十分較真，專門指出，陶弘景所記只是輕信傳聞，算不得錯誤。

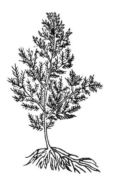
絳州茵蔯蒿

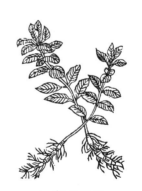
江寧府茵蔯

茵蔯蒿 味苦，平、微寒，無毒。主風濕，寒熱，邪氣，熱結，黃疸，通身發黃，小便不利，除頭熱，去伏瘕。久服輕身，益氣耐老，面白悦長年。白兔食之，仙。生太山及丘陵坡岸上。五月及立秋採,陰乾。

　　陶隱居云:今處處有,似蓬蒿而葉緊細,莖冬不死,春又生。惟入療黃疸用。仙經云"白蒿,白兔食之,仙",而今茵陳乃云此,恐是誤爾。今按,陳藏器本草云:茵陳本功外,通關節,去滯熱,傷寒用之。雖蒿類,苗細,經冬不死,更因舊苗而生,故名因陳,後加蒿字也。今又詳:此非菜中茵陳也。臣禹錫等謹按,蜀本圖經云:葉似青蒿而背白,今所在皆有,採苗,陰乾。藥性論云:茵陳蒿,使,味苦、辛,有小毒。治眼目,通身黃,小便赤。日華子云:石茵陳,味苦,凉,無毒。治天行時疾,熱狂,頭痛頭旋,風眼疼,瘴瘧,女人癥瘕,并閃損乏絶。又名茵陳蒿、山茵陳。本出和州,及南山嶺上皆有。

　　圖經曰:茵陳蒿生泰山及丘陵坡岸上,今近道皆有之,而不及泰山者佳。春初生苗,高三五寸,似蓬蒿而葉緊細,無花實,秋後葉枯,莖蘚經冬不死,至春更因舊苗而生新葉,故名茵陳蒿。五月、七月採莖葉,陰乾,今謂之山茵陳。江寧府又有一種茵陳,葉大根麄,黃白色,至夏有花實。階州有一種名白蒿,亦似青蒿而背白,本土皆通入藥用之。今南方醫人用山茵陳乃有數種,或著其説云:山茵陳,京下及北地用者,如艾蒿,葉細而背白,其氣亦如艾,味苦,乾則色黑。江南所用,莖葉都似家茵陳而大,高三四尺,氣極芬香,味甘、辛,俗又名龍腦薄荷。吳中所用,乃石香菜也,葉至細,色黃,味辛,甚香烈,性温。誤作解脾藥服之,大令人煩。以本草論之,但有茵陳蒿,而無山茵陳。本草注云"茵陳蒿葉似蓬蒿而緊細",今京下北地用爲山茵陳者是也。大體世方用山茵陳療腦痛,解傷寒發汗,行肢節滯氣,化痰利膈,治勞倦最要；詳本草正經，惟療黃疸，利小便，與世方都不應。今試取京下所用山茵蔯爲解肌發汗藥，灼然少効；江南山茵蔯療傷寒腦痛絶勝。此見諸醫議論，謂家茵蔯亦能解肌下膈，去胸中煩。方家少用，但可研作飲服之。本草所無，自出俗方。茵蔯蒿復當別是一物，主療自異，不得爲山茵蔯。此説亦未可據，但以功較之，則江南者爲勝；以經言之，則非本草所出。醫方所用，且可計較功効，本草之義，更當考論爾。

【雷公云：凡使，須用葉有八角者，採得陰乾，去根細剉用，勿令犯火。

千金方：治遍身風癢，生瘡疥：茵蔯不計多少，煑濃汁洗之，立差。

食醫心鏡：茵蔯，主除大熱，黃疸，傷寒頭痛，風熱瘴瘧，利小便。切煮羹，生食之亦宜人。

衍義曰：茵蔯蒿，張仲景治傷寒熱甚發黃者，身面悉黃，用之極效。又一僧因傷寒後發汗不澈，有留熱，身面皆黃，多熱，期年不愈。醫作食黃治之，治不對病，不去。問之，食不減。尋與此藥，服五日，病減三分之一，十日減三分之二，二十日病悉去。方用山茵蔯、山梔子各三分，秦艽、升麻各四錢，末之。每用三錢，水四合，煎及二合，去滓，食後溫服，以知爲度。然此藥以茵蔯蒿爲本，故書之。

785

〔**箋釋**〕

茵蔯之得名，《本草拾遺》説："苗細，經冬不死，更因舊苗而生，故名因陳，後加蒿字也。"按如此説，其本名當作"因陳"，草頭爲後添，《本草經》孫星衍輯本即以"因陳"爲正名。

至於《廣雅·釋草》"因塵,馬先也",恐指馬先蒿,與茵陳蒿同名異物。根據《本草經》說茵陳主"黃疸,通身發黃",《傷寒論》茵陳蒿湯治療"一身面目俱黃",結合藥理學和資源學研究,這種茵陳蒿,當是菊科蒿屬的某一類含有茵陳香豆素等利膽成分的植物,如今用之正品茵陳蒿 Artemisia capillaris。

杜甫《陪鄭廣文游何將軍山林十首》有句"棘樹寒雲色,茵陳春藕香",注釋家都引本草此條的內容,但茵陳味道苦澀,與詩言"脆添生菜美,陰益食單凉"不符。此外,蘇軾也有好幾首詩提到食用茵陳,如《春菜》詩云:"蔓菁宿根已生葉,韭芽戴土拳如蕨。爛烝香薺白魚肥,碎點青蒿凉餅滑。宿酒初消春睡起,細履幽畦掇芳辣。茵陳甘菊不負渠,繪縷堆盤纖手抹。"《和陶下潠田舍穫》句"茵陳點膾縷,照坐如花開",《元日過丹陽明日立春寄魯元翰》句"堆盤紅縷細茵陳,巧與椒花兩鬭新"。檢《開寶本草》,專門提到"此非菜中茵陳也",可知當時也有其他物種佔用茵陳之名。杜詩、蘇詩句中的茵陳,應該就是這類"菜中茵陳",恐怕不是茵陳蒿 Artemisia capillaris。

杜若 味辛,微溫,無毒。**主胸脅下逆氣,溫中,風入腦戶,頭腫痛,多涕淚出,**眩倒目晥晥①,莫郎切。止痛,除口臭氣。**久服益精,明目,輕身,**令人不忘。**一名杜蘅,**一名杜蓮,一名白連,一名白芩,一名若芝。生武

786

① 晥晥:目不明。

陵川澤及冤句。二月、八月採根,暴乾。得辛夷、細辛良,惡茈胡、前胡。

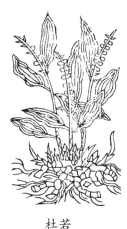
杜若

陶隱居云:今處處有。葉似薑而有文理,根似高良薑而細,味辛香。又絕似旋復根,殆欲相亂,葉小異爾。《楚詞》云"山中人分芳杜若",此者一名杜蘅,今復別有杜蘅,不相似。唐本注云:杜若,苗似廉薑,生陰地,根似高良薑,全少辛味。陶所注旋復根,即真杜若也。臣禹錫等謹按,蜀本圖經云:苗似山薑,花黃赤,子赤色,大如棘子,中似豆蔻。今出硤州、嶺南者甚好。范子計然云:杜蘅、杜若,出南郡、漢中,大者大善。

圖經曰:杜若生武陵川澤及冤句,今江湖多有之。葉似薑,花赤色,根似高良薑而小辛味,子如豆蔻。二月、八月採根,暴乾用。謹按,此草一名杜蘅,而中品自有杜蘅條。杜蘅,《爾雅》所謂土鹵者也;杜若,《廣雅》所謂楚衡者也。其類自別,然古人多相雜引用。《九歌》云"采芳洲兮杜若",又《離騷》云"雜杜蘅與芳芷",王逸輩皆不分別,但云香草也。古方或用,而今人罕使,故亦少有識之者。

787

【雷公云:凡使,勿用鴨喋草根,真相似,只是味効不同。凡修事,採得後,刀刮上黃赤皮了,細剉,用二三重絹作袋盛,陰乾。臨使,以蜜浸一夜,至明漉出用。

爾雅:一曰杜若,土鹵,香草也。

　　杜若與杜衡是《離騷》中經常用來比興的芳草,即如
《本草圖經》所引"采芳洲兮杜若""雜杜蘅與芳芷"之類,
看起來,詩人騷客只是借題發揮,並不太關心植物本身,百
千年後的注釋家更加難名其妙,所以蘇頌説"王逸輩皆不
分别,但云香草也",也是實情。但對本草家、博物學家而
言,必須考慮名物對應,於是聚訟紛紜。

　　《夢溪筆談》云:"杜若即今之高良薑,後人不識,又别
出高良薑條,如赤箭再出天麻條,天名精再出地菘條,燈籠
草再出苦耽條,如此之類極多。或因主療不同。蓋古人所
書主療,皆多未盡,後人用久,漸見其功,主療浸廣。諸藥
例皆如此,豈獨杜若也。後人又取高良薑中小者爲杜若,
正如用天麻、蘆頭爲赤箭也。又有用北地山薑爲杜若者。
杜若,古人以爲香草,北地山薑,何嘗有香? 高良薑花成
穗,芳華可愛,土人用鹽梅汁淹以爲菹,南人亦謂之山薑
花,又曰豆蔻花。《本草圖經》云:杜若苗似山薑,花黄赤,
子赤色,大如棘子,中似豆蔻,出峽山、嶺南北。正是高良
薑,其子乃紅蔻也,騷人比之蘭、芷。然藥品中名實錯亂者
至多,人人自主一説,亦莫能堅决。不患多記,以廣異同。"
今人根據此説,認爲杜若即薑科植物高良薑 *Alpinia offici-
narum*,可備一説。

　　本條墨蓋子下引《爾雅》"杜若,土鹵,香草也",《藝文
類聚》卷八十一引《爾雅》同。《爾雅》今傳本、《太平御覽》
卷九百八十三引《爾雅》皆作"杜,土鹵"。郭璞注:"杜衡

也,似葵而香。"並不言杜若。按,除了《本草經》將杜衡作爲杜若的別名外,更多的時候,杜衡與杜若是並列的兩物,典型的例子如司馬相如《子虛賦》云:"其東則有蕙圃,衡蘭芷若,芎藭菖蒲。"衡蘭芷若爲四種香草,杜衡、杜若與蘭草、白芷並列。"杜,土鹵",如果按照郭璞注所描述葉子的形態,應該是馬兜鈴科植物杜衡 *Asarum forbesii* 之類,與細辛同屬,形狀相似,葉多爲腎狀心形,似馬蹄,故名馬蹄香。

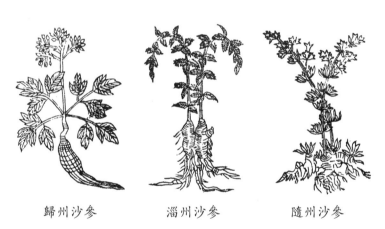

歸州沙參　　　淄州沙參　　　隨州沙參

沙參 味苦,微寒,無毒。**主血積驚氣,除寒熱,補中,益肺氣,**療胃痺心腹痛,結熱邪氣,頭痛,皮間邪熱,安五藏,補中。**久服利人。一名知母,**一名苦心,一名志取,一名虎鬚,一名白參,一名識美,一名文希。生河內川谷及兗句般陽續山。二月、八月採根,暴乾。惡防己,反藜蘆。

陶隱居云:今出近道。叢生,葉似枸杞,根白實者佳。此沙參并人參是爲五參，其形不盡相類，而主療頗同，故皆有參名。又有紫參，正名牡蒙，在中品。 唐本注 云：紫參、牡蒙，各是一物，非異名也。今沙參出華州爲善。 臣禹錫等謹按，蜀本 圖經云：花白色，根若葵根。 藥性論 云：沙參，臣。能去皮肌浮風，疝氣下墜，治常欲眠，養肝氣，宣五藏風氣。 日華子 云：補虛，止驚煩，益心肺，并一切惡瘡疥癬及身癢，排膿，消腫毒。

圖經曰：沙參生河内川谷及冤句般陽續山，今出淄、齊、潞、隨州，而江、淮、荆、湖州郡或有之。苗長一二尺以來，叢生崖壁間，葉似枸杞而有叉牙。七月開紫花，根如葵根，筯許大，赤黄色，中正白實者佳。二月、八月採根，暴乾。南土生者，葉有細有大，花白，瓣①上仍有白黏膠，此爲小異。古方亦單用。葛洪卒得諸疝，小腹及陰中相引痛如絞，白汗出欲死者，擣篩末，酒服方寸匕，立差。

〔箋釋〕

陶弘景云：“此沙參并人參是爲五參，其形不盡相類，而主療頗同，故皆有參名。”《本草經》共載六種參，這是把紫參排除在外，所以稱“五參”。這種情況就跟六芝排開紫芝稱作“五芝”一樣，乃是爲了配合五行。“五芝”按照五色對應五行，其五味、五嶽，乃至五德，都與五行相合。“五參”與五行的對應則有很多欠缺：首先是顏色，除了丹參、玄參名稱直接與赤色、黑色關聯外，沙參，《名醫別録》一名白參，也算有關，但人參並没有被稱爲“黄參”，苦參也没有

---

① 瓣：底本作“辨”，據文意改。

“青參”的別名。再看對應五臟關係，沙參，《本草經》文“益肺氣”，玄參，《本草經》文“補腎氣”，符合五行；苦參“養肝膽氣”爲《名醫別錄》文，或許是《本草經》文誤入者；丹參，《本草經》文“益氣”，可能是“益心氣”，脱漏“心”字；人參，《本草經》文“主補五藏”，卻没有專門説“補脾氣”，此較爲費解。第三是五味，人參味甘，其餘四種參皆味苦，完全脱離五行關係。

如五色芝、五色石脂等，可以看出是根據五行模式來選擇顏色符合標準的藥物進入體系。五參情況不同，其藥用歷史可能早於五行理論，對於已經形成的用藥經驗，晚出的著作比如《本草經》，只能勉强按照五行框架進行修飾，實在無法扭曲之處，比如藥性、産地，也只能聽之任之。

此外，關於沙參別名“白參”，可以稍有補充。白參的別名亦見於《吴普本草》，據《廣雅》“苦心，沙參也”句王念孫疏證：“沙之言斯白也。《詩·小雅·瓠葉》箋云：斯，白也。今俗語斯白字作鮮，齊魯之間聲近斯。斯、沙古音相近。實與根皆白，故謂之白參，又謂之沙參。”乃知沙參因其根色白而得名，李時珍解釋：“沙參色白，宜於沙地，故名。”不確。

白兔藿　味苦，平，無毒。主蛇虺，蜂蠆，猘狗，菜肉，蠱毒，鬼疰，風疰，諸大毒不可入口者，皆消除之。又去血，可末着痛上，立消。毒入腹者，煮飲之即解。一名白葛。生交州山谷。

陶隱居云：此藥療毒，莫之與敵，而人不復用，殊不可解。都不聞有識之者，想當似葛爾。須別廣訪交州人，未得委悉。唐本注云：此草荊、襄間山谷大有，苗似蘿摩，葉圓厚，莖俱有白毛，與衆草異，蔓生，山南俗謂之白葛，用療毒有效。而交、廣又有白花藤，生葉似女貞，莖葉俱無毛，花白，根似野葛，云大療毒，而交州用根不用苗，則非藋也。用葉苗者，真矣。二物療治，並如經説，各自一物，下條載白花藤也。臣禹錫等謹按，蜀本圖經云：蔓生，葉圓若蓴，今襄州北、汝州南崗上有。五月、六月採苗，日乾。

【海藥云：主風邪熱極，宜煮白兔藋飲之。乾則擣末傅諸毒，妙。

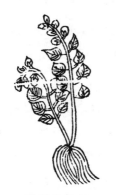
淄州徐長卿

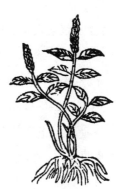
泗州徐長卿

792

徐長卿　味辛，温，無毒。主鬼物百精，蠱毒疫疾，邪惡氣，温瘧。久服强悍輕身，益氣延年。一名鬼督郵。生太山山谷及隴西。三月採。

陶隱居云：鬼督郵之名甚多，今俗用徐長卿者，其根正如細辛，小短扁扁爾，氣亦相似。今狗脊散用鬼督郵，當取其强悍宜腰脚,所以知是徐長卿,而非鬼箭、赤箭。<mark>唐本注</mark>云:此藥葉似柳,兩葉相當,有光潤,所在川澤有之。根如細辛,微麄長,而有臊昔刀切。氣。今俗用代鬼督郵,非也。鬼督郵別有本條,在下。<mark>臣禹錫等謹按</mark>,<mark>蜀本</mark>圖經云:苗似小麥,兩葉相對,三月苗青,七月、八月著子,似蘿摩子而小,九月苗黃,十月凋。生下濕川澤之間,今所在有之。八月採,日乾。

　　圖經曰:徐長卿生泰山山嵓谷及隴西,今淄、齊、淮、泗間亦有之。三月生青苗,葉似小桑,兩兩相當,而有光潤。七八月著子,似蘿摩而小。九月苗黃,十月而枯,根黃色,似細辛,微麄長,有臊氣。三月、四月採。一名別仙蹤。

　　【雷公云】:凡採得,麄杵,拌少蜜令遍,用甆器盛,蒸三伏時,日乾用。

〔箋釋〕

　　　　徐長卿是人名,"長"字有長短、少長兩個讀音,徐長卿習慣讀作徐 cháng 卿。周裕鍇先生曾專門討論唐人劉長卿的讀音,認爲以"長卿"爲名,乃是家中長子之義,如《漢書》中司馬相如、薛廣德、夏侯建、施讎、孟喜等。不特如此,汲黯字長孺,梁丘賀字長翁,張摯字長公等,也是取長子之義。《野客叢書》云:"長公者,猶言長卿、長君耳。前漢人語,大率多用君、卿、公、翁、子、伯、叔、孟、仲、季、長、次、幼、少、稚此十五字。有兄弟者,往往以孟、仲、季、長、次、幼等字爲次第。如張釋之字季,其兄字仲,計必有長兄字孟或伯者。鄭弘字稚卿,兄昌字次卿,計必有長兄字長卿者。杜延年字幼公,考《世系表》,杜延年有二兄延壽、延考,而不著其字,以幼公字推之,計其二兄必字長公、次公,此理明甚。"如此説,徐長卿亦應該讀作徐 zhǎng 卿。其説有理。不過依《證類本草》習慣,凡多音字有異讀,若正讀爲不常見音者,一般都會將讀音標注出來。徐長卿没有標注"長"字讀音,顯示宋代已經將其念作徐 cháng 卿了。

督郵官職於西漢中期設置,爲郡守的重要屬吏,代表太守督察縣鄉,宣達教令,兼司獄訟捕亡。以"鬼督郵"爲別名,從徐長卿功效"主鬼物百精,蠱毒疫疾,邪惡氣"來看,應該是督查"鬼事"的督郵。至於隱含這一名稱背後的,究竟是"泰山府君",或是其他鬼神信仰體系,暫不能確指。李時珍説"以此藥治邪病",確實如此,《抱朴子內篇·雜應》提到,仙人入瘟疫秘禁法,"或用射鬼丸、赤車使者丸、冠軍丸、徐長卿散、玉函精粉、青牛道士薰身丸、崔文黄散、草玉酒、黄庭丸、皇符、老子領中符、赤鬚子桃花符,皆有良效者也"。至於徐長卿的原植物,一般根據《新修本草》的描述,將其考訂爲蘿藦科徐長卿 *Cynanchum paniculatum*。

石龍芻 味苦,微寒、微温,無毒。主心腹邪氣,小便不利,淋閉,風濕,鬼疰惡毒,補內虚不足,痞滿,身無潤澤,出汗,除莖中熱痛,殺鬼疰惡毒氣。久服補虚羸,輕身,耳目聰明,延年。一名龍鬚,一名草續斷,一名龍珠,一名龍華,一名懸莞,一名草毒。九節多味者良。生梁州山谷濕地。五月、七月採莖,暴乾。

794

陶隱居云：莖青細相連，實赤，今出近道水石處，似東陽龍鬚以作席者，但多節爾。唐本注云：《別録》云，一名方賓，主療蚘蟲及不消食爾。今按，別本注云：《別録》云微温，今之服用能除熱，蓋不温也。臣禹錫等謹按，蜀本圖經云：莖如綖，叢生，俗名龍鬚草，今人以爲席者，所在有之。八月、九月採根，暴乾。陳藏器云：按龍鬚作席，彌敗有垢者，取方尺煮汁服之，主淋及小便卒不通。今出汾州，亦處處有之。

〔箋釋〕

石龍蒭，今皆寫作石龍芻。《太平廣記》卷四百零八引《述異記》云："東海島龍駒川，穆天子養八駿處。島中有草名龍芻，馬食之，日行千里。古語：一株龍芻，化爲龍駒。"《本草綱目》釋名項據此發揮："刈草包束曰芻。此草生水石之處，可以刈束養馬，故謂之龍芻。"此即燈心草科植物石龍芻 *Juncus effusus* var. *decipiens* 之類。至於陶弘景説"多節"，所指的可能是木賊科木賊 *Equisetum hyemale* 一類。

石龍芻一名草續斷，乃是針對續斷立言，其所指稱的"續斷"顯然是木本，或許爲續斷條陶弘景提到的接骨木一類。

薇銜　味苦，平、微寒，無毒。主風濕痺歷節痛，驚癇吐舌，悸氣賊風，鼠瘻癰腫，暴癥，逐水，療痿蹷。久服輕身明目。一名麋銜，一名承膏，一名承肌，一名無心，一名無顛。生漢中川澤及冤句、邯鄲。七月採莖、葉，陰乾。得秦皮良。

　　陶隱居云：俗用亦少。唐本注云：此草叢生，似芫蔚及白頭翁，其葉有毛，莖赤。療賊風大效。南人謂之吳風草，一名鹿銜草，言鹿有疾，銜此草差。又有大小二種，楚人猶謂大者爲大吳風草，小者爲小吳風草也。今按，陳藏器本草云：婦人服之，絶産無子。臣禹錫等謹按，蜀本圖經云：葉似芫蔚，叢生，有毛，黃花，根赤黑也。

　　【陳藏器云：一名無心草，非草無心者。南人名吳風草，方藥不用之。

　　素問云：黃帝曰：有病者身熱解墯，汗出如浴，惡風少氣，此爲何病？岐伯曰：病名酒風。帝曰：治之奈何？岐伯曰：以澤瀉、术各十分，糜銜五分，合以三指撮，爲後飯。

〔箋釋〕

　　　　薇銜一名糜銜，是《黃帝内經》提到的少數藥物之一，墨蓋子下引文見《素問·病能論》。據《太平御覽》引《吳普本草》，薇銜尚有承醜、無心鬼等別名，《本草綱目》釋名項説："據蘇説，則薇銜、糜銜當作鹿銜也。鹿、糜一類也。按酈道元《水經注》云：魏興錫山多生薇銜草，有風不偃，無風獨摇。則吳風亦當作無風乃通。"

　　雲實　味辛、苦，温，無毒。主洩痢腸澼，殺蟲蠱毒，去邪惡結氣，止痛，除寒熱，消渴。
　　花　主見鬼精物，多食令人狂走。殺精物，下水。

燒之致鬼。久服輕身通神明,益壽。
一名員實,一名雲英,一名天豆。生
河間川谷。十月採,暴乾。

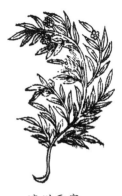

瀛州雲實

陶隱居云:今處處有。子細如葶藶子
而小黑,其實亦類蓑蓿。燒之致鬼,未見
其法術。唐本注云:雲實大如黍及大麻子
等,黃黑似豆,故名天豆。叢生澤傍,高五
六尺,葉如細槐,亦如苜蓿,枝間微刺。俗
謂苗爲草雲母,陶云似葶藶,非也。臣禹
錫等謹按,蜀本圖經云:葉似細槐,花黃白,其莢如大豆,實青黃
色,大若麻子。今所在平澤中有。五月、六月採實。

圖經曰:雲實生河間川谷。高五六尺,葉如槐而狹長,枝
上有刺。苗名臭草,又名羊石子草。花黃白色,實若麻子大,黃
黑色,俗名馬豆。十月採,暴乾用。今三月、四月採苗,五月、六
月採實,實過時即枯落。治瘡藥中多用之。

【雷公云:凡使,採得後麁擣,相對拌渾顆豫①實,蒸一日
後出用。

〔箋釋〕

　　唐代以來描述的雲實就是豆科植物,一般根據《植物
名實圖考》雲實的描述和圖例,將其原植物考訂爲豆科雲
實 *Caesalpinia decapetala*。但《本草經》謂其花"主見鬼精
物,多食令人狂走",《名醫別錄》說"燒之致鬼"。這些描

797

────────────

① 　豫:底本如此,尚志鈞點校本據藥名改爲"橡"。

述也見於莨菪子、麻黄等具有明確致幻作用藥物項下。

李時珍注意到這一現象,莨菪條發明項説:"莨菪、雲實、防葵、赤商陸皆能令人狂惑見鬼,昔人未有發其義者。蓋此類皆有毒,能使痰迷心竅,蔽其神明,以亂其視聽故耳。"又舉例説:"唐安禄山誘奚契丹,飲以莨菪酒,醉而坑之。又嘉靖四十三年二月,陝西游僧武如香,挾妖術至昌黎縣民張柱家,見其妻美。設飯間,呼其全家同坐,將紅散入飯内食之。少頃舉家昏迷,任其姦污。復將魘法吹入柱耳中。柱發狂惑,見舉家皆是妖鬼,盡行殺死,凡一十六人,并無血迹。官司執柱囚之。十餘日柱吐痰二碗許,聞其故,乃知所殺者皆其父母兄嫂妻子姊侄也。柱與如香皆論死。世宗肅皇帝命榜示天下。觀此妖藥,亦是莨菪之流爾。方其痰迷之時,視人皆鬼矣。"

豆科雲實並不含致幻成分,此恐怕不是《本草經》所提到的物種。本條陶弘景注:"今處處有。子細如葶藶子而小黑,其實亦類莨菪。"如此看來,《本草經》雲實或是莨菪一類的植物,所含莨菪鹼、東莨菪鹼具有致幻作用。

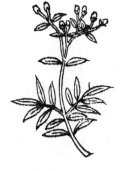
河中府王不留行

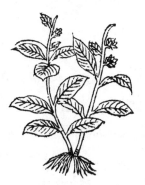
成德軍王不留行

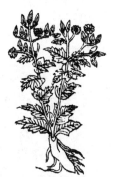
江寧府王不留行

王不留行　味苦、甘,平,無毒。主金瘡止血,逐痛出刺,除風痺內寒,止心煩,鼻衄,癰疽惡瘡瘻乳,婦人難產。久服輕身耐老,增壽。生太山山谷。二月、八月採。

陶隱居云:今處處有。人言是蓼子,亦不爾。葉似酸漿,子似菘子,而多入癰瘻方用之。臣禹錫等謹按,蜀本圖經云:葉似菘藍等,花紅白色,子殼似酸漿,實圓黑似菘子,如黍粟。今所在有之。三月收苗,五月收子,曬乾。藥性論云:王不留行能治風毒,通血脉。日華子云:治發背遊風,風疹,婦人血經不勻及難產。根、苗、花、子並通用。又名禁宮花、剪金花。

圖經曰:王不留行生泰山山谷,今江、浙及並河近處皆有之。苗莖俱青,高七八寸已來,根黃色如薺根,葉尖如小匙頭,亦有似槐葉者。四月開花,黃紫色,隨莖而生,如松子狀,又似豬藍花。五月內採苗莖,曬乾用。俗間亦謂之剪金草。河北生者,葉圓花紅,與此小別。張仲景治金瘡八物王不留行散,小瘡粉其中,大瘡但服之,產婦亦服。《正元廣利方》療諸風痙,有王不留行湯最効。

【雷公云:凡採得拌渾蒸,從巳至未,出,却下漿水浸一宿,至明出,焙乾用之。

梅師方:治竹木針刺在肉中不出,疼痛:以王不留行為末,熟水調方寸匕,即出。

〔箋釋〕

　　王不留行不知因何得名,《本草綱目》說:"此物性走而不住,雖有王命,不能留其行,故名。《吳普本草》作一名不流行,蓋誤也。"《本草經考注》云:"王不留行名義蓋取於金創止血,即王師不留行步之義。"皆屬臆測。此物古今品種頗有不同,陶弘景等所談論的似茄科酸漿 *Physalis alkekengi* 一類,《本草圖經》繪江寧府王不留行即似此。另兩幅圖例,成德軍王不留行可能是蓼科蓼屬 *Polygonum* 植物,而河中府王不留行稍近石竹科植物,據《中藥志》説是女婁菜 *Melandrium apricum* 之類,但不甚像。能明確爲石竹科麥藍菜 *Vaccaria segetalis* 的王不留行,應以《救荒本草》記載最早。

王不留行名實雖然混亂,因爲名字取得有意思,經常用作取譬、調笑。《世説新語·儉嗇》云:"衛江州在尋陽,有知舊人投之,都不料理,唯餉王不留行一斤。此人得餉,便命駕。李弘範聞之,曰:家舅刻薄,乃復驅使草木。"這是借"不留"二字拒客。劉孝標注:"本草曰:王不留行,生太山,治金瘡,除風,久服之輕身。"所引用者都是《本草經》的内容。藥名詩也多用王不留行,如《西遊記》第三十六回"心猿正處諸緣伏,劈破傍門見月明"中,唐三藏有一首詠懷詩,完全都是藥名:"自從益智登山盟,王不留行送出城。路上相逢三稜子,途中催趲馬兜鈴。尋坡轉澗求荆芥,邁嶺登山拜茯苓。防己一身如竹瀝,茴香何日拜朝廷。"王安石《既别羊王二君與同官會飲於城南因成一篇追寄》也是一首藥名詩,其中有句"羊王不留行薄晚,酒肉從容追路遠",將王不留行、肉蓯蓉離合成句,更加有趣。

鬼督郵　味辛、苦,平,無毒。主鬼疰,卒忤中惡,心腹邪氣,百精毒,温瘧疫疾,强腰脚,益膂力。一名獨搖草。

唐本注云:苗惟一莖,葉生莖端若繖,<small>音傘</small>。根如牛膝而細黑。所在有之,有必叢生,今人以徐長卿代之,非也。唐本先附。臣禹錫等謹按,蜀本云:徐長卿、赤箭之類,亦一名爲鬼督郵,但主治不同,宜審用也。又,《圖經》云:莖似細箭簳,高二尺已下。葉生莖端狀繖蓋,根横而不生鬚,花生葉心,黄白色。二月、八月採根。所在皆有。

【雷公云:凡採並細剉了,擣,用生甘草水煮一伏時,漉出用也。

白花藤　味苦,寒,無毒。主解諸藥、菜、肉中毒。酒漬服之,主虚勞風熱。生嶺南、交州、廣州平澤。

唐本注云:苗似野葛而白花,根皮厚,肉白,其骨柔於野葛。唐本先附。臣禹錫等謹按,蜀本圖經云:葉有細毛,蔓生,花白。根似牡丹,骨柔,皮白而厚。味苦,用根不用苗,凌冬不凋。

【雷公云:凡使,勿用菜花藤,緣真似白花藤,只是味不同。菜花藤酸澀,不堪用。其白花藤,味甘香,採得後去根細剉,陰乾用之。

五種唐本餘

留軍待　味辛,温,無毒。主肢節風痛,筋脉不遂,折傷瘀血，五緩攣痛。生劍州山谷，其葉似楠木而細長。
採無時。

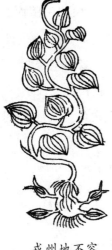

戎州地不容

地不容　味苦，大寒，無毒。主
解蠱毒，止煩熱，辟瘴癘，利喉閉及
痰毒。一名解毒子。生山西谷。採
無時。

圖經曰：地不容，生戎州。味苦，大
寒，無毒。蔓生，葉青，如杏葉而大，厚硬，
凌冬不凋，無花實。根黄白色，外皮微麄
褐，累累相連，如藥實而圓大。採無時。
能解蠱毒，辟瘴氣，治咽喉閉塞，鄉人亦呼
爲解毒子。

獨用將軍　味辛，無毒。主治毒腫妳癰，解毒，破惡
血。生林野，採無時。節節穿葉心生苗，其葉似楠，根並
採用。

山胡椒　味辛，大熱，無毒。主心腹痛，中冷，破滯。
所在有之。似胡椒，顆粒大如黑豆，其色黑，俗用有効。

燈籠草　味苦，大寒，無毒。主上氣咳嗽，風熱，明
目。所在有之。八月採。枝幹高三四尺，有花紅色，狀

802

若燈籠,內有子,紅色可愛。根、莖、花、實並入藥使。

一十種陳藏器餘

人肝藤　主解諸毒藥,腫遊風,腳手軟痺。並研服之,亦煮服之,亦傅病上。生嶺南。葉三椏,花紫色。一名承露仙。又有伏雞子,亦名承靈仙,葉圓,與此名同物異。

【海藥云】:《廣志》云:生嶺南山石間,引蔓而生。主蟲毒及手腳不遂等風。生研服。

楊氏產乳:療中蠱毒:人肝藤,以清水磨一彈丸飲之,不過三兩服。

越王餘筭　味鹹,平,無毒。主下水,破結氣。生南海水中,如竹筭子,長尺許。《異苑》曰:晉安有越王餘筭,葉白者似骨,黑者似角。云是越王行海作籌有餘,棄水中而生。

【海藥云】:謹按,《異苑記》云:昔晉安越王因渡南海,將黑角白骨筭籌所餘棄水中,故生此,遂名筭。味鹹,溫。主水腫浮氣,結聚宿滯不消,腹中虛鳴,並宜煮服之。

〔箋釋〕

　　《太平御覽》卷七百五十引《異苑》云:“晉安平有越王餘筭菜,長尺許,白者似骨,黑者似角,云越王行海,作筭有餘,棄之于水生焉。”《南方草木狀》越王竹條云:“越王竹,根生石上,若細荻,高尺餘,南海有之。南人愛其青色,用爲酒籌。云越王棄餘算而生竹。"研究者或循竹立説,將其考訂爲禾本科植物鳳尾竹 *Bambusa multiplex* var. *nana* 之類;《中華本草》則認爲是鞭柳珊瑚科動物燈芯柳珊瑚 *Junceella juncea* 之類。另據《嶺表録異》説:"沙箸生於海岸沙中,春吐苗,其心若骨,白而且勁,可爲酒籌。凡欲采者,輕步向前,及手急捋之,不然,聞行者聲,遽縮入沙中,掘尋之,終不可得也。"《本草綱目》認爲沙箸亦越王餘算之類。《閩中海錯疏》描述説:"沙箸長尺餘,其狀如簪,故又名涂釵。"此則似海鰓科沙箸屬 *Virgularia* 的動物。

石蓴　味甘,平,無毒。下水,利小便。生南海中水石上。《南越志》云:似紫菜,色青。《臨海異物志》曰:附石生也。

【海藥云:主風秘不通,五鬲氣,并小便不利,臍下結氣,宜煮汁飲之。胡人多用治耳疾。

海根　味苦,小溫,無毒。主霍亂中惡,心腹痛,鬼氣注忤,飛尸,喉痺,蠱毒,癭疽惡腫,赤白遊胗,蛇咬犬毒。酒及水磨服,傅之亦佳。生會稽海畔山谷。莖赤,葉似馬蓼,根似菝葜而小也,海人極用之。

【海藥云:胡人採得,蒸而用之,餘並同。

804

寡婦薦　主小兒吐痢,霍亂。取二七莖,煑飲之。

自經死繩　主卒發顛狂,燒爲末,服三指撮。三年陳蒲煮服之,亦佳。

刺蜜　味甘,無毒。主骨熱,痰嗽,痢暴下血,開胃,止渴除煩。生交河沙中。草頭有刺,上有毛,毛中生蜜,一名草蜜。胡人呼爲給敎羅。

〔箋釋〕

　　刺蜜産北地,爲豆科植物駱駝刺 *Alhagi sparsifolia* 分泌的糖蜜樣物,岑參《與獨孤漸道別長句兼呈嚴八侍御》有句"桂林蒲萄新吐蔓,武城刺蜜未可餐"即此。又據《太平御覽》卷八百五十七引《梁四公記》云:"高昌國遣使貢刺蜜,帝命傑公迓之,謂其使曰:刺蜜是鹽城所生,非南平城者。使者曰:其年風災,刺蜜不熟,故爾。帝問傑公何得知,對曰:南城羊刺無葉,其蜜色明白而味甘;鹽城羊刺葉大,其蜜色青而味薄,以是知蜜之僞耳。"

骨路支　味辛,平,無毒。主上氣浮腫,水氣嘔逆,婦人崩中,餘血癥瘕,殺三蟲。生崑崙國。苗似凌霄藤,根如青木香。安南亦有。一名飛滕。

長松　味甘,温,無毒。主風血冷氣宿疾,温中去風。草似松，葉上有脂。山人服之。生關內山谷中。

合子草　有小毒。子及葉主蠱毒螫咬，擣傅瘡上。蔓生岸傍，葉尖花白，子中有兩片如合子。

重修政和經史證類備用本草卷第八

草部中品之上總六十二種

三十二種神農本經白字。

四種名醫別録墨字。

一種唐本先附注云"唐附"。

二種今附皆醫家嘗用有效,注云"今附"。

一種新分條

二十二種陳藏器餘

　　凡墨蓋子已下並唐慎微續證類

乾薑　　　　　　　生薑元附乾薑下,今分條。

菜私以切。耳實葉(附),蒼耳也。

葛根汁、葉、花(附)。　　葛粉今附。

栝樓實、莖、葉(附)。　　苦參

當歸　　　　　　　麻黄

通草薩覆子、通脱木(續注)。芍藥

蠡音禮。實馬藺子是也,花、葉等(附)。

瞿音劬。麥葉(續注)。　　玄參

秦艽音膠。　　　　　　百合紅百合(續注)。

知母　　　　　　　　　貝母

白芷　　　　　　　　　淫羊藿仙靈脾是也。

黃芩　　　　　　　　　狗脊

石龍芮　　　　　　　　茅根茅花、茅針、屋茅(續注)。

紫菀　　　　　　　　　紫草

前胡　　　　　　　　　敗醬

白鮮皮　　　　　　　　酸漿根(續注)。

紫參　　　　　　　　　藁本實附。

石韋石皮瓦韋(續注)。　　草薢

杜蘅　　　　　　　　　白薇

菝蒲八切。蕟棄八切。葉(續注)。

大青　　　　　　　　　女萎唐附。

石香菜今附。

　　二十二種陳藏器餘

兜納香	風延母	耕香	大瓠藤水	筋子根
土芋	優殿	土落草	猄菜	必似勒
胡面莽	海蘊	百丈青	斫合子	獨自草
金釵股	博落迴	毛建草	數低	仰盆
離鬲草	虛藥			

乾薑　味辛,溫、大熱,無毒。主胸滿,欬逆上氣,溫

中，止血，出汗，逐風濕痺，腸澼下痢，寒冷腹痛，中惡霍亂，脹滿，風邪諸毒，皮膚間結氣，止唾血。生者尤良。

臣禹錫等謹按，唐本又云：治風，下氣，止血，宣諸絡脉，微汗。久服令眼暗。

圖經：文具生薑條下。

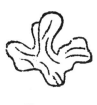

乾薑

【外臺秘要：治瘧不痊：乾薑、高良薑等分，爲末，每服一錢，水一中盞，煎至七分服。 又方：治卒心痛：乾薑爲末，米飲調下一錢。

千金方：治䶁鼻：以乾薑末蜜和塞鼻中。

肘後方：治身體重，小腹急，熱必衝胸膈，頭重不能舉，眼中生翳，膝脛拘急：乾薑四兩，末，湯和，溫服，覆取汗，得解。 又方：治寒痢：切乾薑如大豆，米飲服六七十枚，日三夜一服。痢青色者爲寒痢，累服得効。 又方：治虎、犬咬人：乾薑末以內瘡中，立差。 又方：治蠍螫人：嚼乾薑塗之。

王氏博濟方：治瘧：乾薑炒令黑色，搗爲末。臨發時以溫酒調三錢服，已發再服。

廣利方：治諸蛇毒螫人欲死，兼辟蛇：乾薑、雄黃等分，同研，用小絹袋盛繫臂上，男左女右，蛇聞藥氣逆避人。螫毒傅之。 又方：治鼻衄出血：乾薑削令頭尖，微煨，塞鼻中。

孫真人：治水瀉無度：乾薑末，粥飲調一錢服，立効。

集驗方：治血痢神妙：乾薑急於火內燒黑，不令成灰，甆椀合放冷,爲末,每服一錢,米飲調下。　　又方:治咳嗽,冷氣結脹:乾薑爲末,熱酒調半錢服。兼治頭旋眼眩,立效。

傷寒類要:治傷寒。婦人得病雖差,未滿百日,不可與男交合,爲陰陽之病,必拘急,手足拳欲死。丈夫病名爲陰易,婦人名爲陽易。速當汗之可愈,滿四日不可療,宜令服此藥:乾薑四兩爲末,湯調頓服。覆衣被出汗得解,手足伸遂愈。

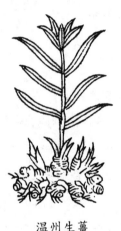
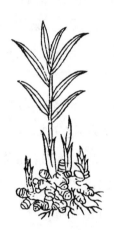

溫州生薑　　　　涪州生薑

生薑　味辛,微溫。主傷寒頭痛鼻塞,欬逆上氣,止嘔吐。久服去臭氣,通神明。生犍爲川谷及荆州、揚州。九月採。秦椒爲之使,殺半夏、莨菪毒、惡黃芩、黃連、天鼠糞。

陶隱居云:乾薑,今惟出臨海、章安,兩三村解作之。蜀漢薑舊美,荆州有好薑,而並不能作乾者。凡作乾薑法,水淹三日畢,去皮,置流水中六日,更去皮,然後曬乾,置甕瓿中,謂之釀也。又云:生薑,歸五藏,去痰下氣,止嘔吐,除風邪寒熱。久服少志少智，傷心氣。如此則不可多食長御，有病者是所宜爾。今人噉諸辛辣物，惟此最常，故《論語》云"不徹薑食"，言可常噉，但勿過多爾。唐本注云：薑，久服通神明，主風邪，主痰氣。生者尤良。經云"久服通神明"，即可常噉也，今云少智少志，傷心氣，不可多食者，謬爲此說，檢無所據。今注：陶注生薑，別出菜部韭條下，今并唐本注移在本條。臣禹錫等謹按，藥性論云：乾薑，臣，味苦、辛。治腰腎中疼冷，冷氣，破血去風，通四肢關節，開五藏六腑，去風毒冷痺，夜多小便。乾者治嗽，主溫中，用秦艽爲使。主霍亂不止，腹痛，消脹滿，冷痢，治血閉。病人虛而冷，宜加用之。又云：生薑，使。主痰水氣滿，下氣。生與乾並治嗽，療時疾，止嘔逆不下食。生和半夏，主心下急痛。若中熱不能食，擣汁和蜜服之。又汁和杏人作煎，下一切結氣實，心胸擁隔，冷熱氣，神効。蕭炳云：生薑，一名母薑。孟詵云：生薑，溫。去痰下氣，多食少心智，八九月食傷神。又冷痢，取椒烙之爲末，共乾薑末等分，以醋和麵作小餛飩子，服二七枚。先以水煮，更稀飲中重煮，出停冷，吞之，以粥飲下，空腹，日一度作之，良。謹按，止逆，散煩悶，開胃氣。又薑屑末和酒服之，除偏風。汁作煎，下一切結實，衝胸隔惡氣，神驗。陳藏器云：生薑，本功外，汁解毒藥。自餘破血，調中，去冷，除痰，開胃。須熱即去皮，要冷即留皮。日華子云：乾薑，消痰，下氣，治轉筋，吐瀉，腹藏冷，反胃乾嘔，瘀血，撲損，止鼻洪，解冷熱毒，開胃，消宿食。

圖經曰：生薑生犍爲山谷及荊州、揚州，今處處有之，以漢、溫、池州者爲良。苗高二三尺，葉似箭竹葉而長，兩兩相對。苗青根黃，無花實。秋採根，於長流水洗過，日曬爲乾薑。漢州乾薑法：以水淹薑三日，去皮，又置流水中六日，更刮去皮，然後曝之，令乾，釀於甕中，三日乃成也。近世方有主脾胃虛冷，不下食，積久羸弱成瘵者，以溫州白乾薑一物，漿水煮，令透心潤濕，取出焙乾，擣篩，陳廩米煮粥飲，丸如梧子；一服三五十枚，湯使任用，其效如神。又《千金方》主痰澼，以薑附湯治之，取生薑八兩，附子生用四兩，四破之，二物以水五升，煮取二升，分再服。亦主卒風。禁猪肉、冷水。崔元亮《集驗方》載勅賜薑茶治痢方：以生薑切如麻粒大，和好茶一兩椀，呷，任意，便差。若是熱痢即留薑皮，冷即去皮，大妙。劉禹錫《傳信方》李亞治一切嗽及上氣者，用乾薑，須是合州至好者，皂莢炮去皮子，取肥大無孔者，桂心紫色辛辣者，削去皮，三物並別擣下篩了。各秤等分，多少任意，和合後更擣篩一遍，鍊白蜜和搜，又擣一二千杵。每飲服三丸，丸稍加大如梧子，不限食之先後，嗽發即服，日三五服。禁食葱油、鹹腥、熱麪，其效如神。劉在淮南與李同幕府，李每與人藥而不出方，或譏其吝。李乃情話曰：凡人患嗽，多進冷藥，若見此方用藥熱燥，即不肯服，故但出藥，多效。試之信然。李卿換白髮方云：刮老生薑皮一大升，於鐺中以文武火煎之，不得令過沸。其鐺惟得多油膩者尤佳，更不須洗刷，便以薑皮置鐺中，密固濟，勿令通氣，令一精細人守之，地色未分，便須煎之，緩緩不得令火急。如其人稍疲，即換人看火，一復時即成。置於甆缽中，極研之。李云：雖曰一復時，若火候勻，即至日西藥成矣。使時先以小物點取如麻子大，先於白鬚下點藥訖，然後拔之；再拔，以手指熟撚之，令入肉。第四日當有黑者生，神效。

【食療：生薑，溫。去痰下氣，除壯熱，治轉筋，心滿，去胸中蠱氣，通神明。又，胃氣虛，風熱，不能食：薑汁半鷄子殼，生地黃汁少許，蜜一匙頭，和水三合，頓服，立差。又，皮寒性溫①。作屑末和酒服，治偏風。又，薑汁和杏人汁煎成煎，酒調服，或水調下，善下一切結實，衝胸膈。

外臺秘要：治霍亂注痢不止，轉筋入腹欲死：生薑三兩搗破，以酒一升，煮三四沸，頓服。　**又方**：久患咳噫，連咳四五十聲者：取生薑汁半合，蜜一匙頭，煎令熟，溫服。如此三服，立效。　**又方**：治咳噫：生薑四兩爛搗，入蘭香葉二兩，椒末一錢匕，鹽和麵四兩，裹作燒餅熟煨，空心喫，不過兩三度。　**又方**：去燥糞：生薑削如小指，長二寸，鹽塗之，內下部中，立通。

千金方：治乾噦，若手足厥冷，宜食生薑，此是嘔家聖藥。又治心下痞堅不能食，胸中嘔噦：生薑八兩細切，以水三升，煮取一升，半夏五合洗去滑，以水五升，煮取一升，二味合煮取一升半，稍稍服之。　**又方**：治喉閉并毒氣：生薑二斤搗汁，好蜜五合，慢火煎令相得，每服一合，日五服。　**又方**：治產後穢污下不盡，腹滿：生薑二斤，以水煮取汁服，即出。

肘後方：治霍亂，心腹脹痛，煩滿短氣，未得吐下：生薑一斤切，以水七升，煮取二升，分作三服。

經驗方：善治狐臭，用生薑汁塗腋下，絕根本。

梅師方：治霍亂，吐下不止，欲死：生薑五兩，牛兒屎一升，切薑，以水四升，煎取二升，分溫服。　**又方**：治腹滿不能服

---

① 皮寒性溫：意思不通，從《本草拾遺》謂“須熱即去皮，要冷即留皮”推測，似指薑皮寒性，肉溫性，疑當作“皮寒肉溫”。

藥：煨生薑，綿裹，内下部中，冷即易之。

孫真人：治小兒咳嗽，用生薑四兩，煎湯沐浴。

孫真人食忌：正月之節，食五辛以辟癘氣，一日薑。　又方：八月、九月食薑，至春多眼患，損壽，減筋力。

食醫心鏡：治嘔吐，百藥不差。生薑一兩切如菉豆大，以醋漿七合，於銀器中煎取四合，空腹和滓旋呷之。又，生薑歸五藏，理傷寒，頭痛，去痰下氣，通汗，除鼻塞，欬逆上氣，止嘔吐，去骨熱，胸膈中臲氣，除風邪，傷寒，調和飲食湯。壺①居士云：薑殺腹内長蟲，久食令人少智惠，傷心性。

兵部手集：治反胃，羸弱不欲動：母薑二斤爛搗，絞取汁作撥粥服。作時如葛粉粥法。

楊氏産乳：胎後血上衝心：生薑五兩切，以水八升，煑三升，分三服。

唐崔魏公：鉉夜暴亡，有梁新聞之，乃診之曰：食毒。僕曰：常好食竹雞。多食半夏苗，必是半夏毒。命生薑掊汁，折齒而灌之，活。

衍義曰：生薑治暴嗌氣，嚼三兩，皂子大，下嚥定，屢服屢定。初得寒熱痰嗽，燒一塊，唅嚼之，終日間嗽自愈。暴赤眼無瘡者，以古銅錢刮净薑上取汁，于錢脣點目，熱淚出。今日點，來日愈。但小兒甚懼，不須疑，已試，良驗。

〔箋釋〕

　　薑，《説文》作"薑"，許慎釋云："禦濕之菜也，從艸，彊

———————————

① 壺居士即"胡居士"，指胡洽。

聲。"《五十二病方》寫作"薑""䕬""䕬""䕬""櫃",其後則多省寫作"薑",武威醫簡亦作"䕬",晚近簡寫爲"姜"。薑之得名,王安石《字説》云:"薑,彊我者也,於毒邪、臭腥、寒熱皆足以禦之。"又云:"薑能禦百邪,故謂之薑。"其説或有未妥,薑本字疑當寫爲"畺",《説文》原義:"畺,界也。從畕,三其界畫也。"此則借用指代植物薑,蓋象其根莖肥大駢連若指掌之形。

薑的原植物爲薑科 *Zingiber officinale*,品種古今皆無變化。薑藥用、食用其根莖。現代按採用部位、乾燥程度、加工方法的不同,大致分嫩薑、生薑、乾薑三類:嫩薑,爲薑的嫩芽,主要用作蔬茹,又稱仔薑、紫薑、芷薑、薑芽;生薑,爲薑的新鮮根莖,烹飪、入藥皆用之,又稱菜薑、母薑、老薑;乾薑,爲薑根莖的乾燥品,藥用爲主,可進一步加工爲薑炭、炮薑。薑的品種雖古今無變化,但具體藥材規格,尤其"乾薑"的定義,則頗有不同。

秦漢神仙方士頗看重薑的神奇效用,不僅《本草經》説薑"久服去臭氣,通神明",在緯書中亦有各種記載,如《春秋運斗樞》云:"旋星散爲薑,失德逆時,則薑有翼,辛而不臭也。"又《孝經援神契》云:"椒薑禦濕,菖蒲益聰,巨勝延年,威喜辟兵。"薑常與椒並用,此即《援神契》所説"椒薑禦濕"。最可注意的是早期道經《太上靈寶五符序》卷中對椒、薑的論述:"老君曰:椒生蜀漢,含氣太陰。天地俱生,變化陸沉。故能禦濕,邪不敢侵。噉鬼蠱毒,靡有不禁。子能常服,所欲恣心。世之秘奧,其道甚深。堅藏勿泄,不用萬金。"又:"老君曰:薑生太陽,與椒同鄉。俱出善土,窈窕山間。堅固不動,以依水泉。含氣熒惑,守土本根。背陰向陽,與世常存。故能辟濕,卻寒就溫。除邪斬疾,閉塞鬼門。子能常服,壽若乾坤。"在這兩段文字中,椒被看作太陰所化,薑則是太陽所生,太陽爲乾,故疑古所稱"乾薑",其實是"乾(qián)薑"。

將秦漢方書中的"乾薑"考釋爲"乾(qián)薑",重要證據乃在於"乾薑"其實並不是生薑的直接乾燥品,而別有一套製作工藝。陶弘景説:"乾薑今惟出臨海、章安,兩三村解作之。蜀漢薑舊美,荊州有好薑,而並不能作乾者。凡作乾薑法,水淹三日畢,去皮,置流水中六日,更去皮,然後曬乾,置甕甌中,謂之釀也。"就工藝本身而言,的確不是簡單的乾燥。這種"乾薑"的作法,直到宋代依然存在,《本草圖經》載漢州乾薑法云:"以水淹薑三日,去皮,又置流水中六日,更刮去皮,然後曝之,令乾,釀於甕中,三日乃成也。"李石《續博物志》卷六作乾薑法略同:"水淹三日畢,置流水中六日,更去皮,然後曝乾,入瓮瓶,謂之釀也。"這種"乾薑"的作法甚至流傳外邦,日本稻田宣義《炮炙全書》卷二有造乾薑法,其略云:"以母薑水浸三日,去皮,又置流水中六日,更刮去皮,然後曬乾,置甕缸中釀三日乃成也。"

畢竟"乾薑"的作法太過繁瑣,商家不免偷工省料,《炮炙全書》造乾薑法中專門告誡説:"藥肆中以母薑略煮過,然後暴之令乾,名之乾薑售,非是。"而事實上,將生薑稍加處理後曝乾充作"乾薑"的情況,宋代已然,《本草圖經》説:"秋採根,於長流水洗過,日曬爲乾薑。"在蘇頌看來,這種"乾薑"的作法與前引"漢州乾薑法"並行不悖。

但宋代醫家似乎也注意到這兩種作法的"乾薑"藥效有所不同,於是在處方中出現"乾生薑"這一特殊名詞,如《婦人良方》卷十二引《博濟方》醒脾飲子,原方用"乾薑",其後有論云:"後人去橘皮,以乾生薑代乾薑,治老人氣虛,大便秘,少津液,引飲,有奇效。"宋元之際用"乾生薑"的處方甚多,不煩例舉,《湯液本草》則對以乾生薑代替"乾薑"專有解釋:"薑屑比之乾薑不熱,比之生薑不潤,以乾生薑代乾薑者,以其不僭故也。"這裏所説的"乾生薑",正是生薑的乾燥品,亦即今用之"乾薑"。

明代《本草綱目》在生薑條後雖然附載"乾生薑",但語焉不詳,乾薑條説:"以母薑造之。今江西、襄、均皆造,以白净結實者爲良,故人呼爲白薑,又曰均薑。凡入藥並宜炮用。"這樣的記載看不出"乾薑"的來歷。相反,年代稍晚的《本草乘雅半偈》論"乾生薑"與"乾薑"的製作,最不失二者本義:"社前後新芽頓長,如列指狀,一種可生百指,皆分歧而上,即宜取出種薑,否則子母俱敗。秋分採芽,柔嫩可口,霜後則老而多筋,乾之,即曰乾生薑。乾薑者,即所取薑種,水淹三日,去皮,放置流水中漂浸六日,更刮去皮,然後曬乾,入甕缸中,覆釀三日乃成,以白净結實者爲良,故人呼爲白薑,入藥則宜炮用。"

大約清代開始,醫家藥肆逐漸忘記"乾薑"的本義,原來繁瑣的"乾薑"製作工藝逐漸淘汰，宋元尚被稱爲"乾生薑"的藥材，成爲"乾薑"的主要來源，名字也變成了"乾薑"。《本草崇原》云："乾薑用母薑曬乾，以肉厚而白净、結實明亮如天麻者爲良，故又名白薑。"這與此前盧之頤以乾薑爲白薑的説法截然不同，同時期的《本草求真》《本草從新》《本草思辯録》《得配本草》等諸家本草皆用"母薑曬乾爲乾薑"之説，這也是今天藥用乾薑的標準製法。

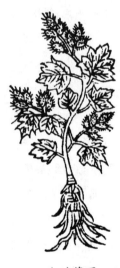

滁州菜耳

菜私以切。耳實 味苦、甘，温。葉味苦、辛，微寒。有小毒。主風頭寒痛，風濕周痺，四肢拘攣痛，惡肉死肌，膝痛，溪毒。久服益氣，耳目聰明，强志輕身。一名胡菜，一名地葵，一名葹，音施。一名常思。生安陸川谷及六安田野。實熟時採。

陶隱居云：此是常思菜，偦士行切。人皆食之，以葉覆麥作黄衣者。一名羊負來，昔中國無此，言從外國逐羊毛中來，方用亦甚稀。唐本注云：蒼耳，三月已後、七月已前刈，日乾爲散，夏水服，冬酒服，主大風癲癇，頭風濕痺，毒在骨髓。日二服，丸服二十、三十丸，散服一二匕，服滿百日，病當出如癘疥，或瘍汁出，或斑駁甲錯皮起，後乃皮落，肌如凝脂。令人省睡，除諸毒螫，殺疳濕䘌。久服益氣，耳目聰明，輕身强志，主腰膝中風毒尤良。忌食猪肉、米泔。亦主猘狗毒。今按，陳藏器本草云：菓耳葉挼安舌下，令涎出，去目黃，好睡。子炒令香，搗去刺，使腹破，浸酒，去風，補益。又燒作灰，和臘月豬脂，封丁腫，出根。又氈中子七枚，燒作灰，投酒中飲之，勿令知，主嗜酒。葉煮服之，主狂狗咬。**臣禹錫等謹按**，**爾雅**云：卷耳，苓耳。注：《廣雅》云"菓耳也，亦云胡菓"。江東呼爲常菓。或曰，苓耳形似鼠耳，叢生如盤。釋曰：《詩·周南》云"采采卷耳"，陸機疏云："葉青白色似胡荾，白華細莖，蔓生，可煮爲茹，滑而少味。四月中生子，如婦人耳璫，幽州人謂之爵耳。"**藥性論**云：菓耳亦可單用。味甘，無毒。主肝家熱，明目。**孟詵**云：蒼耳，溫。主中風，傷寒頭痛。又，丁腫困重，生搗蒼耳根、葉，和小兒尿，絞取汁，冷服一升，日三度，甚驗。**日華子**云：治一切風氣，填髓，暖腰腳，治瘰癧，疥癬及瘙癢，入藥炒用。

　　圖經曰：菓耳生安陸川谷及六安田野，今處處有之。謹按，詩人謂之卷耳，《爾雅》謂之苓耳，《廣雅》謂之菓耳，皆以實得名也。陸機疏云："葉青白似胡荾，白華細莖，蔓生，可煑爲茹，滑而少味。四月中生子，正如婦人耳璫，今或謂之耳璫草。鄭康成謂是白胡荾，幽州人呼爲爵耳。"郭璞云："形似鼠耳，叢生如盤。"今之所有，皆類此，但不作蔓生耳。或曰此物本生蜀中，其實多刺，因羊過之，毛中粘綴，遂至中國，故名羊負來，俗呼爲道人頭。實熟時採之。古今方書多單用，治丁腫困甚者，生搗根、葉，和小兒溺，絞取汁，令服一升，日三。又燒作灰，和臘月豬脂，封上，須臾拔出根，愈。

　　【雷公云：凡採得，去心，取黃精，用竹刀細切拌之，同蒸，從巳至亥，去黃精。取出，陰乾用。

食療:拔丁腫根脚。又,治一切風:取嫩葉一石切,搗,和五升麥蘗,團作塊。于蒿、艾中盛二十日,狀成麴。取米一斗,炊作飯,看冷暖,入蒼耳麥蘗麴,作三大升釀之,封一十四日成熟。取此酒,空心暖服之,神驗。封此酒可兩重布,不得全密,密則溢出。又,不可和馬肉食。

聖惠方:治婦人風瘙癮瘆,身癢不止:用蒼耳花、葉、子等分,搗羅爲末,豆淋酒調服二錢匕。　**又方**:治産後諸痢,神効:蒼耳葉,搗絞汁,温服半中盞,日三四服。

外臺秘要:療熱毒病攻手足,腫疼痛欲脱方:取蒼耳汁以漬之。　**又方**:《救急》療齒風動痛:蒼耳一握,以漿水煮,入鹽含。

千金方:當以五月五日午時附地刈取菓耳葉,洗,曝燥,搗下篩。酒若漿水服方寸匕,日三夜三。散若吐逆,可蜜和爲丸,準計一方寸匕數也。風輕易治者,日再服。若身體有風處皆作粟肌出,或如麻豆粒,此爲風毒出也。可以針刺潰去之,皆黃汁出乃止。五月五日多取,陰乾,著大瓮中,稍取用之,皆能辟惡。若欲省病著疾者使服之,令人無所畏。若時氣不和,舉家服之。若病胃脹滿,心悶發熱,即服之。并殺三蟲,腸痔,能進食,一周年服之,佳。七月七、九月九可採用。

千金翼:治身體手足卒瘨腫:搗蒼耳傅之,立効。春用心,冬用子。　**又方**:治牙痛:以蒼耳子五升,水一斗,煑取五升,熱含之,疼即吐,吐後復含,不過三劑,差。莖、葉亦得。　**又方**:治一切丁腫:取蒼耳根、莖和葉燒作灰,以醋泔澱和如泥,塗上,乾即易。不過十餘度,即拔出其根。 **又方**:治五痔方:蒼耳莖、葉,以五月五日採,乾爲末,以水服方寸匕,立效。

百一方:治卒得惡瘡:以蒼耳、桃皮作屑,内瘡中,佳。

孫真人食忌:蒼耳合猪肉食,害人。

食醫心鏡:除一切風濕痺,四肢拘攣:蒼耳子三兩擣末,以水一升半,煎取七合,去滓,呷。

斗門方:治婦人血風攻腦,頭旋悶絶忽死,忽倒地不知人事者:用喝起草取其嫩心,不限多少,陰乾爲末,以常酒服一大錢,不拘時候,其功大効。服之多連腦蓋,善通頂門,今蒼耳是也。

勝金方:治毒蛇并射工、沙虱等傷,眼黑口噤,手脚强直,毒攻腹内成塊,逡巡不救,宜用此方:蒼耳嫩葉一握,研取汁,温酒和灌之,將滓厚罨所傷處。

楊氏産乳:治誤吞錢:菓耳頭一把,以水一升,浸水中十餘度,飲水愈。

〔**箋釋**〕

　　《詩經·周南》説:"采采卷耳,不盈頃筐。嗟我懷人,寘彼周行。"這是一首懷人詩,刻畫勞作中的女子思念遠方征夫,忽然出神,心不在焉的樣子。詩中的"采采"或説是動詞疊用表示採摘行爲,或言是形容詞表示茂盛;"卷耳"則是一種植物。《爾雅·釋草》"菤耳,苓耳",郭注云:"《廣雅》云枲耳也,亦云胡枲。江東呼常枲,或曰苓耳。形似鼠耳,叢生如盤。"檢《廣雅·釋草》云:"苓耳、葹、常枲、胡枲,枲耳也。”《神農本草經》有枲耳實,“一名胡菜,一名地葵”,《名醫別録》補充“一名葹,一名常思”,對照名稱來看,與《詩經》的卷耳應該同是一物。

陶弘景注釋説:“此是常思菜,儉人皆食之,以葉覆麥作黄衣者。一名羊負來,昔中國無此,言從外國逐羊毛中來,方用亦甚稀。”羊負來的典故見於《博物志》:“洛中人有驅羊入蜀者,胡菜子著羊毛,蜀人取種,因名羊負來。”菊科蒼耳 *Xanthium sibiricum* 的果實爲瘦果,總苞外面疏生鈎狀的刺,很容易粘在衣服或者頭髮上,完全符合“羊負來”的特徵;所謂“以葉覆麥作黄衣”,黄衣是釀酒、作醬發酵過程中表面所生的黄色霉塵,民間至今仍用蒼耳葉、黄花蒿來製作酒麴;所以從《新修本草》開始,就直接將菜耳實稱作“蒼耳”了。

因爲《本草經》謂菜耳實“久服益氣,耳目聰明,强志輕身”,再加上“采采卷耳”的暗示,後世乃有採食蒼耳的習慣。杜甫《驅豎子摘蒼耳》古風有句云:“卷耳況療風,童兒且時摘。侵星驅之去,爛熳任遠適。放筐亭午際,洗剥相蒙冪。登床半生熟,下箸還小益。”蘇軾也信任此説,文集中有一篇蒼耳録,謂“藥至賤而爲世要用,未有如蒼耳者”,稱贊蒼耳“花葉根實皆可食,食之則如藥,治病無毒,生熟丸散,無適不可。愈食愈善,乃使人骨髓滿,肌理如玉,長生藥也”。

蒼耳的食法可以分爲雅俗兩種。林洪《山家清供》載有蒼耳飯:“采嫩葉細焯,以薑、鹽、苦酒拌爲茹,可療風。”

美其名曰"進賢菜"。又説："其子可雜米粉爲糗，故古詩有'碧澗水淘蒼耳飯'之句云。"如此可算是"雅食"。《救荒本草》也有蒼耳，則用於救饑："采嫩苗葉煠熟，換水浸去苦味，淘净，油鹽調食。其子炒微黄，搗去皮，磨爲麵，作燒餅，蒸食亦可。"此則是"俗食"。

無關於雅俗，需要特别説明的是，蒼耳植株各部位，尤其是果實與幼芽，含有蒼耳毒素等，會引起中毒性肝損傷和急性腎功能衰竭。據文獻記載，誤食生蒼耳子 10 粒以上皆可中毒，兒童中毒量更低，大約只需要 5 粒左右。中毒症狀多在服用後 1–3 天内出現，輕者乏力、嘔吐、腹痛、腹瀉、頭昏，嚴重者可因肝腎功能衰竭或呼吸循環衰竭而死亡。

其實，按照陶弘景的説法，蒼耳是外來物種，似乎不可能是先秦詩人詠歎的物件，所以古代除了以蒼耳爲卷耳的主流觀點外，也有一些其他説法。

一種意見是從"耳"附會。《説文》"苓，卷耳也"，徐鍇《説文繫傳》云："《爾雅》：苓耳，卷耳也。注：形似鼠耳，叢生如盤。臣鍇曰：菌屬，生朽潤木根。"這是將卷耳視爲木耳之類的真菌。牟應震《毛詩物名考》也説："卷耳，腐草所生也。狀如木耳而小，淫雨後出，俗名草耳。"因此《本草經》菜耳實使用卷耳的果實或者種子，顯然不相符合。

還有一種説法見於《齊民要術》，卷十五"穀果蓏菜茹非中國産者"有胡荾子，條目下所引，則是《爾雅》《毛詩》《博物志》關於卷耳、羊負來的文字。"荾"同"葸"，按照賈思勰的意見,這種卷耳其實是傘形科的芫荽 *Coriandrum sativum* 之類。據《博物志》說"張騫使西域,得大蒜、胡荽",所以也不應該是《詩經》的卷耳。

陸璣《毛詩草木鳥獸蟲魚疏》說:"卷耳,一名枲耳,一名胡枲,一名苓耳。葉青白色,似胡荽。白華,細莖,蔓生。可鬻爲茹,滑而少味。四月中生子,正如婦人耳中璫,今或謂之耳璫草。鄭康成謂是白胡荽,幽州人呼爵耳。"這顯然不是蒼耳,而像是石竹科的狹葉卷耳 *Cerastium arvense*,或婆婆指甲菜 *Cerastium viscosum* 之類。日本學者比較認可此說法,岡元鳳《毛詩品物圖考》所繪卷耳即是此類植物。《詩經》中的卷耳到底是何物,實在難於究詰,不過從安全性考慮,欲發思古之幽情,用石竹科卷耳炊飯,比採食菊科蒼耳要靠譜得多。

824

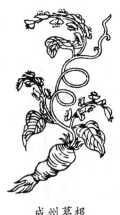

成州葛根

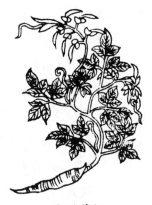

海州葛根

葛根　味甘,平,無毒。主消渴,身大熱,嘔吐,諸

痹,起陰氣,解諸毒,療傷寒中風頭痛,解肌發表出汗,開
腠理,療金瘡,止痛脅風痛。

生根汁　大寒。療消渴,傷寒壯熱。

葛穀　主下痢十歲已上。

葉　主金瘡止血。

花　主消酒。

一名雞齊根,一名鹿藿,一名黃斤。生汶山川谷。
五月採根,曝乾。殺野葛、巴豆百藥毒。

陶隱居云:即今之葛根,人皆蒸食之。當取入土深大者,破
而日乾之。生者搗取汁飲之,解溫病發熱。其花并小豆花乾末,
服方寸匕,飲酒不知醉。南康、盧陵間最勝,多肉而少筋,甘美,
但爲藥用之,不及此間爾。五月五日日中時,取葛根爲屑,療金
瘡斷血爲要藥,亦療瘧及瘡,至良。唐本注云:葛穀,即是實爾,
陶不言之。葛雖除毒,其根入土五六寸已上者,名葛脰。音豆。
脰,頸也。服之令人吐,以有微毒也。根末之,主猘狗囓,并飲其
汁,良。蔓燒爲灰,水服方寸匕,主喉痹。今按,陳藏器本草云:
葛根生者破血,合瘡,墮胎,解酒毒,身熱赤,酒黃,小便赤澀。可
斷穀不飢,根堪作粉。臣禹錫等謹按,藥性論云:乾葛,臣。能治
天行,上氣嘔逆,開胃下食,主解酒毒,止煩渴。熬屑治金瘡,治
時疾,解熱。日華子云:葛,冷。治胸膈熱,心煩悶,熱狂,止血
痢,通小腸,排膿破血,傅蛇蟲囓,解署毒箭。乾者力同。

圖經曰:葛根生汶山川谷,今處處有之,江浙尤多。春生
苗,引藤蔓長一二丈,紫色,葉頗似楸葉而青,七月著花似豌豆

花,不結實,根形如手臂,紫黑色。五月五日午時採根,曝乾,以入土深者爲佳。今人多以作粉食之,甚益人。下品有葛粉條,即謂此也。古方多用根,張仲景治傷寒,有葛根及加半夏、葛根黃芩黃連湯,以其主大熱、解肌、開腠理故也。葛洪治臀^{古對切}。腰痛,取生根嚼之,嚥其汁,多益佳。葉主金刃瘡,山行傷刺血出,卒不可得藥,但挼葉傅之,甚効。《正元廣利方》:金創中風痙欲死者,取生根四大兩切,以水三升,煮取一升,去滓,分溫四服,口噤者灌下即差。

【食療:葛根,蒸食之,消酒毒。其粉亦甚妙。

聖惠方:治時氣頭痛壯熱:用生葛根净洗,搗取汁一大盞,豉一合,煎至六分,去豉,不計時候,分作二服,汗出即差。未汗再服。若心熱,加梔子人十枚同煎,去滓服。 **又方**:治小兒熱渴久不止:用葛根半兩細剉,水一中盞,煎取六分,去滓,頻溫服。

外臺秘要:治傷筋絕:搗葛根汁飲之。葛白屑熬令黃,傅瘡止血。

千金方:酒醉不醒:搗葛根汁,飲一二升,便醒。

肘後方:治卒乾嘔不息:搗葛根,絞取汁,服一升,差。 **又方**:治金瘡中風痙欲死:搗生葛根一斤,咬咀,以水一斗,煮取五升,去滓,取一升服。若乾者,搗末,溫酒調三指撮。若口噤不開,但多服竹瀝,又多服生葛根,自愈。食亦妙。 **又方**:服藥失度,心中苦煩:飲生葛根汁,大良。無生者,搗乾葛末,水服五合,亦可煮服之。 **又方**:食諸菜中毒,發狂煩悶,吐下欲死:煮葛根汁飲之。

梅師方:治金中經脉,傷及諸大脉,皆血出,多不可止,血冷則殺人:用生葛根一斤剉,以水九升,煎取三升,分作三服。　　**又方**:治虎傷人瘡:取生葛根煮濃汁,洗瘡。兼擣葛末,水服方寸匕,日夜五六服。　　**又方**:治傷寒初患二三日,頭痛壯熱:葛根五兩,香豉一升,細剉,以童子小便六升,煎取二升,分作三服,取汗。觸風,食葱豉粥。　　**又方**:治熱毒下血,或因喫熱物發動:用生葛根二斤,擣取汁一升,并藕汁一升,相和服。

廣利方:治心熱吐血不止:生葛根汁半大升,頓服,立差。

傷寒類要:治傷寒有數種,庸人不能分别,今取一藥兼治。天行病,若初覺頭痛,内熱,脉洪,起至二日,取葛根四兩,水三升,内豉一升,煮取半升服。擣生根汁尤佳。　　**又方**:治姙娠熱病心悶:取葛根汁二升,分作三服。

衍義曰:葛根,澧、鼎之間,冬月取生葛,以水中揉出粉,澄成垛,先煎湯使沸,後擘成塊下湯中,良久,色如膠,其體甚韌,以蜜湯中拌食之。擦少生薑尤佳。大治中熱,酒、渴疾。多食行小便,亦能使人利。病酒及渴者,得之甚良。彼之人又切入茶中以待賓,但甘而無益。又將生葛根煨熟者,作果賣。虔、吉州、南安軍亦如此賣。

〔箋釋〕

　　葛在上古是一種經濟作物,《詩經》屢以葛爲比興,如言"彼采葛兮""旄丘之葛兮""糾糾葛屨"等,葛的纖維可以紡布,根葉則供食用,《周書》云:"葛,小人得其葉以爲羹,君子得其材以爲絺綌,以爲君子朝廷夏服。"《周禮》地官有掌葛:"掌以時徵絺綌之材于山農。"《詩·葛覃》云:"葛之覃兮,施于中谷,維葉莫莫。是刈是濩,爲絺爲綌,服之無斁。"皆未言葛是家種還是野生。《詩·葛生》云"葛生蒙楚,蘞蔓於野",《説苑》卷八引《詩》亦云:"綿綿之葛,在於曠野。良工得之,以爲絺綌。良工不得,枯死於野。"可見葛在當時似以野生爲主。另據《越絶書》言:"勾踐種葛,使越女織治葛布,獻於夫差。"則知吳越之地也有家種者。漢以後,隨着棉麻纖維作物和稻麥糧食作物栽培技術的成熟,葛的價值漸漸降低,故《齊民要術》以降,各種農書幾乎都没有專門記載葛的栽植。

葛主要以根入藥,《本草經》列中品,歷代所用種類複雜,大致都是豆科 *Pueraria* 屬植物。陶弘景已經注意到葛根食用與藥用品種的不同,《本草經集注》云:"即今之葛根,人皆蒸食之。當取入土深大者,破而日乾之。生者搗取汁飲之,解温病發熱。其花并小豆花乾末,服方寸匕,飲酒不知醉。南康、廬陵間最勝,多肉而少筋,甘美,但爲藥用之,不及此間爾。"雖無植物特徵的記載,但大意説江西南康、廬陵所出葛根,味甘美,宜於食用,"此間"當指陶弘景所在的茅山一帶,入藥佳而食用非宜。按,野葛 *Pueraria lobata* 根中黄酮類物質含量可達 12%,有豆腥氣,滋味不佳,而甘葛藤 *Pueraria thomsonii* 根中黄酮類物質遠較野葛根低,一般在 2%左右,至於食用葛 *Pueraria edulis* 根,含量更可低至 1%。因此,藥用葛根的確應該以 *Pueraria lobata*

為主流。

《本草圖經》描述葛根:"今處處有之,江浙尤多。春生苗,引藤蔓長一二丈,紫色,葉頗似楸葉而青,七月著花似豌豆花,不結實,根形大如手臂,紫黑色。五月五日午時採根,曝乾,以入土深者為佳。今人多以作粉食之,甚益人。下品有葛粉條,即謂此也。"這段文字誤說葛"不結實",已被《本草綱目》批評,但從其餘描述來看,與今之 *Pueraria* 屬植物基本類似,《本草圖經》繪成州葛根、海州葛根藥圖,其中成州葛根為單葉,與 *Pueraria* 屬三小葉明顯不同,而海州葛根具三小葉,且莢果明顯,具塊根,其為 *Pueraria* 屬固然沒有問題,但是否 *Pueraria lobata* 則不一定。

葛粉 味甘,大寒,無毒。主壓丹石,去煩熱,利大小便,止渴。小兒熱痞,以葛根浸搗汁飲之,良。今附。

臣禹錫等謹按:中品上卷葛根條,功用與此相通。

圖經:文具葛根條下。

【陳藏器拾遺云:用裹小兒熱瘡,妙。

聖惠方:治中鴆毒氣欲絕者:用葛粉三合,水三中盞調飲之。如口噤者,以物揭開灌之。 **又方**:治胸中煩熱或渴,心躁:葛粉四兩,先以水浸粟米半升,經宿漉出,與葛粉相拌,令匀,煮熟食之。

食醫心鏡:治小兒壯熱,嘔吐不住食,驚癇方:葛粉二大錢,以水二合調令匀,瀉向鎗鑼中,傾側令遍,重湯中煮令熟,以糜飲相和食之。

〔箋釋〕

　　葛粉用葛根製作，葛根條《本草衍義》言之甚詳。葛粉可以代糧，白居易《招韜光禪師》有句："白屋炊香飯，葷膻不入家。濾泉澄葛粉，洗手摘藤花。"方回詩《溯行回溪三十里入婺源縣界》也說："蕨萁與葛粉，槌搗代糜粥。"《遵生八箋》謂葛粉可以"開胃，止煩渴"，據《寶章待訪錄》，李邕有多熱要葛粉帖，即是此意。

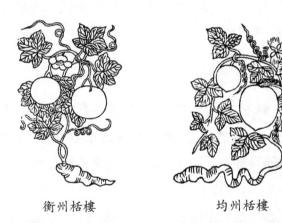

衡州栝樓　　　　　均州栝樓

栝樓根　味苦，寒，無毒。**主消渴**，身熱煩滿，大熱，**補虛安中**，**續絕傷**，除腸胃中痼熱，八疸，身面黃，脣乾口燥，短氣，通月水，止小便利。**一名地樓，**一名果贏，一名天瓜，一名澤姑。

　　實　名黃瓜，主胸痺，悅澤人面。

　　莖葉　療中熱傷暑。

830

生洪農川谷及山陰地，入土深者良，生鹵地者有毒。
二月、八月採根，曝乾，三十日成。枸杞爲之使，惡乾薑，畏
牛膝、乾漆，反烏頭。

陶隱居云：出近道，藤生，狀如土瓜而葉有叉。《毛詩》云
"果蓏之實，亦施于宇"，其實今以雜作手膏用。根入土六七尺，
大二三圍者，服食亦用之。唐本注云：今用根作粉，大宜服石虛
熱人食之。作粉如作葛粉法，潔白美好。今出陝州者，白實最
佳。臣禹錫等謹按，爾雅云：果蓏之實，栝樓。釋曰：果蓏之草，
其實名栝樓。郭云：今齊人謂之天瓜。日華子云：栝樓子，味苦，
冷，無毒。補虛勞，口乾，潤心肺，療手面皺，吐血，腸風瀉血，赤
白痢，並炒用。又栝樓根，通小腸，排膿，消腫毒，生肌長肉，消撲
損瘀血，治熱狂時疾，乳癰，發背，痔瘻，瘡癤。

圖經曰：栝樓生洪農山谷及山陰地，今所在有之。實名黃
瓜，《詩》所謂"果蓏之實"是也。根亦名白藥，皮黃肉白。三四
月內生苗，引藤蔓，葉如甜瓜葉，作叉，有細毛。七月開花，似葫
蘆花，淺黃色。實在花下，大如拳，生青，至九月熟，赤黃色。二
月、八月採根，刮去皮，曝乾，三十日成。其實有正圓者，有銳而
長者，功用皆同。其根惟歲久入土深者佳，鹵地生者有毒。謹
按，栝樓主消渴，古方亦單用之。孫思邈作粉法：深掘大根，厚削
皮至白處，寸切之，水浸，一日一易水，經五日取出，爛搗研，以絹
袋盛之，澄濾令極細如粉，去水。服方寸匕，日三四服，亦可作粉
粥，乳酪中食之，並宜。卒患胸痹痛，取大實一枚切，薤白半升，
以白酒七升，煮取二升，分再服。一方加半夏四兩，湯洗去滑，同
煮服更善。又唐崔元亮療箭鏃不出，搗根傅瘡，日三易，自出。

又療時疾發黃，心狂煩熱，悶不認人者：取大實一枚黃者，以新汲水九合，浸淘取汁，下蜜半大合，朴消八分，合攪令消盡，分再服，便差。

【雷公云：栝樓，凡使皮、子、莖、根，効各別。其栝并樓樣全別。若栝，自圓，黃皮厚，蒂小；若樓，唯形長，赤皮，蒂麄，是陰人服。若修事，去上殼皮革膜并油了。使根，待構二三圍，去皮，細搗作煎，攪取汁，冷飲任用也。

食療：子，下乳汁。又，治癰腫：栝樓根苦酒中熬燥，搗篩之，苦酒和，塗紙上攤貼。服金石人宜用。

聖惠方：治熱病頭疼發熱進退方：用栝樓一枚大者，取其瓤細剉，置瓷椀中，用熱湯一盞沃之，蓋却良久，去滓，不計時候頓服。　又方：治中風口眼喎斜：用栝樓絞取汁，和大麥麵搜作餅，炙令熱，熨。正便止，勿令太過。

外臺秘要：治消渴利方：生栝樓三十斤，以水一碩，煮取一斗半，去滓，以牛脂五合，煎取水盡。以煖酒先食服如雞子大，日三服，即妙。　又方：主傷寒渴飲：栝樓根三兩，以水五升，煮取一升，分二服。清淡竹瀝一升，水二升，煮好銀二兩半，去銀。先與病人飲之，然後服栝樓湯，其銀汁須冷服。

　肘後方：治耳卒得風，覺耳中烘烘：栝樓根削，令可入耳，以臘月豬脂煎三沸，出，塞耳，每用三七日即愈。　又方：消渴，小便多：栝樓薄切，炙取五兩，水五升，煮取四升，隨意飲之，良。　又方：折傷：取栝樓根以塗之，重布裹之，熱除，痛即止。
又方：治二三年聾耳方：栝樓根三十斤細切之，以水煮，用釀酒如常法,久久服之,甚良。　　又方:若腸隨肛出,轉久不可收入:搗生栝樓取汁,温之,猪肉汁中洗手,隨捼之令暖,自得入。

梅師方:治諸癰背發,乳房初起微赤:搗栝樓作末,以井華水調方寸匕。

勝金方:治太陽傷寒:栝樓根二兩,水五升,煮取一升半,分二服,小便利即差。

廣利方:治小兒忽發黃,面目皮肉並黃:生栝樓根搗取汁二合,蜜一大匙,二味煖相和,分再服。

集驗方:下乳汁:栝樓子淘洗控乾,炒令香熟,瓦上擒令白色爲末,酒調下一匕,合面臥少時。

杜壬:治胸膈痛徹背,心腹痞滿,氣不得通及治痰嗽:大栝樓去穰取子,熟炒,别研,和子皮麵糊爲丸,如梧桐子大,米飲下十五丸。

傷寒類要:治脾癉溺赤出少,惕惕若恐,栝樓主之。

子母秘録[①]:治乳腫痛:栝樓黃色老大者一枚,熟搗,以白酒一斗煮取四升,去滓,温一升,日三服。若無大者,小者二枚黃熟爲上。

楊氏産乳:治熱遊丹赤腫:栝樓末二大兩,釅醋調,塗之。

又方:治乳無汁:栝樓根燒灰,米飲服方寸匕。

産寶:治産後乳無汁:栝樓末,井花水服方寸匕,日二服,夜流出。

楊文蔚:治痰嗽,利胸膈方:栝樓肥實大者,割開,子净洗,

---

① 子母秘録:底本誤作"母子秘録"。

搥破括皮,細切,焙乾,半夏四十九箇,湯洗十遍,搥破焙乾,搗羅
爲末,用洗栝樓熟水并瓢同熬成膏,研細爲丸如梧子大,生薑湯下
二十丸。　　又方:治癰未潰:栝樓根、赤小豆等分爲末,醋調塗。

　　衍義曰:栝樓實,九月、十月間取穰,以乾葛粉拌,焙乾,銀
石器中慢火炒熟爲末。食後、夜卧,以沸湯點一二錢服,治肺燥、
熱渴、大腸秘。其根與貝母、知母、秦艽、黄芩之類,皆治馬熱。

〔箋釋〕

　　《詩經》“果臝之實,亦施于宇”,果臝即葫蘆科植物栝
樓 *Trichosanthes kirilowii*。《本草綱目》釋名項説:“栝樓即
果臝二字音轉也,亦作菰薽,後人又轉爲瓜蔞,愈轉愈失其
真矣。古者瓜姑同音,故有澤姑之名。齊人謂之天瓜,象
形也。”《雷公炮炙論》根據果實形狀區分栝與樓,有云:
“其栝并樓樣全别。若栝,自圓,黄皮厚,蒂小;若樓,唯形
長,赤皮,蒂麄,是陰人服。”李時珍批評説:“以圓者爲栝,
長者爲樓,亦出牽強,但分雌雄可也。”栝樓根又名“天花
粉”,此名不詳始於何時,《本草蒙筌》云:“栝樓根名天花
粉,内有花紋天然而成,故名之。”其説恐誤。栝樓,《名醫
別録》别名“天瓜”,《新修本草》云:“今用根作粉,大宜服
石虚熱人食之,作粉如作葛粉法,潔白美好。”因知“天花
粉”實爲“天瓜粉”之訛。

　　《名醫別録》稱栝樓實“悦澤人面”,陶弘景亦説“其實
今以雜作手膏用”,其具體用法可參《雞肋編》,有云:“冬
月以括蔞塗面,謂之佛妝,但加傅而不洗,至春暖方滌去,
久不爲風日所侵,故潔白如玉也。”

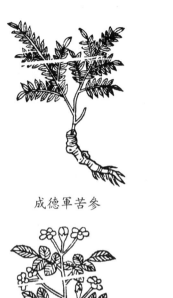

成德軍苦參　　　　　秦州苦參

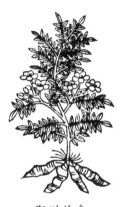

西京苦參　　　　　邵州苦參

苦參　味苦，寒，無毒。主心腹結氣，癥瘕積聚，黃疸，溺有餘瀝，逐水，除癰腫，補中，明目止淚，養肝膽氣，安五藏，定志益精，利九竅，除伏熱腸澼，止渴，醒酒，小便黃赤，療惡瘡、下部䘌，平胃氣，令人嗜食、輕身。一名水槐、一名苦䪻，音識。一名地槐，一名菟槐，一名驕槐，一名白莖，一名虎麻，一名岑莖，一名祿白，一名陵郎。生汝南山谷及田野。三月、八月、十月採根，暴乾。玄參爲之使,惡貝母、漏蘆、菟絲,反藜蘆。

　　陶隱居云:今出近道處處有。葉極似槐樹,故有槐名。花黃,子作莢,根味至苦惡。病人酒漬飲之,多差。患疥者,一兩服亦除,蓋能殺蟲。唐本注云:以十月收其實,餌如槐子法。久服輕身不老,明目,有驗。臣禹錫等謹按,藥性論云:苦參,能治熱毒風,皮肌煩燥生瘡,赤癩眉脫,主除大熱、嗜唾,治腹中冷痛,中惡腹痛,除體悶,治心腹積聚。不入湯用。日華子云:殺疳蟲,炒帶煙出爲末,飯飲下,治腸風瀉血并熱痢。

　　圖經曰:苦參生汝南山谷及田野,今近道處處皆有之。其根黃色,長五七寸許,兩指麁細。三五莖並生,苗高三二尺已來。葉碎青色,極似槐葉,故有水槐名,春生冬凋。其花黃白,七月結實如小豆子。河北生者無花子。五月、六月、八月、十月採根,暴乾用。古今方用治瘡瘑最多,亦可治癩疾。其法用苦參五斤切,以好酒三斗漬三十日。每飲一合,日三,常服不絕,若覺痹即差。取根皮末服之亦良。

　　【唐本云:治脛酸,療惡蟲。

　　雷公云:凡使,不計多少,先須用糯米濃泔汁浸一宿,上有腥穢氣,並在水面上浮,並須重重淘過,即蒸,從巳至申,出,曬乾,細剉用之。

　　聖惠方:治傷寒四日,已嘔吐,更宜吐:以苦參末,酒下二錢,得吐,差。

　　外臺秘要:治天行病四五日,結胸滿痛,壯熱,身體熱:苦參一兩剉,以醋二升,煮取一升二合,盡飲之,當吐,即愈。天行毒病,非苦參醋藥不解,及溫覆取汗,愈。　　又方:治小兒身熱:苦參湯浴兒良。

　　千金方:治狂邪發惡,或披頭大叫,欲殺人,不避水火:苦參以蜜丸如桐子大,每服十丸,薄荷湯下。　　**又方**:治飲食中毒:以苦參三兩,酒二升半,煮取一升服,取吐,愈。

　　肘後方:治穀疸食勞,頭旋,心怫鬱不安而發黃,由失飢大食,胃氣衝熏所致:苦參三兩,龍膽一合,爲末,牛膽丸如梧子大,生大麥汁服五丸,日三服。　　**又方**:治時氣垂死者:苦參一兩,哎咀,以酒二升半,煮取一升半,去滓,適寒溫,盡服之。當聞苦參①吐毒如溶膠,便愈。　　**又方**:治卒心痛:苦參三兩,苦酒一升半,煮取八合,分二服。

　　梅師方:治飲食中毒,魚肉菜等:苦參三兩,以苦酒一升,煎三五沸,去滓,服,吐出即愈。或取煮犀角汁一升,亦佳。**又方**:治傷寒四五日,頭痛壯熱,胸中煩痛:苦參五兩,烏梅二十枚細剉,以水二升,煎取一升,分服。

　　孫真人食忌:治中惡心痛:苦參一兩,酒一升半,煮取八合,乘熱頓服。

　　勝金方:治時疾熱病,狂言心躁:苦參不限多少,炒黃色,爲末,每服二錢,水一盞,煎至八分,溫服,連煎三服。有汗、無汗皆差。

　　集驗方:治毒熱,足腫疼欲脫:酒煮苦參以漬之。

　　傷寒類要:治瘟氣病欲死:苦參二兩,以水二升,煮取一升,頓服之。吐則愈,或汗愈。

---

①　參:劉甲本作"寒"。

子母秘録：治小腹疼，青黑或赤，不能喘：苦參一兩，醋一升半，煎八合，分二服。

太倉公：淳于意醫齊中大夫病齲齒，灸左手陽明脉，苦參湯日漱三升。出入慎風，五六日愈。

沈存中筆談：常患腰疼，時以病齒用苦參。後有太常少卿舒昭亮，用苦參揩齒，歲久亦病腰。自後不用苦參，腰疾遂愈。

衍義曰：苦參，有朝士苦腰重，久坐，旅拒十餘步，然後能行。有一將佐謂朝士曰：見公日逐以藥揩齒，得無用苦參否？曰：始以病齒，用苦參已數年。此病由苦參入齒，其氣味傷腎，故使人腰重。後有太常少卿舒昭亮，用苦參揩齒，歲久亦病腰。自後悉不用，腰疾皆愈。此皆方書舊不載者。有人病，遍身風熱細疹，癢痛不可任，連胸、頸、臍、腹及近隱皆然，涎痰亦多，夜不得睡。以苦參末一兩，皂角二兩，水一升，揉濾取汁，銀石器熬成膏，和苦參末爲丸如梧桐子大，食後温水服二十至三十丸，次日便愈。

〔箋釋〕

苦參，古今品種變化不大，豆科植物苦參 *Sophora fla-vescens* 一直是藥用主流。本條墨蓋子下引“太倉公”，出自《史記·扁鵲倉公列傳》，原文說：“齊中大夫病齲齒，臣意灸其左大陽明脈，即爲苦參湯，日嗽三升，出入五六日，病已。得之風，及臥開口，食而不嗽。”所描述的應該是齲齒症狀，治療用苦參湯，乃與苦參所含苦參碱、氧化苦參碱對齲齒有關厭氧菌的殺菌作用有關。因爲《史記》的記載，後世遂有以苦參揩齒的習慣，本條所引《夢溪筆談》《本草衍義》皆涉及此。

《本草衍義》説："有朝士苦腰重，久坐，旅拒十餘步，然後能行。"其中"旅拒"一詞，亦寫作"旅距"，《後漢書·馬援傳》云："若大姓侵小民，黠羌欲旅距，此乃太守事宜。"王先謙集解："旅距，聚衆相拒也。"聚衆抵禦、抗拒的意思，引申爲抵擋、支撐之義，如貫休《冬末病中作》句："胸中有一物，旅拒復攻擊。向下還上來，唯疑是肺石。"據《漢語大詞典》，旅距還有第三義，爲矯健貌，以范成大《胭脂井》"腰支旅拒更神游，桃葉山前水自流"爲書證。《本草衍義》此處"旅拒"與腰部不適有關，應略同於第三義"腰支旅拒"，但解釋爲"矯健"完全不通。按，"旅拒"在宋詩中數見，除了表示抵禦、支撐的意思外，與范成大《胭脂井》詩中近似用法，尚有岳珂《山居作報書竟夜有感戲成》"筆研久荒穢，肩腕仍旅拒"，范成大《題徐熙風牡丹》"從教旅拒春無力，細看腰支嫋嫋時"。此數例之"旅拒"解釋爲"矯健"都不能通。我意"腰支旅拒更神游""肩腕仍旅拒""從教旅拒春無力"，此三處的"旅拒"，都是腰部勞損需要支擋，不能矯健的意思。這一詞義應該源於腰疼時通常用拳頭抵頂，此即"旅拒"，遂以"旅拒"來形容腰弱。《本草衍義》"旅拒十餘步"描述的就是以手扶抵腰部，蹣跚十餘步，才能正常行走的樣子。

至於"旅拒"一詞，或是"僂拒"同音異寫。《千金翼方》卷三十咒蠱毒文云："今日甲乙，蠱毒須出；今日甲寅，

蠱毒不神;今日丙丁,蠱毒不行;今日丙午,還著本主。雖
然不死,腰脊僂拒。急急如律令。"

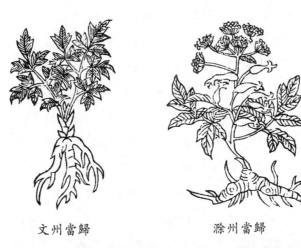

文州當歸　　　　　　滁州當歸

當歸　味甘、辛,溫、大溫,無毒。主欬逆上氣,溫瘧
寒熱洗洗音癬。在皮膚中,婦人漏下,絕子,諸惡瘡瘍,音
羊。金瘡,煮飲之。溫中止痛,除客血內塞,中風,痙汗
不出,濕痹,中惡,客氣虛冷,補五藏,生肌肉。一名乾
歸。生隴西川谷。二月、八月採根,陰乾。惡䕡茹,畏菖
蒲、海藻、牡蒙。

　陶隱居云:今隴西叨陽黑水當歸,多肉少枝,氣香,名馬尾當
歸,稍難得;西川北部當歸,多根枝而細;歷陽所出,色白而氣味
薄,不相似,呼爲草當歸,闕少時乃用之,方家有云眞當歸,正謂
此,有好惡故也。俗用甚多,道方時須爾。唐本注云:當歸苗有
二種:於內一種,似大葉芎藭;一種似細葉芎藭,惟莖葉卑下於芎

證類本草箋釋

蒭也。今出當州、宕州、翼州、松州，宕州最勝。細葉者名蠶頭當歸，大葉者名馬尾當歸，今用多是馬尾當歸，蠶頭者不如此，不復用。陶稱歷陽者，是蠶頭當歸也。<mark>臣禹錫等謹按</mark>，爾雅云：薜，山蘄。注：《廣雅》曰山蘄，當歸也。當歸，今似蘄而麁大。<mark>吳氏</mark>云：當歸，神農、黃帝、桐君、扁鵲：甘，無毒；岐伯、雷公：辛，無毒；季氏：小溫。或生羌胡地。<mark>范子</mark>云：當歸無枯者善。<mark>藥性論</mark>云：當歸，臣，惡熱麫。止嘔逆，虛勞寒熱，破宿血，主女子崩中，下腸胃冷，補諸不足，止痢腹痛。單煮飲汁，治溫瘧，主女人瀝血腰痛，療齒疼痛不可忍。患人虛冷，加而用之。<mark>日華子</mark>云：治一切風，一切血，補一切勞，破惡血，養新血及主癥癖。

圖經曰：當歸生隴西川谷，今川蜀、陝西諸郡及江寧府、滁州皆有之，以蜀中者爲勝。春生苗，綠葉有三瓣，七八月開花似時羅，淺紫色。根黑黃色。二月、八月採根，陰乾。然苗有二種，都類芎藭，而葉有大小爲異，莖梗比芎藭甚卑下。根亦二種，大葉名馬尾當歸，細葉名蠶頭當歸。大抵以肉厚而不枯者爲勝。謹按，《爾雅》云"薜，布革切。山蘄"，古芹字，巨斤切。郭璞注引《廣雅》云："山蘄，當歸也。似蘄而麁大。"釋曰："《說文》云：蘄，草也。生山中者名薜，一名山蘄。"然則當歸，芹類也，在平地者名芹，生山中而麁大者名當歸也。

【雷公云：凡使，先去塵并頭尖硬處一分已來，酒浸一宿。若要破血，即使頭一節硬實處；若要止痛止血，即用尾。若一時用，不如不使。服食無効，單使妙也。

外臺秘要：治頭疼欲裂：當歸二兩，酒一升，煮取六合，飲至再服。　又方：治心痛：當歸爲末，酒服方寸匕。

肘後方：治小兒多患，胎寒好啼，晝夜不止，因此成癇：當歸末一小豆大，以乳汁灌之，日夜三四度服，差。

葛氏方：治小便出血：當歸四兩，細剉，酒三升，煮取一升，頓服之。

梅師方：治胎動下血，心腹疼，死生不知，服此湯，活即安，死即下：用當歸四兩，芎藭九兩，細剉，以酒三升，水四升，煎取三升，分服。

子母秘録：治倒産，子死腹中：擣當歸末，酒服方寸匕。　**又方**：治小兒臍風瘡久不差，用當歸末傅之。

賈相公進過牛經：牛有尿血病：當歸、紅花各半兩，爲末，以酒半升煎，候冷，灌之，差。

支太醫方：治婦人百病，諸虚不足：當歸四兩，地黃二兩，爲末，蜜和丸如梧子大，食前米飲下十五丸。

別説云：謹按，當歸，自古醫家方論用治婦人産後惡血上衝，倉卒取效，無急於此，世俗多以謂唯能治血。又《外臺秘要》《金匱》《千金》等方，皆爲大補不足，決取立効之藥。氣血昏亂者，服之即定。此蓋服之能使氣血各有所歸，則可以於産後備急，於補虚速効。恐聖人立當歸之名，必因此出矣。

衍義曰：當歸，《廣雅》云"山蘄，古芹字[①]。當歸也，似芹而麤大"。《説文》云"蘄，草也"，生山中者名薜，音百。新書《圖經》以謂"當歸，芹類也，在平地者名芹，生山中麤大者名當歸"，若然，則今川蜀皆以平地作畦種，尤肥好多脂肉。不以平地、山中

---

① 字：底本作"切"，據前引改。

爲等差，但肥潤不枯燥者佳，今醫家用此一種爲勝。市人又以薄酒灑，使肥潤，不可不察也。《藥性論》云"補女子諸不足"，此說盡當歸之用也。

〔箋釋〕

當歸古名"薜"，《爾雅》"薜，山蕲"，郭璞注："《廣雅》曰：山蕲，當歸。當歸，今似蕲而麁大。"至於當歸得名的緣由，陳承《重廣補注神農本草并圖經》解釋説："氣血昏亂者，服之即定。即使氣血各有所歸，則可以於産後備急，於補虛速效。恐聖人立當歸之名，必因此出矣。"其説或非。當歸在古代恐怕也如蘼蕪、辟芷之類，是騷人詠歎起興的香草之一，取思歸之意，如崔豹《古今注》云："相招贈之以文無，文無亦名當歸也。"以當歸隱喻歸來，文獻屢見不鮮，《三國志·吳書·太史慈傳》云："曹公聞其名，遣慈書，以篋封之。發省無所道，而但貯當歸。"《晉書·五行志》云："魏明帝太和中，姜維歸蜀，失其母。魏人使其母手書呼維令反，並送當歸以譬之。維報書曰：良田百頃，不計一畝，但見遠志，無有當歸。"又《神僧傳》卷七一行條云："（玄宗）嘗問國祚幾何，有留難否。行曰：鑾輿有萬里之行，社稷終吉。帝驚問其故，不答，退以小金合進之曰：至萬里即開。帝一日發合視之，蓋當歸少許。及禄山亂駕幸成都，至萬里橋忽悟，未幾果歸。"在這些故事中都以"當歸"寄寓回歸之意。

當歸得名既有所取譬，則各地皆有以類似香草稱作"當歸"者，《本草經集注》已揭示當時品種混亂情況："今隴西叨陽黑水當歸，多肉少枝，氣香，名馬尾當歸，稍難得；西川北部當歸，多根枝而細；歷陽所出，色白而氣味薄，不相似，呼爲草當歸，闕少時乃用之，方家有云真當歸，正謂此，有好惡故也。"此處至少提到了三種當歸，有黑水所出馬尾當歸、西川北部當歸以及歷陽所出的草當歸，其中產於安徽的"歷陽當歸"雖在當時有"草當歸""真當歸"諸名，但陶弘景對其内在品質持懷疑態度，《本草經集注・序録》專門説："江東已來，小小雜藥，多出近道，氣力性理，不及本邦。假令荆益不通，則全用歷陽當歸、錢塘三建，豈得相似？所以療病不及往人，亦當緣此故也。"

當歸不同部位活血止血功用各别，最早見於《雷公炮炙論》，即所謂："若要破血，即使頭一節硬實處；若要止痛止血，即用尾。"乃至説："若一時用，不如不使。"此後諸家因循其説，有同有異，如《濟生拔粹》載《潔古珍珠囊》云："頭破血，身行血，尾止血。"《湯液本草》引《珍珠囊》則説："頭止血，身和血，梢破血。"《醫要集覽》引《珍珠囊・諸品藥性主治指掌》謂其用有四："頭止血而上行，身養血而中守，梢破血而下流，全活血而不走。"《本草綱目》用法象理論解釋説："凡物之根，身半已上，氣脉上行，法乎天；身半已下，氣脉下行，法乎地。人身法象天地，則治上當用頭，治中當用身，治下當用尾，通治則全用，乃一定之理也。"

麻黄　味苦，温、微温，無毒。主中風傷寒頭痛，温瘧，發表出汗，去邪熱氣，止欬逆上氣，除寒熱，破癥堅積

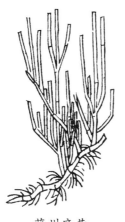
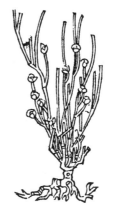

茂州麻黄　　　　　同州麻黄

聚,五藏邪氣緩急,風脅痛,字乳餘疾,止好唾,通腠理,疎傷寒頭疼,解肌,洩邪惡氣,消赤黑斑毒。不可多服,令人虛。一名卑相,一名龍沙,一名卑鹽。生晉地及河東。立秋採莖,陰乾令青。厚朴爲之使,惡辛夷、石韋。

陶隱居云:今出青州、彭城、滎陽、中牟者爲勝,色青而多沫。蜀中亦有,不好。用之折除節,節止汗故也。先煮一兩沸,去上沫,沫令人煩。其根亦止汗,夏月雜粉用之。俗用療傷寒,解肌第一。唐本注云:鄭州鹿臺及關中沙苑河傍沙洲上太多。其青、徐者,今不復用。同州沙苑最多也。今注:今用中牟者爲勝,開封府歲貢焉。臣禹錫等謹按,藥性論云:麻黃,君,味甘,平。能治身上毒風瘙痺,皮肉不仁,主壯熱,解肌發汗,溫瘧,治溫疫。根、節能止汗,方曰:并故竹扇杵末撲之。又牡蠣粉、粟粉并根等分,末,生絹袋盛,盜汗出即撲,手摩之。段成式酉陽雜俎云:麻黃,莖端開花,花小而黃,蔟生。子如覆盆子,可食。日華子云:

通九竅,調血脉,開毛孔皮膚,逐風,破癥癖積聚,逐五藏邪氣,退熱,禦山嵐瘴氣。

　　圖經曰:麻黃生晉地及河東,今近京多有之,以滎陽、中牟者爲勝。苗春生,至夏五月則長及一尺已來。梢上有黃花,結實如百合瓣而小,又似皂莢子,味甜,微有麻黃氣,外紅皮,裏人子黑。根紫赤色。俗説有雌雄二種:雌者於三月、四月内開花,六月内結子。雄者無花,不結子。至立秋後,收採其莖,陰乾令青。張仲景治傷寒,有麻黃湯及大、小青龍湯,皆用麻黃;治肺痿上氣,有射干麻黃湯、厚朴麻黃湯,皆大方也。古方湯用麻黃,皆先煮去沫,然後内諸藥,今用丸散者,皆不然也。《必効方》治天行一二日者:麻黃一大兩去節,以水四升煮去沫,取二升,去滓,著米一匙及豉爲稀粥,取强一升,先作熟湯浴淋頭百餘椀,然後服粥,厚覆,取汗於夜最佳。《千金方》療傷寒雪煎:以麻黃十斤去節,杏人四升去兩人、尖、皮熬,大黃一斤十三兩金色者,先以雪水五碩四斗,漬麻黃於東向竈釜中,三宿後内大黃攪令調,以桑薪煮之,得二碩汁,去滓,復内釜中,又搗杏人内汁中,復煮之,可餘六七斗,絞去滓,置銅器中。更以雪水三斗合煎,令得二斗四升,藥成,丸如彈子。有病者,以沸白湯五合,研一丸入湯中,適寒溫服之,立汗出。若不愈者,復服一丸,封藥勿令泄也。

　　【雷公云:凡使,去節并沫,若不盡,服之令人悶。用夾刀剪去節并頭,槐砧上用銅刀細剉,煎三四十沸,竹片掠去上沫盡,漉出,曝乾用之。

　　傷寒類要:張仲景《傷寒論》云:黃疸病,以麻黃醇酒湯主之:麻黃一把去節,綿裏,以美酒五升,煮取半升,去滓,頓服。又治傷寒表熱發疸,宜汗之則愈,冬月用酒,春宜用水煮之,良。

子母秘録:治產後腹痛及血下不盡:麻黄去節,杵末,酒服方寸匕,一日二三服,血下盡即止。澤蘭湯服亦妙。

衍義曰:麻黄出鄭州者佳。剉去節,半兩,以蜜一匙匕同炒,良久,以水半升煎,俟沸,去上沫,再煎,去三分之一,不用滓。病瘡疱倒靨黑者,乘熱盡服之,避風,伺其瘡復出。一法用無灰酒煎,但小兒不能飲酒者難服,然其效更速。以此知此藥入表也。

〔箋釋〕

麻黄載於《本草經》,武威醫簡亦有使用,《傷寒雜病論》用之尤多,《本草經》謂其功能"發表出汗,去邪熱氣,止欬逆上氣",在使用上,陶弘景提出"先煮一兩沸,去上沫,沫令人煩",以上描述正與麻黄碱發汗、平喘、中樞興奮及心血管活性相吻合,由此知古用麻黄即是含麻黄碱的麻黄科 *Ephedra* 屬植物。

1924 年陳克恢報告麻黄中生物碱具有擬腎上腺素作用,揭開傳統中藥現代研究的序幕,並形成一定程度的"中藥研究熱"。此後數年,余雲岫廢止舊醫案,提出"醫可廢而藥不可盡廢",即所謂"廢醫存藥"的主張,驗藥、存藥依據於此。

麻黄別名甚多,《本草經》一名龍沙,《名醫別錄》名卑相、卑鹽,《廣雅》云"龍沙,麻黄也",又"麻黄莖,狗骨也"。諸家對其得名緣由莫衷一是,李時珍云:"諸名殊不可解,或云其味麻,其色黄,未審然否。"夏緯瑛先生《植物名釋劄記》云:"么麼爲細小之義,麻、麼一聲之字,當亦有細小之

義,麻黄之取名,謂其因花小而黄之故。"按《開寶本草》狼
毒條引别本注云:"(狼毒)與麻黄、橘皮、吴茱萸、半夏、枳
實爲六陳也。"麻黄藥材久置後由青變黄,又其莖觸之有粗
糙感,麻黄之名或由此而來。

《酉陽雜俎》續集卷九最早描述麻黄的植物形態:"麻
黄莖端開花,花小而黄,簇生,子如覆盆子,可食。至冬枯
死如草,及春卻青。"麻黄種子呈漿果狀,假花被發育成革
質假種皮,包圍種子,最外面爲紅色肉質苞片,多汁可食,
俗稱"麻黄果",在常見 *Ephedra* 屬植物中,惟有草麻黄
Ephedra sinica 的雌球花單生枝頂,最與段成式説"莖端開
花"相符,其餘各種花皆生於節上。

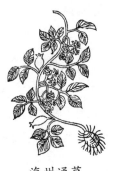 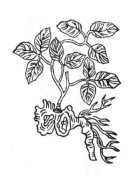

　海州通草　　　　　興元府通草

通草　味辛、甘,平,無毒。主去惡蟲,除脾胃寒熱,
通利九竅、血脉、關節,令人不忘,療脾疸,常欲眠,心煩,
噦出音聲,療耳聾,散癰腫、諸結不消,及金瘡惡瘡,鼠
瘻,踒折,齆音甕。鼻息肉,墮胎,去三蟲。一名附支,一

名丁翁。生石城山谷及山陽。正月採枝,陰乾。

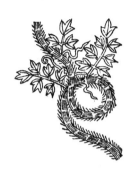

解州通草

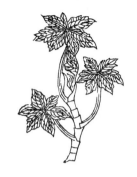

通脫木

陶隱居云:今出近道。繞樹藤生,汁白。莖有細孔,兩頭皆通,含一頭吹之,則氣出彼頭者良。或云即薥音福。藤莖。唐本注云:此物大者徑三寸,每節有二三枝,枝頭有五葉。其子長三四寸,核黑穰白,食之甘美。南人謂爲鷰覆,芳服切。或名烏覆,今言薥藤。薥、覆聲相近爾。臣禹錫等謹按,藥性論云:木通,臣,微寒。一名王翁萬年。主治五淋,利小便,開關格,治人多睡,主水腫浮大,除煩熱。用根治項下瘤瘻。孟詵云:鷰覆子,平。厚腸胃,令人能食,下三焦,除惡氣。和子食之更好。江北人多不識,江南人多食。又,續五藏斷絶氣,使語聲足氣,通十二經脉。其莖名通草,食之,通利諸經脉擁不通之氣。北人但識通草不委,子之功。其皮不堪食。陳士良云:鷰覆子,寒,無毒。主胃口熱閉,反胃不下食,除三焦客熱。此是木通,實名桴棪子,莖名木通。主理風熱淋疾,小便數急疼,小腹虛滿。宜煎湯并葱食之,有效。野生。日華子云:木通,安心除煩,止渴退熱,治健忘,明耳目,治鼻塞,通小腸,下水,破積聚血塊,排膿,治瘡癤,止痛,催生下胞，女人血閉，月候不勻，天行時疾，頭痛目眩，羸劣，乳結及下乳。子名覆子。七八月採。陳藏器云：通脫木，無毒。花上粉，主諸蟲瘡，野雞病，取粉內瘡中。生山側，葉似萆麻，心中有瓤，輕白可愛，女工取以飾物。《爾雅》云"離南，活脫"也。一本云：藥草，生江南，主蟲病。今俗亦名通草。

圖經曰：通草生石城山谷及山陽，今澤、潞、漢中、江淮、湖南州郡亦有之。生作藤蔓，大如指，其莖幹大者徑三寸。每節有二三枝，枝頭出五葉，頗類石韋，又似芍藥，三葉相對。夏秋開紫花，亦有白花者。結實如小木瓜，核黑瓤白，食之甘美。南人謂之燕覆，亦云烏覆。正月、二月採枝，陰乾用。或以爲葡萄苗，非也。今人謂之木通。而俗間所謂通草，乃通脫木也。此木生山側，葉如萆麻，心空，中有瓤，輕白可愛，女工取以飾物。《爾雅》云"離南，活莌"，音脫。釋云："離南，草也，一名活莌，《山海經》又名寇脫。生江南，高丈許，大葉似荷而肥，莖中有瓤正白者是也。"又名倚商，主蟲毒。其花上粉，主諸蟲瘻惡瘡痔疾，取粉內瘡中。《正元廣利方》療瘰癧，及李絳兵部療胸伏氣攻胃咽不散方中，並用之。今京師園圃間亦有種蒔者。又按，張氏《燕吳行役記》：揚州大儀甘泉東院兩廊前有通草，其形如椿，少葉，子垂梢際，如苦楝。與今所說殊別，不知是木通邪，通脫邪，或別是一種也。古方所用通草，皆今之木通，通脫稀有使者。近世醫家多用利小便，南人或以蜜煎作果，食之甚美，兼解諸藥毒。

【陳藏器云：本功外，子味甘，利大小便，宣通去煩熱，食之令人心寬，止渴下氣，江東人呼爲畜葍子，江西人呼爲拏子，如算袋，穰黃子黑，食之當去其皮。蘇云色白，乃猴葍也。

海藥云:謹按,徐表《南州記》云:生廣州山谷。味溫、平。主諸瘻瘡,喉嚨痛及喉痹,並宜煎服之,磨亦得,急即含之。

食療云:煮飲之,通婦人血氣,濃煎三五盞即便通。又除寒熱不通之氣,消鼠瘻,金瘡,踒折,煮汁釀酒妙。

〔箋釋〕

　　通草載於《本草經》,《證類本草》將木通、通脫木並在一起,糾結不清。《本草綱目》注意到通草、木通古今名實之不同,釋名項強作解紛之論云:"有細細孔,兩頭皆通,故名通草,即今所謂木通也;今之通草,乃古之通脫木也。宋本草混注爲一,名實相亂,今分出之。"

　　通草因木莖中通得名,《本草經》所指代的,確實不知是什麼品種,陶弘景的描述也只能看出是藤本,結合《新修本草》,大致確定其原植物爲木通科木通 *Akebia quinata*,可能也包括三葉木通 *Akebia trifoliata* 之類。而通脫木恐即《爾雅·釋草》所言之"離南,活莌"。郭璞注:"草生南方,高丈許,似荷葉,莖中有瓤正白。"原植物當爲五加科通脫木 *Tetrapanax papyriferum*,其莖髓很容易脫離,因此有"通脫""活莌"之名。脫下的莖髓也被當作通草,也用來製作工藝品,如通草花等。通脫木通草今天通常稱作"大通草",以與旌節花科喜馬拉雅旌節花 *Stachyurus himalaicus* 的莖髓相區別,後者稱爲"小通草"。

芍藥　味苦、酸,平、微寒,有小毒。主邪氣腹痛,除血痹,破堅積,寒熱疝瘕,止痛,利小便,益氣,通順血脈,

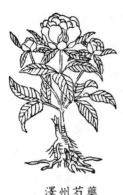

澤州芍藥

緩中,散惡血,逐賊血,去水氣,利膀胱、大小腸,消癰腫,時行寒熱,中惡,腹痛、腰痛。一名白木,一名餘容,一名犁食,一名解倉,一名鋋。生中岳川谷及丘陵。二月、八月採根,暴乾。須丸爲之使。臣禹錫等謹按,別本作雷丸。惡石斛、芒消,畏消石、鼈甲、小薊,反藜蘆。

陶隱居云:今出白山、蔣山、茅山最好,白而長大,餘處亦有而多赤,赤者小利。俗方以止痛,乃不減當歸。道家亦服食之,又煮石用之。今按,別本注云:此有兩種,赤者利小便下氣,白者止痛散血。其花亦有紅、白二色。臣禹錫等謹按,吳氏云:芍藥,神農:苦;桐君:甘,無毒;岐伯:鹹;季氏:小寒;雷公:酸。藥性論云:芍藥,臣。能治肺邪氣,腹中疞①痛,血氣積聚,通宣藏腑擁氣,治邪痛敗血,主時疾骨熱,强五藏,補腎氣,治心腹堅脹,婦人血閉不通,消瘀血,能蝕膿。日華子云:治風補勞,主女人一切病,并産前後諸疾,通月水,退熱除煩,益氣,天行熱疾,瘟瘴驚狂,婦人血運,及腸風瀉血,痔瘻,發背瘡疥,頭痛,明目,目赤努肉。赤色者多補氣,白者治血,此便是芍藥花根。海鹽、杭、越俱好。

圖經曰:芍藥生中岳川谷及丘陵,今處處有之,淮南者勝。春生紅芽作叢,莖上三枝五葉,似牡丹而狹長,高一二尺。夏開

---

① 疞:腹中急痛。

花,有紅、白、紫數種,子似牡丹子而小。秋時採根,根亦有赤、白二色。崔豹《古今注》云:"芍藥有二種,有草芍藥、木芍藥。木者花大而色深,俗呼爲牡丹,非也。"又云:"牛亨問曰:將離相別,贈以芍藥,何也? 答曰:芍藥一名何離,故相贈;猶相招召,贈以文無,文無一名當歸;欲忘人之憂,則贈以丹棘,丹棘一名忘憂,使忘憂也;欲蠲人之忿,則贈以青裳,青裳一名合歡,贈之使忘忿也。"張仲景治傷寒,湯多用芍藥,以其主寒熱、利小便故也。古人亦有單服食者。安期生服鍊法云:芍藥二種,一者金芍藥,二者木芍藥。救病用金芍藥,色白多脂肉;木芍藥色紫瘦多脉。若取,審看勿令差錯。若欲服餌,採得净刮去皮,以東流水煮百沸,出陰乾。停三日,又於木甑内蒸之,上覆以净黄土,一日夜熟,出陰乾,搗末。以麥飲或酒服三錢匕,日三。滿三百日,可以登嶺,絶穀不飢。《正元廣利方》治婦女赤白下,年月深久不差者,取白芍藥三大兩,并乾薑半大兩,細剉,熬令黄,搗下篩,空肚和飲汁服二錢匕,日再,佳。又金創血不止而痛者,亦單搗白芍藥末,傅上即止,良驗。

【唐本注:益好血。

雷公云:凡採得後,於日中曬乾,以竹刀刮上麁皮并頭土了,剉之,將蜜水拌蒸,從巳至未,曬乾用之。

經驗後方:治風毒,骨髓疼痛:芍藥二分,虎骨一兩,炙爲末,夾絹袋盛,酒三升,漬五日,每服三合,日三服。

博濟方:治五淋:赤芍藥一兩,檳榔一箇,麵裹煨爲末,每服一錢匕,水一盞,煎七分,空心服。

廣利方:治金瘡血不止,痛:白芍藥一兩,熬令黄,杵令細爲散,酒或米飲下二錢並得,初三服,漸加。

初虞世:治咯血、衄血:白芍藥一兩,犀角末一分,爲末,新水服一錢匕,血止爲限。

別説云:謹按,本經"芍藥生丘陵川谷",今世所用者,多是人家種植,欲其花葉肥大,必加糞壤,每歲八九月取其根,分削,因利以爲藥,遂暴乾貨賣,今淮南真陽尤多。藥家見其肥大,而不知香味絕不佳,故入藥不可責其効。今考用宜依本經所説,川谷丘陵有生者爲勝爾。

衍義曰:芍藥全用根,其品亦多,須用花紅而單葉、山中者爲佳。花葉多即根虛。然其根多赤色,其味澀,若或有色白麤肥者益好。餘如經。然血虛寒人禁此一物,古人有言曰,減芍藥以避中寒,誠不可忽。

〔箋釋〕

　　《山海經》中多處提到芍藥,如繡山"其草多芍藥、芎藭",條谷之山"其草多芍藥、門冬",勾檷之山"其草多芍藥",洞庭之山"其草多菌、蘪蕪、芍藥、芎藭"。郭璞注:"芍藥一名辛夷,亦香草之屬。"《廣雅·釋草》"攣夷,芍藥也",王念孫疏證説:"攣夷即留夷。攣、留聲之轉也。張注《上林賦》云:留夷,新夷也。新與辛同。王逸注《楚辭·九歌》云:辛夷,香草也。"這種"一名辛夷"的芍藥,是否即是今天毛茛科植物芍藥 *Paeonia lactiflora*,並沒有强有力的證據。《詩經·溱洧》中"維士與女,伊其相謔,贈之以芍藥",注釋家也糾結於此"芍藥"是調和之劑還是香草。這首詩屬於《鄭風》,描述的是春秋時期鄭國(在今河南境)

三月上巳的活動場景,單從花期來看,這種芍藥似乎也不是今天的芍藥。

《本草經》成書於漢代,所涉及藥物的別名、功用,多數能與當時流行的經傳相通。芍藥條則例外,包括《名醫別錄》在内,都没有提到別名辛夷、蠻夷之類;包括陶弘景在内,注釋家也没有談起"天下至美"的芍藥之醬。可值得注意的是,芍藥條《名醫別錄》記其別名"白木",《太平御覽》卷九百九十引《吴普本草》"一名白术",《廣雅·釋草》:"白茦,牡丹也。"如此推測"白木"當爲"白术"之訛。牡丹亦稱"木芍藥",其原植物爲毛茛科芍藥屬的 *Paeonia suffruticosa* 没有爭議,由此反推《本草經》之芍藥應該也是同屬之 *Paeonia lactiflora*。至於芍藥與牡丹的關係,在牡丹條繼續討論。

蠡音禮。實 味甘,平、温,無毒。主皮膚寒熱,胃中熱氣,風寒濕痹,堅筋骨,令人嗜食,止心煩滿,利大小便,長肌膚肥大。久服輕身。

花、葉 去白蟲,療喉痹,多服令人溏洩。一名荔實。一名劇草。一名三堅。一名豕首。生河東川谷。五月採實,陰乾。

陶隱居云:方藥不復用,俗無識者。

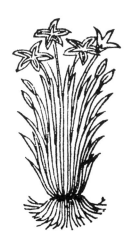

冀州蠡實

天名精亦名豕首也。唐本注云：此即馬藺子也。《月令》云"荔挺出"，鄭注云："荔，馬薤也。"《説文》云："荔，似蒲，根可爲刷。"《通俗文》一名馬藺，本經一名荔實子。療金瘡血内流，癃腫等病，有効。臣禹錫等謹按，蜀本云：蠡實，寒。日華子云：馬藺，治婦人血氣煩悶，産後血運并經脉不止，崩中，帶下，消一切瘡癤腫毒，止鼻洪吐血，通小腸，消酒毒，治黄病，傅蛇蟲咬，殺蕈毒。亦可蔬菜食，莖、葉同用。

圖經曰：蠡實，馬藺子也，北人音訛，呼爲馬楝子。生河東川谷，今陝西諸郡及鼎、灃州亦有之，近京尤多。葉似薤而長厚，三月開紫碧花，五月結實作角子，如麻大而赤色有稜，根細長，通黄色，人取以爲刷。三月採花，五月採實，並陰乾用。謹按，《顏氏家訓》云："《月令》曰：荔挺出。鄭康成云：荔挺，馬薤也。《易統驗玄圖》云：荔挺不出，則國多火災。《説文》云：荔似蒲而小，根可爲刷。《廣雅》云：馬薤，荔也。蔡邕、高誘皆云：荔以挺出。然則鄭以荔挺爲名，誤矣。此物河北平澤率生之，江東頗多，種於堦庭，但呼爲旱蒲，故不識馬薤。講《禮》者乃以爲馬莧，且馬莧亦名豚耳，俗曰馬齒者是也。"其花、實皆入藥。《列仙傳》：寇先生者，宋人也，好種荔，食其葩實焉。今山人亦單服其實，云大温，益下，甚有奇効。崔元亮治喉痹腫痛，取荔花、皮、根，共十二分，以水一升，煮取六合，去滓含之，細細嚥汁，差止。

856

【外臺秘要：治睡死者：杵蠡實根一握，水絞取汁，稍稍嚥之，口噤灌之。 又方：治喉痹，咽喉喘息不通，須臾欲絶，神驗：以根、葉二兩，水一升半，煮取一盞，去滓，細細喫，立通。

千金方：治中蠱下血如鷄肝出，其餘四藏悉壞，唯心未毁，或鼻破待死：取馬藺根末，水服方寸匕，隨吐則出，極神。此苗似葛，蔓緑紫，生子似橘子。

肘後方：治面及鼻病酒皶：以馬藺子花杵，傅之，佳。

張文仲：治水痢百病：以馬藺子，用六月六日麵熬令黄，各等分爲末，空心米飲服方寸匕。如無六月六日麵，用常麵或牛骨灰等分亦得。　**又方**：治水痢百病：以馬藺子、乾薑、黄連各等分爲散，熟煮湯，取一合許，和二方寸匕，入腹即斷。冷熱皆治，常用神效，不得輕之。忌豬肉、冷水①。

衍義曰：蠡實，陶隱居云“方藥不復用，俗無識者”，本經諸家所注不相應。若果是馬藺，則日華子不當更言亦可爲蔬菜食。蓋馬藺，其葉馬、牛皆不食，爲纔出土葉已硬，況又無味，豈可更堪人食也。今不敢以蠡實爲馬藺子，更俟博識者。

〔箋釋〕

《月令》“荔挺出”乃是仲冬之候，諸家辯論不休。根據《名醫別録》蠡實一名荔實，《説文》云：“荔，草也，似蒲而小，根可以作刷。”《廣雅·釋草》云：“馬薤，荔也。”當以《新修本草》《本草圖經》的意見爲正確，蠡實即是荔草之實，原植物當爲鳶尾科馬藺 *Iris lactea* var. *chinensis*。兒歌“馬蘭開花二十一”中的“馬蘭”也是本種，可以算《月令》之餘緒。吳寬有《馬藺草》詩云：“蘺蘺葉如許，豐草名可當。花開類蘭蕙，嗅之卻無香。不爲人所貴，獨取其根長。爲帚或爲拂，用之材亦良。根長既入土，多種河岸旁。岸

---

① “又方”至“冷水”：以上五十三字，底本缺，據柯刻《大觀》補。

崩始不善,蘭蕙亦尋常。"馬藺植株根莖粗壯,鬚根稠密發達,長度可達一米以上,呈傘狀分佈,有固堤作用,所以吳寬在另一首占詠馬藺的詩中也説:"長鑱荷處休教斸,高岸崩時合用栽。"

《本草圖經》引《列仙傳》寇先生"種荔,食其葩實"云云,《道藏》本《列仙傳》作"寇先",云:"寇先者,宋人也。以釣魚爲業,居睢水旁百餘年。得魚或放、或賣、或自食之。常著冠帶,好種荔枝,食其葩實焉。宋景公問其道,不告,即殺之。數十年,踞宋城門鼓琴,數十日乃去。宋人家家奉祀焉。"《仙苑編珠》亦作"寇先",然所種爲"薜荔",又有不同。《法苑珠林》引《搜神記》作"寇先",種荔。按,荔枝是熱帶植物,與寇先所居睢水(今河南境內)流域不吻合;薜荔 Ficus pumila 是桑科無花果亞屬的物種,隱頭花序沒有明顯的花可供采食。所以原文確應該以"種荔,食其葩實"爲正,可能是因爲後人不熟悉"荔"所指代的物種,遂生訛誤。

858

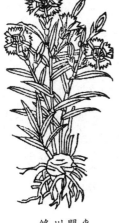

绛州瞿麥

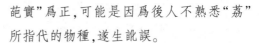

瞿音劬。麥 味苦、辛,寒,無毒。主關格諸癃結,小便不通,出刺,決癰腫,明目去瞖,破胎墮子,下閉血,養腎氣,逐膀胱邪逆,止霍亂,長毛髮。一名巨句麥,一名大菊,一名大蘭。生太山川谷。立秋採實,陰乾。蘘草、牡丹爲之使,惡螵蛸。

陶隱居云：今出近道。一莖生細葉，花紅紫赤可愛，合子、葉
刈取之，子頗似麥，故名瞿麥。此類乃有兩種，一種微大，花邊有
叉椏；未知何者是，今市人皆用小者；復一種葉廣相似而有毛，花
晚而甚赤①。按經云"採實"，中子至細，燥熟便脫盡，今市人惟
合莖、葉用，而實正空殼無復子爾。臣禹錫等謹按，藥性論云：瞿
麥，臣，味甘。主五淋。日華子云：瞿麥，催生，又名杜母草、鷰
麥、蘥麥。又云：石竹，葉治痔瘻并瀉血，作湯粥食並得。子治月
經不通，破血塊，排膿。葉治小兒蚘蟲，痔疾，煎湯服。丹石藥發
并眼目腫痛及腫毒，搗傅，治浸淫瘡并婦人陰瘡。

　　圖經曰：瞿麥生泰山川谷，今處處有之。苗高一尺以來，
葉尖小，青色，根紫黑色，形如細蔓菁。花紅紫赤色，亦似映山
紅，二月至五月開。七月結實作穗，子頗似麥，故以名之。立秋
後合子、葉收採，陰乾用。河陽河中府出者，苗可用；淮甸出者根
細，村民取作刷帚。《爾雅》謂之"大菊"，《廣雅》謂之"茈萋"是
也。古今方通心經、利小腸爲最要。張仲景治小便不利，有水
氣，栝樓瞿麥丸主之：栝樓根二兩，大附子一箇，茯苓、山芋各三
兩，瞿麥一分，五物杵末，蜜丸如梧子大，一服三丸，日三。未知，
益至七八丸。以小便利，腹中溫爲知也。

　　【雷公云：凡使，只用藥殼，不用莖、葉。若一時使，即空心
令人氣咽，小便不禁。凡欲用，先須以菫竹瀝浸一伏時，漉出，曬
乾用。

859

────────────

　　①　此句中"未知何者是，今市人皆用小者"，疑錯簡在"復一種葉廣相似而有
毛"之前，原文應爲："此類乃有兩種，一種微大，花邊有叉椏；復一種葉廣相似而有
毛，花晚而甚赤。未知何者是，今市人皆用小者。"

外臺秘要：治䶊：以瞿麥爲末，水服方寸匕。　**又方**：治石淋：取子酒服方寸匕，一二日當下石。

千金方：治產經數日不出，或子死腹中，母欲死：以瞿麥煮濃汁服之。

梅師方：治竹木刺入肉中不出：瞿麥爲末，水服方寸匕，或煮瞿麥汁飲之，日三。《千金》同。

崔氏：治魚臍瘡毒腫：燒灰和油傅於腫上，甚佳。

衍義曰：瞿麥，八政散用瞿麥，今人爲至要藥。若心經雖有熱而小腸虛者服之，則心熱未退，而小腸別作病矣。料其意者，不過爲心與小腸爲傳送，故用此入小腸藥。按經，瞿麥並不治心熱，若心無大熱，則當止治其心，若或制之不盡，須當求其屬以衰之。用八政散者，其意如此。

〔箋釋〕

瞿麥與石竹都是石竹科石竹屬 *Dianthus* 植物，形態相似，植物學家以陶弘景提到的“花邊有叉椏”，即花瓣先端深裂成流蘇狀者爲瞿麥 *Dianthus superbus*，而石竹 *Dianthus chinensis* 花瓣頂端僅有不規則的齒裂。

《説文》云：“蘧，蘧麥也。”又：“菊，大菊，蘧麥。”《爾雅·釋草》“大菊，蘧麥”，郭注：“一名麥句薑，即瞿麥。”《廣雅·釋草》：“茈萎、麥句薑，蘧麥也。”引文中的蘧、菊、大菊、茈萎，所指代的都應該是包括瞿麥 *Dianthus superbus*、石竹 *Dianthus chinensis* 在内的石竹科 *Dianthus* 屬植物。按，今天所稱的菊科植物菊花，按照《説文》當寫作“蘜花",《説文》云:"蘜,日精也,以秋花。"今天所寫的"菊"字,其實是石竹科瞿麥一類的植物。或許是蘜花因其觀賞性較爲流行,漸漸佔用了寫法簡易的"菊"字,本來可以寫作"菊麥"的蘧麥,只得改用另一個同音字"瞿"來代替,遂稱爲"瞿麥"。《本草經》別名"巨句麥","巨句"急呼爲"蘧";《名醫別録》一名"大蘭",森立之《本草經考注》認爲"蘭即爲菊之草體訛字",其説過於突兀,存此備參。

　　石竹入詩,李白《宫中行樂詞》"山花插寶髻,石竹繡羅衣",杜甫《山寺》"麝香眠石竹,鸚鵡啄金桃"最有名,林逋有一首詠石竹詩,將李杜的詩句巧妙化裁,詩云:"麝香眠後露檀勻,繡在羅衣色未真。斜倚細叢如有恨,冷搖疏朵欲生春。階前紅藥推詞客,籬下黄花重古人。今日含毫與題品,可憐殊不愧清新。"

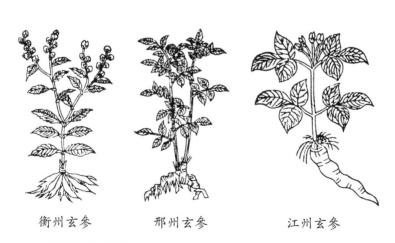

衡州玄參　　　　邢州玄參　　　　江州玄參

玄參　味苦、鹹,微寒,無毒。主腹中寒熱積聚,女子産乳餘疾，補腎氣，令人目明，主暴中風，傷寒身熱，支滿狂邪，忽忽不知人，温瘧洒洒，血瘕，下寒血，除胸中氣，下水，止煩渴，散頸下核，癰腫，心腹痛，堅癥，定五藏。久服補虚，明目，强陰益精。一名重臺，一名玄臺，一名鹿腸，一名正馬，一名咸，一名端。生河間川谷及冤句。三月、四月採根，暴乾。惡黄耆、乾薑，大棗、山茱萸，反藜蘆。

陶隱居云：今出近道，處處有。莖似人參而長大，根甚黑，亦微香。道家時用，亦以合香。唐本注云：玄參根苗並臭，莖亦不似人參，陶云“道家亦以合香”，未見其理也。今注：詳此藥，莖方大，高四五尺，紫赤色而有細毛，葉如掌大而尖長，根生青白，乾即紫黑，新者潤膩，合香用之。俗呼爲馥草，酒漬飲之，療諸毒鼠瘻。陶云似人參莖，唐本注言根苗並臭，蓋未深識爾。臣禹錫等謹按，藥性論云：玄參，使，一名逐馬，味苦。能治暴結熱，主熱風頭痛，傷寒復勞，散瘤瘻瘰癧。日華子云：治頭風，熱毒遊風，補虚勞損，心驚煩躁劣乏，骨蒸傳尸邪氣，止健忘，消腫毒。

圖經曰：玄參生河間及冤句，今處處有之。二月生苗。葉似脂麻，又如槐柳，細莖青紫色，七月開花青碧色，八月結子黑色。亦有白花，莖方大，紫赤色而有細毛，有節若竹者，高五六尺，葉如掌大而尖長如鋸齒。其根尖長，生青白，乾即紫黑，新者潤膩。一根可生五七枚，三月、八月、九月採，暴乾。或云蒸過日乾。陶隱居云“道家時用合香”，今人有傳其法：以玄參、甘松香各杵末，均秤分兩，盛以大酒瓶中，投白蜜漬，令瓶七八分，緊封

繫頭,安釜中,煮不住火,一伏時止火,候冷破瓶取出,再擣熟,如
乾,更用熟蜜和。甆器盛,廗埋地中,旋取,使入龍腦搜,亦可以
熏衣。

【雷公云：凡採得後,須用蒲草重重相隔,入甑蒸兩伏時
後,出乾曝。使用時,勿令犯銅,餌之後噎人喉,喪人目。揀去蒲
草盡了,用之。

經驗方：治患勞人燒香法：用玄參一斤,甘松六兩,爲末,
煉蜜一斤和匀,入瓷餅內封閉,地中埋窨十日取出。更用灰末六
兩,更煉蜜六兩,和令匀,入餅內封,更窨五日取出。燒令其鼻中
常聞其香,疾自愈。

廣利方：治瘰癧,經年久不差：生玄參搗碎傅上,日二易之。

〔箋釋〕

《廣雅·釋草》云："鹿腸,玄參也。"《本草經》名重臺,
《名醫別録》則有玄臺、鹿腸、正馬、咸、端諸名。《太平御
覽》卷九百九十一引《吳普本草》對玄參的形態頗有記載：
"玄參一名鬼藏,一名正馬,一名重臺,一名鹿腹,一名端,
一名玄臺。二月生,葉如梅毛,四四相值,似芍藥,黑莖,莖
方,高四五尺,華赤,生枝間,四月實黑。"其中"葉如梅毛"
句,疑爲"葉如梅有毛"。從描述來看比較接近於玄參科華
北玄參 Scrophularia moellendorffii 和北玄參 Scrophularia
buergeriana 之類,而"重臺"的別名似乎是形容華北玄參疏
離的頂生穗狀花序。

陶弘景對玄參的描述卻令人困惑,《本草經集注》云：
"今出近道,處處有。莖似人參而長大,根甚黑,亦微香。

道家時用，亦以合香。"按，玄參植物與五加科人參全無相似之處，故蘇敬批評説："玄參根苗並臭，莖亦不似人參，陶云'道家亦以合香'，未見其理也。"但究竟是陶弘景時代藥用玄參另有其物，還是別有原因呢？據 1990 年代新修《茅山志》，句容茅山地區玄參蘊藏量在 100kg–2500kg 間，此能證明茅山確有 *Scrophularia* 屬玄參植物分佈，故陶説"今出近道處處有"，應該合理。至於陶説玄參"莖似人參"，森立之的解釋最有道理："依此語考之，則亦陶不目擊真人參之一證也。"即陶弘景因未見過五加科人參原植物而誤説，非玄參果然似人參也。

　　道家以玄參合香，《本草圖經》謂與甘松配合製作熏香，墨蓋子下引《經驗方》"治患勞人燒香法"略同。按，《本草圖經》和《經驗方》説的熏香都是治病，恐非陶弘景本意。檢《無上秘要》卷六十六引《洞神經》有"合上元香珠法"，其法云："用沈香三斤，熏陸香二斤，青木香九兩，雞舌香五兩，玄參三兩，雀頭香六兩，占城香二兩，白芷二兩，真檀四兩，艾香三兩，安息膠四兩，木蘭三兩，凡十二種，別擣，絹篩之。畢，内棗十兩，更擣三萬杵，内器中，密蓋，蒸香一日。畢，更蜜和擣之，丸如梧子，以青繩穿之，日曝令乾。此三皇真元香珠，燒此皆香徹九天。"此方當是陶弘景所説的道家"合香"用。

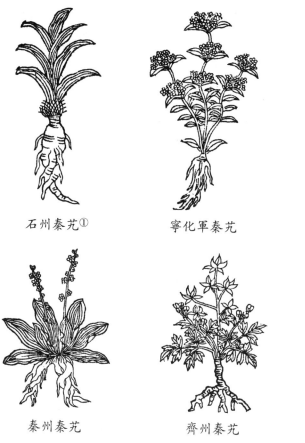

石州秦艽①　　　　　寧化軍秦艽

秦州秦艽　　　　　齊州秦艽

秦艽膠字。　　味苦、辛，平、微温，無毒。主寒熱邪
氣，寒濕風痺，肢節痛，下水，利小便，療風無問久新，通
身攣急。生飛烏山谷。二月、八月採根，暴乾。昌蒲爲
之使。

陶隱居云：飛烏或是地名，今出甘松、龍洞、蠶陵，長大黃白

————————

① 艽：底本作"芁"，據文意改。下同。

色爲佳。根皆作羅文相交,中多銜土,用之熟破除去。方家多作秦膠字,與獨活療風常用,道家不須爾。唐本注云:今出涇州、鄜州、岐州①者良。本作札,或作糺、作膠,正作艽也。臣禹錫等謹按,藥性論云:秦艽,解米脂,人食穀不充悦,畏牛乳。點服之,利大小便。差五種黃病,解酒毒,去頭風。蕭炳云:本經名秦瓜,世人以療酒黃、黃疸,大効。日華子云:味苦,冷。主傳尸,骨蒸,治疳及時氣。又名秦瓜,羅紋者佳。

圖經曰:秦艽生飛烏山谷,今河陝州軍多有之。根土黃色,而相交糺,長一尺已來,麄細不等。枝幹高五六寸,葉婆娑連,莖梗俱青色,如萵苣葉。六月中開花,紫色,似葛花,當月結子。每於春秋採根,陰乾。《正元廣利方》療黃,心煩熱,口乾,皮肉皆黃:以秦艽十二分,牛乳一大升,同煮,取七合去滓,分溫再服,差。此方出於許仁則。又崔元亮《集驗方》,凡發背疑似者,須便服秦艽牛乳煎,當得快利三五行,即差。法並同此。又治黃方:用秦艽一大兩細剉,作兩貼子,以上好酒一升,每貼半升,酒絞,取汁,去滓,空腹分兩服。或利便止,就中好酒人易治。凡黃有數種:傷酒曰酒黃;夜食誤飱鼠糞亦作黃;因勞發黃,多痰涕,目有赤脉,日益憔悴,或面赤、惡心者是。元亮用之,及治人皆得力,極効。秦艽須用新好羅文者。

【雷公云:凡使,秦并艽,須於脚文處認取:左文列爲秦,即治疾;艽,即發脚氣。凡用秦,先以布拭上黃肉毛盡,然後用還元湯浸一宿,至明出,日乾用。

---

① 岐州:底本作“歧州”,據文意改。

聖惠方：治傷寒，心神熱躁，口乾煩渴：用秦艽一兩，去苗細剉，以牛乳一大盞，煎至六分，去滓，不計時候，分溫二服。

又方：治小便難，腹滿悶，不急療之殺人：用秦艽一兩去苗，以水一大盞，煎取七分，去滓，每於食後，分爲二服。

孫真人：治黃疸，皮膚、眼睛如金色，小便赤：取秦艽五兩，牛乳三升，煮取一升，去滓，内芒消一兩，服。

〔箋釋〕

　　　秦艽的"艽"字，在文獻中寫法各異。據《證類本草》所引《新修本草》的意見："本作朼，或作糾、作膠，正作艽也。"所引蕭炳《四聲本草》說："本經名秦瓜(爪)。"《日華子本草》說："又名秦瓜。"而敦煌所出《本草經集注·序錄》中療風通用寫作"秦膠"，諸藥制使寫作"秦朼"。《本草經》孫星衍輯本寫作"秦艼"，解釋說："按《說文》云艼，草之相丩者。《玉篇》作艼，居包切，云秦艼藥，艽同。"

　　《本草經》原本是否如孫星衍所說寫作"秦艼"，或未必然，但從語源學的角度分析，孫星衍的意見確實是正確的。如陶弘景說"(秦艽)根皆作羅文相交"，龍膽科秦艽 *Gentiana macrophylla*、麻花秦艽 *Gentiana straminea*、粗莖秦艽 *Gentiana crassicaulis* 等，鬚根多條，扭結或粘結成一個圓柱形的根，此即秦艽得名的本義，指根糾結交纏的樣子，直到今天，秦艽還有"麻花秦艽""左扭""左擰"等俗名。故如孫星衍的意見，《說文》丩部的"艼"字，很可能就是秦艽的本字，《玉篇》簡化爲"艼"。可能"艼"或"艼"太不常見，音符"丩"被訛寫成了"九"，於是本義爲"遠荒"的"艽"成

了此藥的正式名稱。至於《新修本草》說"本作札",恐怕
是"本作杣"的訛寫,與"艸"意思相同。至於"秦瓜""秦
爪",恐怕也是糾結的"糾"字的異體訛變而成。

《雷公炮炙論》說:"凡使,秦并艽,須於脚文處認取:
左文列爲秦,即治疾;艽,即發脚氣。"這與其在栝樓條的議
論"栝并樓樣全別。若栝,自圓,黄皮厚,蒂小;若樓,唯形
長,赤皮,蒂麁,是陰人服"同調,都是方士故意神秘其説,
所以《本草綱目》修治項批評說:"秦艽但以左文者爲良,
分秦與艽爲二名,謬矣。"

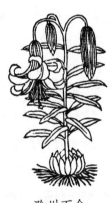
滁州百合

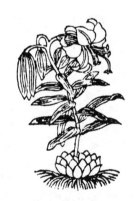
成州百合

868 百合 味甘,平,無毒。主邪氣腹脹,心痛,利大小
便,補中益氣,除浮腫臚脹,痞滿,寒熱,通身疼痛,及乳
難,喉痺,止涕淚。一名重箱,一名摩羅,一名中逢花,一
名強瞿。生荆州川谷。二月、八月採根,曝乾。

陶隱居云:近道處處有。根如胡蒜,數十片相累。人亦蒸煮

食之,乃言初是蚯蚓相纏結變作之。俗人皆呼爲"强仇",仇即瞿也,聲之訛爾。亦堪服食。唐本注云:此藥有二種:一種細葉,花紅白色;一種葉大莖長,根麁花白,宜入藥用。臣禹錫等謹按,藥性論云:百合,使,有小毒。主百邪鬼魅,涕泣不止,除心下急滿痛,治脚氣,熱欬逆。吳氏云:百合一名重邁,一名中庭。生冤胸及荆山。日華子云:白百合,安心定膽,益志,養五藏,治癲邪、啼泣、狂叫、驚悸,殺蠱毒,氣焌、乳癰、發背及諸瘡腫,并治産後血狂運。又云:紅百合,凉,無毒。治瘡腫及療驚邪。此是紅花者,名連珠。

圖經曰:百合生荆州川谷,今近道處處有之。春生苗,高數尺。薜麁如箭,四面有葉如雞距,又似柳葉,青色,葉近莖微紫,莖端碧白。四五月開紅白花,如石榴觜而大。根如葫蒜,重疊生二三十瓣。二月、八月採根,暴乾。人亦蒸食之,甚益氣。又有一種,花黄有黑斑,細葉,葉間有黑子,不堪入藥。徐鍇《歲時廣記》二月種百合法,宜雞糞。或云百合是蚯蚓所化,而反好雞糞,理不可知也。又百合作麪最益人,取根暴乾搗細篩,食之如法。張仲景治百合病,有百合知母湯、百合滑石代赭湯、百合雞子湯、百合地黄湯,凡四方。病名百合,而用百合治之,不識其義。

【食療云:平。主心急黄。蒸過,蜜和食之,作粉尤佳。紅花者名山丹,不甚良。

聖惠方:治肺藏壅熱煩悶:新百合四兩,蜜半盞,和蒸令軟,時時含一棗大,嚥津。 又方:治傷寒,腹中滿痛:用百合一兩,炒令黄色,搗爲散,不計時候,粥飲調下二錢服。

孫真人食忌：治陰毒傷寒：煮百合濃汁，服一升，良。

勝金方：治耳聾疼痛：以乾百合爲末，溫水調下二錢匕，食後服。

衍義曰：百合，張仲景用治傷寒壞後百合病，須此也。莖高三尺許，葉如大柳葉，四向攢枝而上。其顛即有淡黃白花，四垂向下覆，長蘂。花心有檀色，每一枝顛，須五六花。子紫色，圓如梧子，生於枝葉間。每葉一子，不在花中，此又異也。根即百合，其色白，其形如松子殼，四向攢生，中間出苗。

〔箋釋〕

百合的鱗莖由數十片鱗瓣相合而成，如陶弘景所形容"根如胡蒜，數十片相累"，因此得名百合。歷代藥用大致都是百合科百合屬 *Lilium* 植物，一般以大花白色的 *Lilium brownii* var. *viridulum* 爲百合，花橙色有紫色斑點的 *Lilium lancifolium* 爲卷丹。《本草衍義》説："子紫色，圓如梧子，生於枝葉間。每葉一子，不在花中。"這是百合的珠芽，而非種子，寇宗奭誤認。

百合病見於《金匱要略》，論云："百合病者，百脉一宗，悉致其病也。意欲食，復不能食，常默然，欲卧不能卧，欲行不能行；飲食或有美時，或有不用聞食臭時；如寒無寒，如熱無熱；口苦，小便赤；諸藥不能治，得藥則劇吐利。如有神靈者，而身形如和，其脉微微。"治療方皆以百合爲主藥，《本草圖經》表示疑惑："病名百合，而用百合治之，不識其義。"《本草綱目》釋名項也説："百合之根，以衆瓣合成也。或云專治百合病，故名，亦通。"所謂"百合病"，從症狀表現來看，近似於癔症、焦慮、抑鬱的精神狀態；《本草經》所記百合功效看不出與此相關，《名醫別錄》謂"止涕淚"，也很難作更深一步聯想；至於《藥性論》"主百邪鬼魅，涕泣不止"，《日華子本草》"安心定膽，益志，養五藏，治癲邪、啼泣、狂叫、驚悸"，則是由治療百合病而附和的"事後解釋"。

《本草綱目》發明項進一步説："頌曰：張仲景治百合病，有百合知母湯、百合滑石代赭湯、百合雞子湯、百合地黃湯，凡四方。病名百合，而用百合治之，不識其義。穎曰：百合新者，可蒸可煮，和肉更佳；乾者作粉食，最益人。時珍曰：按王維詩云'冥搜到百合，真使當重肉。果堪止淚無，欲縱望江目'，蓋取本草百合止涕淚之説。"《植物名實圖考》批評説："《本草綱目》引王維詩'冥搜到百合，真使當重肉'。按全詩云'少陵晚崎嶇，天隨自寂寞'，《輞川集》豈應有此？蓋宋王右丞，非摩詰也。"

按，此宋人詠百合古風，載《全芳備祖前集》，《佩文齋廣群芳譜》卷四十七標作者爲"宋王右丞"。李時珍、吳其濬皆未引完，詩云："少陵晚崎嶇，託命在黃獨。天隨自寂寞，療飢惟把菊。古來淪放人，餘馨被草木。我客漢東城，鄰曲見未熟。不應惱鵝鴨，更忍累口腹。過從首三張，伯仲肩二陸。頳膚分子薑，雪茁餽萌竹。冥搜到百合，可使當重肉。軟温甚鷗蹲，瑩淨豈鴻鵠。食之倘有助，蓋昔先所服。詩腸貯微甘，茗碗争餘馥。果堪止淚無，欲縱望鄉目。"

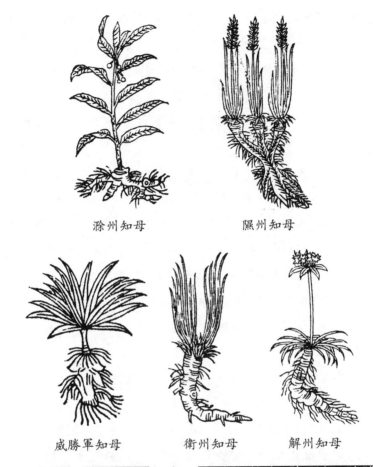

滁州知母　　　　　　　隰州知母

威勝軍知母　　　衛州知母　　　解州知母

知母　味苦,寒,無毒。主消渴熱中,除邪氣,肢體浮腫,下水,補不足,益氣,療傷寒,久瘧,煩熱,脅下邪氣,膈中惡及風汗,内疸。多服令人洩。一名蚔音岐。母,一名連母,一名野蓼,一名地參,一名水參,一名水浚,一名貨母,一名蝭音匙,又音提。母,一名女雷,一名女理,一名兒草,一名鹿列,一名韭逢,一名兒踵草,一名

872

東根，一名水須，一名沈燔，一名薚。杜含切。臣禹錫等謹按，唐本一名昌支。生河內川谷。二月、八月採根，曝乾。

陶隱居云：今出彭城。形似菖蒲而柔潤，葉至難死，掘出隨生，須枯燥乃止。甚療熱結，亦主瘧熱煩也。臣禹錫等謹按，爾雅云：薚，莐藩。釋曰：知母也，一名薚，一名莐藩。郭云：生山上，葉如韭。范子云：提母出三輔，黃白者善。吳氏云：知母，神農、桐君：無毒，補不足，益氣。藥性論云：知母，君，性平。主治心煩躁悶，骨熱勞往來，生產後蓐勞，腎氣勞，憎寒虛損，患人虛而口乾，加而用之。日華子云：味苦、甘。治熱勞，傳屍痁病，通小腸，消痰止嗽，潤心肺，補虛乏，安心，止驚悸。

圖經曰：知母生河內川谷，今瀕河諸郡及解州、滁州亦有之。根黃色，似菖蒲而柔潤。葉至難死，掘出隨生，須燥乃止。四月開青花如韭花，八月結實。二月、八月採根，暴乾用。《爾雅》謂之薚，徒南切。又謂之莐直林切。藩，是也。《肘後方》用此一物治溪毒大勝，其法：連根、葉搗作散服之。亦可投水搗絞汁，飲一二升。夏月出行，多取此屑自隨。欲入水，先取少許投水上流，便無畏。兼辟射工，亦可和水作湯浴之，甚佳。

【雷公云：凡使，先於槐砧上細剉，焙乾，木臼杵搗，勿令犯鐵器。

聖惠方：治姙娠月未足似欲產，腹中痛：用知母二兩末，蜜丸如梧桐子大，不計時候，粥飲下二十丸。《楊氏產乳》同。

〔箋釋〕

知母別名極多，《說文》云："芪，芪母也。"《廣雅·釋草》:"芪母、兒踵,東根也。"與此相關的名稱:知母、蚔母、蝭母、提母、䒺母,據王念孫疏證:"芪、䒺、知、蝭、蚔、提,古聲並相近也。"《説文》云:"蕁,芫藩也。"或從爻作"薅",《爾雅·釋草》"薅,茺藩"。段玉裁《説文解字注》云:"説《爾雅》者謂即今之知母。"《名醫別録》知母一名沈燔,一名蕁,用《爾雅》意;一名兒草,一名兒踵草,用《廣雅》意。《本草綱目》釋名項云:"宿根之旁,初生子根,狀如蚔虻之狀,故謂之蚔母。訛爲知母、蝭母也。"所描述的,應該就是百合科植物知母 *Anemarrhena asphodeloides* 之類。

　　按,知母別名中蚔母、連母、貨母、蝭母,與別名兒草、兒踵草應該相關聯,但《本草經》《名醫別録》所記知母功效並不沿"母子關係"發揮,直到《藥性論》才説"生産後蓐勞",《本草綱目》增加"安胎,止子煩"的功效,這在本草條文中屬比較少見者。

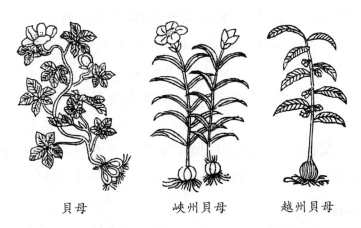

貝母　　　　峽州貝母　　　　越州貝母

貝母　味辛、苦,平、微寒,無毒。主傷寒煩熱,淋瀝、邪氣、疝瘕,喉痺,乳難,金瘡風痙,療腹中結實,心下滿,洗洗惡風寒,目眩項直,欬嗽上氣,止煩熱渴,出汗,安五藏,利骨髓。一名空草,一名藥實,一名苦花,一名苦菜,一名商草,一名勤母。生晉地。十月採根,暴乾。

厚朴、白薇爲之使,惡桃花,畏秦艽、礜石、莽草,反烏頭。

陶隱居云:今出近道。形似聚貝子,故名貝母。斷穀,服之不飢。唐本注云:此葉似大蒜。四月蒜熟時,採良。若十月苗枯,根亦不佳也。出潤州、荆州、襄州者最佳,江南諸州亦有。味甘苦,不辛。按《爾雅》一名菌忙庚切。也。臣禹錫等謹按,爾雅云:菌,貝母。注:根如小貝,員而白華,葉似韭。疏引陸機云:其葉如栝樓而細小,其子在根下,如芋子,正白,四方連累相著,有分解也。藥性論云:貝母,臣,微寒。治虛熱,主難產,作末服之。兼治胞衣不出,取七枚末酒下。末,點眼去膚臀。主胸脅逆氣,療時疾、黃疸,與連翹同主項下瘤瘿疾。日華子云:消痰,潤心肺。末和沙糖爲丸,含止嗽。燒灰油,傅人畜惡瘡。

圖經曰:貝母生晉地,今河中、江陵府、郢、壽、隨、鄭、蔡、潤、滁州皆有之。根有瓣子,黃白色,如聚貝子,故名貝母。二月生苗,莖細青色,葉亦青,似蕎麥,葉隨苗出。七月開花碧綠色,形如皷子花。八月採根,曬乾。又云:四月蒜熟時採之良。此有數種。《鄘詩》“言采其蝱”,音虻。陸機疏云:“貝母也。其葉如栝樓而細小,其子在根下,如芋子,正白,四方連累相著,有分解。”今近道出者正類此。郭璞注《爾雅》云,“白花,葉似韭”,此種罕復見之。此藥亦治惡瘡。唐人記其事云:江左嘗有商人,左膊上有瘡,如人面,亦無它苦。商人戲滴酒口中,其面亦赤色。

以物食之,亦能食,食多則覺髆內肉脹起。或不食之,則一臂瘁。有善醫者,教其歷試諸藥,金石草木之類,悉試之,無苦,至貝母,其瘡乃聚眉閉口。商人喜曰:此藥可治也。因以小葦筒毀其口灌之,數日成痂,遂愈,然不知何疾也。謹按,本經主金瘡,此豈金瘡之類歟?

【雷公云】:凡使,先於柳木灰中炮令黃,擘破。去內口鼻上有米許大者心一小顆,後拌糯米,於鏊上同炒,待米黃熟,然後去米,取出。其中有獨顆團,不作兩片無皺者,號曰丹龍精,不入用。若誤服,令人筋脉永不收。用黃精、小藍汁合服,立愈。

別説云:謹按,貝母能散心胸鬱結之氣,殊有功,則《詩》所謂"言采其蝱"者是也。蓋作詩者本以不得志而言之,今用以治心中氣不快多愁鬱者殊有功,信矣。

〔箋釋〕

　　《詩經·載馳》"陟彼阿丘,言采其蝱",毛傳:"蝱,貝母也。"又云:"採其蝱者,將以療疾。"《爾雅》言:"萌,貝母。"《説文》同。《廣雅》:"貝父,藥實也。"按,"父""母"可以互用,如手足之"母指"亦稱"父指",則"貝母""貝父"爲一物。貝母以根的特徵得名,"貝"正形容其小根如聚貝狀,但其地上部分的形態特徵古代卻有兩説,陸璣《詩疏》云:"蝱,今藥草貝母也。其葉如栝樓而細小,其子在根下如芋子,正白,四方連累相著,有分解也。"按其所形容,這種植物當是葫蘆科土貝母 *Bolbostemma paniculatum*。郭璞注《爾雅》則云:"根如小貝,員而白華,葉似韭。"其説略接近百合科植物。

以藥效解釋《詩經》見於陳承《重廣神農本草并圖經》："貝母能散心胸鬱結之氣，殊有功，則《詩》所謂'言采其蝱'者是也。蓋作詩者本以不得志而言之，今用以治心中氣不快多愁鬱者殊有功，信矣。"本草家多沿用其說，如《本經逢原》云："《鄘風》'言采其蝱'，善解心胸鬱結之氣，故詩人以此寓焉。肺受心包火乘，因而生痰，或爲邪熱所干，喘嗽煩悶，非此莫治。"《夕庵讀本草快編》亦云："《詩》云'言采其茵'，蓋作詩者本于心志抑鬱，欲采此以解之。仲景獨窺其意，治寒實結胸，外無熱者，立白散及三物陷胸湯。成無己釋之曰：辛散而苦泄，桔梗、貝母之苦辛用以下氣而散聚是也。"説《詩》者亦取此説，如朱子《集傳》云："蝱，貝母也。主療鬱結之疾。"

　　《本草圖經》繪有三幅貝母圖例，其中標爲"貝母"者，顯然就是葫蘆科土貝母。宋代張載詠貝母的詩："貝母階前蔓百尋，雙桐盤繞葉森森。剛强顧我蹉跎甚，時欲低柔驚寸心。"也是指此種。

白芷　味辛，温，無毒。**主女人漏下赤白，血閉，陰腫，寒熱，風頭侵目淚出，長肌膚，潤澤，可作面脂**，療風邪，久渴，吐嘔，兩脅滿，風痛，頭眩目癢。可作膏藥、面脂，潤顏色。**一名芳香**，一名白茝，一名䖀，許驕切。一名茝，一名苻蘺，一名澤芬。

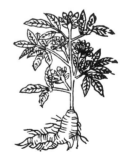

澤州白芷

葉名蒚音歷。麻，可作浴湯。生河東川谷下澤。二月、八月採根，暴乾。當歸爲之使，惡旋復花。

陶隱居云：今出近道，處處有，近下濕地，東間甚多。葉亦可作浴湯，道家以此香浴，去尸蟲，又用合香也。臣禹錫等謹按，范子計然云：白芷出齊郡，以春取黃澤者善也。藥性論云：白芷，君。能治心腹血刺痛，除風邪，主女人血崩及嘔逆，明目，止淚出。療婦人瀝血腰痛，能蝕膿。日華子云：治目赤努肉，及補胎漏滑落，破宿血，補新血，乳癰發背，瘰癧，腸風，痔瘻，排膿，瘡痍疥癬，止痛，生肌，去面皯疵瘢。

圖經曰：白芷生河東川谷下澤，今所在有之，吳地尤多。根長尺餘，白色，麤細不等，枝幹去地五寸已上。春生葉，相對婆娑，紫色，闊三指許。花白微黃，入伏後結子，立秋後苗枯。二月、八月採根，暴乾。以黃澤者爲佳，楚人謂之藥。《九歌》云“辛夷楣兮藥房”，王逸注云：“藥，白芷是也。”

【雷公云：凡採得後，勿用四條作一處生者，此名喪公藤。兼勿用馬藺，並不入藥中。採得後刮削上皮，細剉，用黃精亦細剉，以竹刀切，二味等分，兩度蒸一伏時後，出，於日中曬乾，去黃精用之。

外臺秘要：治丹癮瘮：白芷及根葉煮汁洗之，效。

子母秘錄：治小兒身熱：白芷煮湯浴兒，避風。

衍義曰：白芷，蔄是也。出吳地者良。經曰“能蝕膿”，今人用治帶下，腸有敗膿，淋露不已，腥穢殊甚，遂至臍腹更增冷痛。此蓋爲敗膿血所致，卒無已期，須以此排膿。白芷一兩，單葉紅蜀葵根二兩，芍藥根白者、白礬各半兩，礬燒枯別研。餘爲末,同以蠟丸如梧子大,空肚及飯前,米飲下十丸或十五丸。俟膿盡,仍別以他藥補之。

〔箋釋〕

　　白芷在古代是著名的香藥,《楚辭》中有芷、茝、藥芷、蘺、莞等別稱,藥用白芷爲傘形科植物大活 *Angelica dahurica* 的栽培變種,《本草經》別名芳香,《名醫別録》一名澤香,陶弘景云:"葉亦可作浴湯,道家以此香浴,去尸蟲,又用合香也。"因大活不具香味,其氣臭濁,故知自古以來所用白芷皆其栽培變種。

　　道家用白芷煎湯浴身,如《無上秘要》卷六十六引《洞真太上黄素四十四方經》云:"凡存念上道,祝除三尸之時,常當採取白芷草根及青木香,合以東流水,煮取其汁,以沐浴於身,辟諸血尸惡氣。亦可和香燒之,以致神明。若無青木香者,亦可單用白芷。"《名醫別録》謂白芷"可作膏藥、面脂,潤顔色"。《玉臺新詠》秦嘉贈婦詩有句云:"寶釵可耀首,明鏡可鑒形。芳香去垢穢,素琴有清聲。"這裏的"芳香"或許就是指白芷所作的面脂。

　　白芷別名甚多,皆與經史相符合,唯《本草衍義》説"白芷,菹是也"爲不可解。按,《集韻》"菹或作葅",而"菹"是醃菜的意思,與白芷完全無關。因疑《本草衍義》此"葅"字,或許是"茝"字爛壞,誤刻而來。

淫羊藿　味辛,寒,無毒。**主陰痿,絶傷,莖中痛,利小便,益氣力,强志,**堅筋骨,消瘰癧赤癰,下部有瘡洗出

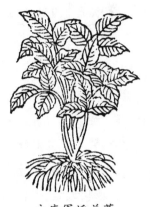
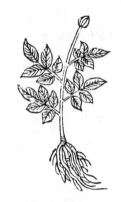

永康軍淫羊藿　　　　沂州淫羊藿

蟲。丈夫久服,令人無子。一名剛前。生上郡陽山山
谷。署預爲之使。

　陶隱居云:服此使人好爲陰陽。西川北部有淫羊,一日百遍
合,蓋食藿所致,故名淫羊藿。唐本注云:此草葉形似小豆而圓
薄,莖細亦堅,所在皆有,俗名仙靈脾者是也。臣禹錫等謹按,蜀
本云:淫羊藿,溫。注云:生處不聞水聲者良。藥性論云:淫羊藿
亦可單用。味甘,平。主堅筋益骨。日華子云:仙靈脾,紫芝爲
使,得酒良。治一切冷風勞氣,補腰膝,強心力,丈夫絕陽不起,
女人絕陰無子,筋骨攣急,四肢不任,老人昏耄,中年健忘。又名
黃連祖、千兩金、乾雞筋、放杖草、棄杖草。

880

　圖經曰:淫羊藿俗名仙靈脾。生上郡陽山山谷,今江東、
陝西、泰山、漢中、湖湘間皆有之。葉青似杏葉,上有刺,莖如粟
稈,根紫色有鬚,四月開花白色,亦有紫色碎小獨頭子,五月採
葉,曬乾。湖湘出者葉如小豆,枝莖緊細,經冬不凋,根似黃連。
關中俗呼三枝九葉草。苗高一二尺許,根、葉俱堪使。

【**雷公云**：凡使時呼仙靈脾，須用夾刀夾去葉四畔花枝盡後，細剉，用羊脂相對拌炒過，待羊脂盡爲度。每修事一斤，用羊脂四兩爲度也。

聖惠方：治偏風，手足不遂，皮膚不仁，宜服仙靈脾浸酒方：仙靈脾一斤，好者，細剉，以生絹袋盛於不津器中，用無灰酒二斗浸之，以厚紙重重密封不通氣，春夏三日、秋冬五日後旋開，每日隨性煖飲之，常令醺醺，不得大醉。若酒盡，再合服之，無不効驗。合時切忌鷄犬見之。

經驗方：治瘡子入眼：以仙靈脾、葳靈仙等分爲末，食後米湯下二錢匕，小兒半錢匕。

食醫心鏡：益丈夫，興陽，理脚膝冷：淫羊藿一斤，酒一斗，浸經二日，飲之，佳。

〔箋釋〕

淫羊藿主要因功效得名，《本草經》謂其"主陰痿，一名剛前"，陶弘景述其得名的緣由："服此使人好爲陰陽。西川北部有淫羊，一日百遍合，蓋食藿所致，故名淫羊藿。"此物唐代又名"仙靈脾"，亦作"仙靈毗"，柳宗元有《種仙靈毗詩》云："窮陋闕自養，癘氣劇囂煩。隆冬乏霜霰，日夕南風温。杖藜下庭際，曳踵不及門。門有野田吏，慰我飄零魂。及言有靈藥，近在湘西原。服之不盈旬，蹩躠皆騰騫。笑忻前即吏，爲我擢其根。蔚蔚遂充庭，英翹忽已繁。晨起自採曝，杵臼通夜喧。靈和理內藏，攻疾貴自源。擁覆逃積霧，伸舒委餘暄。奇功苟可徵，寧復資蘭蓀。我聞畸人術，一氣中夜存。能令深深息，呼吸還歸跟。疏放固難效,且以藥餌論。痿者不忘起,窮者寧復言。神哉輔吾足,幸及兒女奔。"

又據宋代《三朝北盟會編》卷二百三十記載,宋高宗無子嗣,御醫王繼先"嘗勸上服仙靈脾,亦名淫羊藿。雖强陽,然久服子不成"。此可證明歷代所記淫羊藿功效皆以壯陽事爲主,而現代研究亦證實,小檗科淫羊藿屬 *Epimedium* 植物多含淫羊藿苷,確具有促進性腺功能作用,且此屬植物多爲一回三出複葉,與豆葉近似,故得名淫羊藿。由此知本品古今所用者主要是此屬植物。

《名醫別錄》説淫羊藿"丈夫久服,令人無子",此與《日華子本草》"丈夫絕陽不起,女人絕陰無子"顯然矛盾。有解釋爲版本訛誤者,如《本草綱目》引汪機云:"無子字誤,當作有子。"柯刻《大觀本草》乃徑改爲"丈夫久服,令人有子"。亦有另闢蹊徑者,如《本草發明》説:"丈夫久服無子,得非助人淫欲,多走洩真元歟?"李中梓《藥性解》進一步發揮説:"仙靈脾入腎,而主絕陽等症,其爲補也明甚,乃繼之曰久服無子,毋乃惑乎? 不知此劑專助相火,令人淫欲不休,欲太甚則精氣耗。經曰:因而强力,腎氣乃傷,高骨乃壞。且命門之火,乘水之衰,挾土來克,生之不保,其能嗣耶?"

黃芩 味苦,平、大寒,無毒。**主諸熱黃疸,腸澼洩痢,逐水,下血閉**,**惡瘡疽蝕火瘍**,療痰熱,胃中熱,小腹絞痛,消穀,利小腸,女子血閉,淋露下血,小兒腹痛。

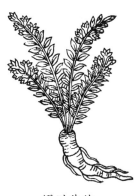
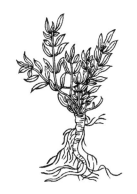

耀州黃芩　　　　　　潞州黃芩

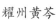一名腐腸，一名空腸，一名内虚，一名黄文，一名經芩，一名妬婦。其子主腸澼膿血。生秭歸川谷及冤句。三月三日採根，陰乾。得厚朴、黃連止腹痛，得五味子、牡蒙、牡蠣令人有子，得黄耆、白斂、赤小豆療鼠瘻。山茱萸、龍骨爲之使，惡葱實，畏丹砂、牡丹、藜蘆。

　　陶隱居云：秭歸屬建平郡，今第一出彭城，鬱州亦有之。圓者名子芩爲勝，破者名宿芩，其腹中皆爛，故名腐腸，惟取深色堅實者爲好。俗方多用，道家不須。唐本注云：葉細長，兩葉相對，作叢生，亦有獨莖者。今出宜州、鄜州、涇州者佳。兗州者大實亦好，名㹫尾芩也。臣禹錫等謹按，藥性論云：黄芩，臣，味苦、甘。能治熱毒，骨蒸，寒熱往來，腸胃不利，破擁氣，治五淋，令人宣暢，去關節煩悶，解熱渴，治熱，腹中疔痛，心腹堅脹。日華子云：下氣，主天行熱疾，丁瘡，排膿，治乳癰發背。

　　圖經曰：黄芩生秭歸山谷及冤句，今川蜀、河東、陝西近郡皆有之。苗長尺餘，莖幹麄如筯，葉從地四面作叢生，類紫草，高一尺許,亦有獨莖者。葉細長,青色,兩兩相對。六月開紫花,根黃如知母麁細,長四五寸,二月、八月採根,暴乾用之。《吳普本草》云:黃芩又名印頭,一名内虛。二月生赤黃葉,兩兩、四四相值,其莖空中,或方圓,高三四尺。花紫紅赤,五月實黑,根黃。二月、九月採。與今所有小異。張仲景治傷寒心下痞滿瀉心湯,四方皆用黃芩,以其主諸熱,利小腸故也。又太陽病下之利不止,有葛根黃芩黃連湯,及主姙娠安胎散亦多用黃芩。今醫家嘗用有效者,因著之。又《千金方》:巴郡太守奏加減三黃丸,療男子五勞七傷,消渴,不生肌肉,婦人帶下,手足寒熱者。春三月,黃芩四兩,大黃三兩,黃連四兩;夏三月,黃芩六兩,大黃一兩,黃連七兩;秋三月,黃芩六兩,大黃二兩,黃連三兩;冬三月,黃芩三兩,大黃五兩,黃連二兩。三物隨時合搗下篩,蜜丸大如烏豆,米飲服五丸,日三。不知,稍增七丸,服一月病愈。久服走及奔馬,近頻有驗。食禁豬肉。又陶隱居云"黃芩圓者名子芩",仲景治雜病方多用之。

【千金翼:治淋:黃芩四兩,袋貯之,水五升煑三升,分三服。

梅師:治火丹:杵黃芩末,水調傅之。

〔箋釋〕

按照《説文》正寫,"菳,黃菳也",段注:"今藥中黃芩也。"又,"芩,草也",段注:"《小雅》呦呦鹿鳴,食野之芩。傳曰:芩草也。陸璣云:芩草莖如釵股,葉如竹,蔓生澤中下地鹹處,爲草真實,牛馬皆喜食之。按如陸説,則非黃芩藥也。許君黃菳字從金聲,《詩》野芩字從今聲,截然分別,他書亂之，非也。"如此則中藥黃芩正寫當作黃菳，但東漢初黃芩藥名基本已寫如"黃芩"字，這有武威醫簡文字爲證。

黃芩別名甚多，《本草經》一名腐腸，《吳普本草》《名醫別録》又名空腸、内虛等，《廣雅·釋草》云："黃文、内虛，黃芩也。"據陶弘景説："圓者名子芩爲勝，破者名宿芩，其腹中皆爛，故名腐腸，惟取深色堅實者爲好。"按，黃芩以根入藥，藥材有條芩與枯芩兩種，一般認爲生長年限較短者根圓錐形，飽滿堅實，内外黃色，外表有絲瓜網紋，此即陶説的"子芩"，"黃文"之名亦由此而來。年限過長則藥材體大而枯心甚或空心，内色棕褐，陶説"宿芩"，別名"腐腸""空腸""内虛"皆本於此，由此證明從《本草經》以來藥用黃芩品種變化不大，基本都是唇形科 *Scutellaria* 屬植物。

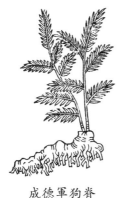

成德軍狗脊

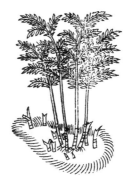

眉州狗脊

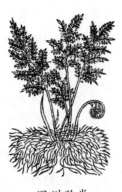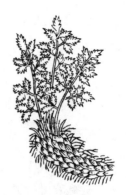

温州狗脊 　　　　　　 淄州狗脊

狗脊 味苦、甘,平,微温,無毒。主腰背强,關機緩急,周痺寒濕膝痛,頗利老人,療失溺不節,男子脚弱腰痛,風邪淋露,少氣,目闇,堅脊利俛仰,女子傷中,關節重。一名百枝,一名强膂,一名扶蓋,一名扶筋。生常山川谷。二月、八月採根,暴乾。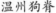萆薢爲之使,惡敗醬。

陶隱居云:今山野處處有,與菝葜相似而小異。其莖葉小肥,其節疏,其莖大直,上有刺,葉圓有赤脉。根凹烏交切。凸徒結切。龍嵸如羊角,細强者是。唐本注云:此藥苗似貫衆,根長多歧,狀如狗脊骨,其肉作青綠色,今京下用者是。陶所説乃有刺萆薢,非狗脊也,今江左俗猶用之。臣禹錫等謹按,吴氏云:狗

886

脊,一名狗青,一名赤節。神農:苦;桐君、黄帝、岐伯、雷公、扁鵲:甘,無毒;季氏:小温。如萆薢,莖節如竹,有刺,葉員赤,根黄白,亦如竹根,毛有刺。岐伯經云:莖無節,葉端員青赤,皮白,有赤脉。藥性論云:狗脊,味苦、辛,微熱。能治男子、女人毒風,軟脚邪氣濕痺,腎氣虚弱,補益男子,續筋骨。

圖經曰：狗脊生常山川谷，今太行山，淄、温、眉州亦有。根黑色，長三四寸，兩指許大，苗尖細碎，青色，高一尺已來，無花。其莖葉似貫衆而細，其根長而多歧，似狗脊骨，故以名之。其肉青緑，春秋採根，暴乾用。今方亦用金毛者。

【雷公云：凡使，勿用透山藤，其大腷根與透山藤一般，只是入頂苦，不可餌之。凡修事，細剉了，酒拌，蒸，從巳至申，出，晒乾用。

〔箋釋〕

《廣雅·釋草》"菝挈，狗脊也"，《玉篇》"菝葜，狗脊根也"，《博物志》也説："菝葜與草薢相亂，一名狗脊。"陶弘景注"今山野處處有，與菝葜相似而小異"，乃本於《吴普本草》"如草薢，莖節如竹，有刺，葉員赤，根黄白，亦如竹根，毛有刺"，皆與《廣雅》等字書之説一脉相承。但今用狗脊爲蕨類植物，與百合科菝葜差别極大，何得相似，頗不可解。或許狗脊以象形得名，其根莖與菝葜、草薢近似，都是"凹凸龍挺"似狗之脊骨，遂致混淆。唐人施肩吾句"池塘已長雞頭葉，籬落初開狗脊花"，蕨類植物狗脊自然無花，詩人所吟詠的恐怕就是菝葜一類。因爲似狗脊骨，《名醫别録》記狗脊功效"堅脊利俛仰"，别名强膂、扶筋皆是此意。又名"扶蓋"，《本草綱目》認爲是"扶筋"，但别名已有扶筋，不應該重複。此"蓋"或許是膝蓋的意思，但"膝蓋"一詞書證出現較晚，姑且備一説。

根據《新修本草》的描述，唐代所用狗脊肯定是蕨類植物，如烏毛蕨科植物狗脊蕨 *Woodwardia japonica* 之類。

《本草圖經》又説"今方亦用金毛者"，乃是蚌殼蕨科的金毛狗脊 *Cibotium barometz* 爲正品，該植物根莖表面密被光亮的金黄色茸毛，故又名金毛狗脊。

石龍芮　味苦，平，無毒。主風寒濕痹，心腹邪氣，利關節，止煩滿，平腎、胃氣，補陰氣不足，失精莖冷。久服輕身，明目，不老，令人皮膚光澤，有子。一名魯果能，一名地椹，一名石能，一名彭根，一名天豆。生太山川澤石邊。五月五日採子，二月、八月採皮，陰乾。大戟爲之使，畏蛇蜕皮、吳茱萸。

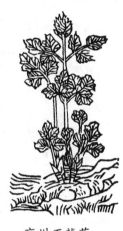

兖州石龍芮

陶隱居云：今出近道，子形粗，似蛇牀子而扁，非真好者，人言是蓄菜子爾。東山石上所生，其葉芮芮短小，其子狀如葶藶，黄色而味小辛，此乃實是也。唐本注云：今用者，俗名水堇，音謹。苗似附子，實如桑椹，故名地椹。生下濕地，五月熟，葉、子皆味辛。山南者粒大如葵子，關中、河北者細如葶藶，氣力劣於山南者。陶以細者爲真，未爲通論。又《别録》水堇云：主毒腫，癰瘑瘡，蚘蟲，齒齲。臣禹錫等謹按，藥性論云：石龍芮，能逐諸風，主除心熱躁。

圖經曰：石龍芮生泰山川澤石邊。陶隱居云"近道處處有之"，今惟出兖州。一叢數莖，莖青紫色，每莖三葉，其葉芮芮短小多刻缺。子如葶藶而色黄。五月採子，二月、八月採皮，陰乾用。能逐諸風，除心熱躁。蘇恭云“俗名水堇，苗如附子，實如桑椹，生下濕地”，此乃水堇，非石龍芮也。今兗州所生者，正與本經、陶説相合，爲得其真矣。

【陳藏器云】：芮子，味辛。按蘇《别①録》云：“水堇，主毒腫，蛇蟲，齒齲。”且水堇如蘇所注，定是石龍芮，更非别草。《爾雅》云“芨，堇草”，郭注云：烏頭苗也。蘇又注天雄云：“石龍芮，葉似堇草，故名水堇。”如此，則依蘇所注是水堇，附子是堇草。水堇、堇草二物同名也。

衍義曰：石龍芮今有兩種：水中生者，葉光而末圓；陸生者，葉有毛而末鋭。入藥須生水者。陸生者又謂之天灸，取少葉揉繫臂上，一夜作大泡，如火燒者是。惟陸生者，補陰不足，莖常冷，失精。餘如經。

〔箋釋〕

根據敦煌寫本《本草經集注·序録》，石龍芮列草部上品；從功效看，“久服輕身，明目，不老，令人皮膚光澤，有子”，也符合上品藥的特徵；因此《本草經》森立之、尚志鈞、曹元宇、王筠默輯本都將石龍芮列爲上品。但今天認定的毛茛科植物石龍芮 *Ranunculus sceleratus*，全株含有毛茛苷、原白頭翁素等，有明顯刺激性，如《南方主要有毒植物》記載：“石龍芮全株有毒，人誤食後，嚴重者十餘小時内

① 别：此字後底本及劉甲本皆有“藥”字，據本條“唐本注”引《别録》删。所謂“蘇《别録》”，即是蘇敬引《别録》的意思。

死亡。"這與《本草經》上品藥"多服久服不傷人"不合。不特如此,《名醫別錄》説:"五月五日採子,二月、八月採皮。"毛茛科石龍芮 *Ranunculus sceleratus* 爲一年生草本,植株矮小,鬚根細短,莖皮、根皮都不可能採取,與本草記載顯然不合。唐代開始,石龍芮被確定爲毛茛科植物,《新修本草》乃將其移到了草部中品。

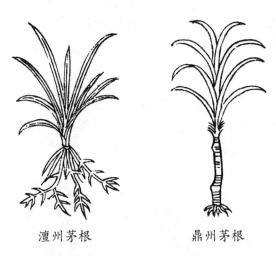

潭州茅根　　　　　鼎州茅根

890

茅根　味甘,寒,無毒。主勞傷虛羸,補中益氣,除瘀血、血閉,寒熱,利小便,下五淋,除客熱在腸胃,止渴,堅筋,婦人崩中。久服利人。其苗主下水。一名蘭根,一名茹根,一名地菅,一名地筋,一名兼杜。生楚地山谷田野。六月採根。

陶隱居云:此即今白茅菅,音姦。《詩》云"露彼菅茅"。其根如渣芹,甜美。服食此斷穀甚良,俗方稀用,惟療淋及崩中爾。

唐本注云：菅花，味甘，溫，無毒。主衄血，吐血，灸瘡。臣禹錫等謹按，藥性論云：白茅，臣，能破血，主消渴。根治五淋，煎汁服之。陳藏器云：茅針，味甘，平，無毒。主惡瘡腫未潰者，煮服之。服一針一孔，二針二孔。生接傅金瘡，止血。煮服之，主鼻衄及暴下血。成白花者，功用亦同。針即茅筍也。又云：屋茅，主卒吐血。細剉，三升酒浸煮，服一升。屋上爛茅，和醬汁研傅班瘡，蠶嚙瘡，一名百足蟲。茅屋滴溜水，殺雲母毒。日華子云：茅針，涼。通小腸，癰毒、軟癤不作頭，濃煎和酒服。花，罯刀箭瘡，止血并痛。根，主婦人月經不勻。又云：茅根，通血脉淋瀝，是白花茅根也。又云：屋四角茅，平，無毒。主鼻洪。

圖經曰：茅根生楚地山谷田野，今處處有之。春生苗，布地如針，俗間謂之茅針，亦可啖，甚益小兒。夏生白花茸茸然，至秋而枯。其根至潔白，亦甚甘美，六月採根用。今人取茅針接以傅金瘡，塞鼻洪，止暴下血及溺血者，殊效。劉禹錫《傳信方》療癰腫有頭，使必穴方：取茅錐一莖，正爾全煎十數沸，服之，立潰。若兩莖即生兩孔，或折斷一枝爲二，亦生兩穴。白茅花，亦主金瘡，止血。又有菅，亦茅類也。陸機《草木疏》云：菅似茅而滑，無毛，根下五寸中有白粉者，柔韌宜爲索，漚之尤善；其未漚者名野菅，《詩》所謂“白茅菅兮”是此也。入藥與茅等。其屋苫茅經久者，主卒吐血。細剉三升，酒浸，煑服一升，良已。

【肘後方①：療熱：取白茅根四升②剉之，以水一斗五升，煮取五升，適冷煖飲之，日三服。　又方：諸竹木刺在肉中不出：

---

① 肘後方：此前底本缺“【”，循本書體例加。
② 四升：底本作“斤升”，據文意改。

取白茅根燒末,脂膏和塗之。亦治因風致腫。

[箋釋]

茅主要指禾本科植物白茅 *Imperata cylindrical* var. *major*,入藥用其根莖,故習稱"白茅根",簡稱"茅根"。《本草綱目》釋名項李時珍説:"茅葉如矛,故謂之茅。其根牽連,故謂之茹。《易》曰拔茅連茹是也。有數種:夏花者爲茅,秋花者爲菅。二物功用相近,而名謂不同。《詩》云白華菅兮,白茅束兮,是也。"

《通志·昆蟲草木略》云:"茅之根曰蘭根,曰茹根,曰地筋,曰兼杜。茅之類甚多,惟白茅擅名。其苗初出地者,曰茅針。《爾雅》云:葋,委葉。《詩》云:以薅荼蓼。皆謂茅針也。茅之花曰茅秀。《爾雅》藡,莐荼是也。茅之葉如菅,故亦名地菅。《詩》云:白茅菅兮。又云:露彼菅茅。"所謂"茅針",乃是因茅處於花苞期的花穗鋒鋭如針形而得名。《本草拾遺》云:"主惡瘡腫未潰者,煮服之,服一針一孔,二針二孔。"《本草圖經》引《傳信方》稱"茅錐",亦是此物,所謂"若兩莖即生兩孔,或折斷一枝爲二,亦生兩穴",皆屬於交感巫術之孑遺。

《本草經》茅根"一名蘭根",恐是"蕑根"的訛寫,森立之輯本即寫作"蕑根"。按,"蕑"通"菅",指菅茅。儘管"蕑"也可以訓作"蘭",如《詩經·溱洧》"士與女,方秉蕑兮",毛傳:"蕑,蘭也。"《詩經》用指蘭草(佩蘭之類),或許可以相通,《本草經》此處指菅茅,則以寫作"蕑根"爲宜。

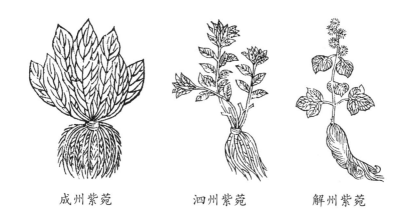

成州紫菀　　　泗州紫菀　　　解州紫菀

紫菀　味苦、辛,溫,無毒。主欬逆上氣,胸中寒熱結氣,去蠱毒,痿蹷,安五藏,療欬唾膿血,止喘悸,五勞體虛,補不足,小兒驚癇。一名紫蒨,一名青菀。生房陵山谷及真定、邯鄲。二月、三月採根,陰乾。欵冬爲之使,惡天雄、瞿麥、雷丸、遠志,畏茵蔯蒿。

陶隱居云:近道處處有,生布地,花亦紫,本有白毛,根甚柔細。有白者名白菀,不復用。唐本注云:白菀即女菀也,療體與紫菀同,無紫菀時亦用白菀。陶云不復用,或是未悉。臣禹錫等謹按,藥性論云:紫菀,臣,味苦,平。能治尸疰,補虛,下氣及胸脅逆氣,治百邪鬼魅,勞氣虛熱。日華子云:調中及肺痿吐血,消痰止渴,潤肌膚,添骨髓。形似重臺,根作節,紫色,潤軟者佳。

圖經曰:紫菀生房陵山谷及真定、邯鄲,今耀、成、泗、壽、台、孟州,興國軍皆有之。三月内布地生苗葉,其葉三四相連,五月、六月内開黄、紫、白花,結黑子。本有白毛,根甚柔細。二月、三月内取根,陰乾用。又有一種白者名白菀,蘇恭云"白菀即女菀也,療體並同,無紫菀時,亦可通用"。女菀下自有條,今人亦

893

稀用。《古今傳信方》用之最要，近醫療久嗽不差，此方甚佳。紫菀去蘆頭、欵冬花各一兩，百部半兩，三物搗羅爲散，每服三錢匕。生薑三片，烏梅一箇，同煎湯調下，食後、欲卧各一服。

【唐本餘：治氣喘，陰瘻。

雷公云：凡使，先去髭。有白如練色者，號曰羊鬚草，自然不同。採得後，去頭土了，用東流水淘洗令净，用蜜浸一宿，至明，於火上焙乾用。凡修一兩，用蜜二分。

千金方：治婦人卒不得小便：紫菀末，以井花水服三撮，便通。小便血，服五撮立止。

斗門方：治纏喉風，喉閉飲食不通欲死者：用返魂草根一莖，净洗内入喉中，待取惡涎出即差，神劾。更以馬牙消津嚥之，即絕根本。一名紫菀，又南中呼爲液牽牛是也。

衍義曰：紫菀用根，其根柔細，紫色，益肺氣，經具言之。唐本注言"無紫菀時亦用白菀"，白菀即女菀也。今本草無白菀之名，蓋唐修本草時已删去。

〔箋釋〕

　　"菀"是紫菀的專名，《説文》云："菀，茈菀，出漢中房陵。"《玉篇》也説："菀，茈菀，藥名。"《急就篇》"牡蒙甘草菀藜蘆"，顏師古注："菀謂紫菀、女菀之屬。"今用菊科植物紫菀 *Aster tataricus* 應是歷代藥用主流品種。

　　"紫菀"亦省寫作"紫苑"，其別名"青菀"即是"青苑"之省。按，這種省略由來已久，武威醫簡治久欬逆上氣湯方即寫作"茈苑"。

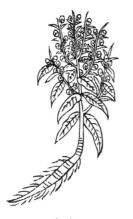 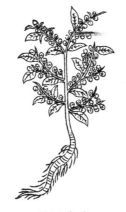 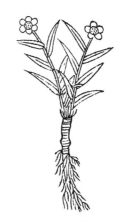

紫草　　　　　單州紫草　　　　　東京紫草

紫草　味苦,寒,無毒。**主心腹邪氣,五疸,補中益氣,利九竅,通水道**,療腹腫脹滿痛。以合膏,療小兒瘡及面皯。側加切。**一名紫丹,一名紫芺。**哀老反。生碭山山谷及楚地。三月採根,陰乾。

陶隱居云:今出襄陽,多從南陽、新野來,彼人種之,即是今染紫者,方藥家都不復用。《博物志》云:平氏陽山紫草特好,魏國以染色,殊黑。比年東山亦種,色小淺於北者。**唐本注**云:紫草,所在皆有。《爾雅》云"一名藐"。苗似蘭香,莖赤節青,花紫白色,而實白。**臣禹錫等謹按,廣雅**云:紫草,一名茈萸。**藥性論**云:紫草亦可單用。味甘,平。能治惡瘡癬癖。

圖經曰:紫草生碭山①山谷及楚地,今處處有之,人家園圃中或種蒔,其根所以染紫也。《爾雅》謂之藐,《廣雅》謂之茈萸。苗似蘭香,莖赤節青。二月有花,紫白色,秋實白。三月採根,陰

_____

① 碭山:底本作"陽山",據劉甲本改。

乾。古方稀見使，今醫家多用治傷寒時疾，發瘡癍不出者，以此作藥，使其發出。韋宙《獨行方》治豌豆瘡，煑紫草湯飲。後人相承用之，其効尤速。

【雷公云：凡使，須用蠟水蒸之，待水乾，取去頭并兩畔髭，細剉用。每修事，紫草一斤，用蠟三兩，於鐺中鎔，鎔盡，便投蠟水作湯用。

聖惠方：治惡蟲咬人：用紫草油塗之。　又方：治卒小便淋瀝痛：用紫草一兩，搗羅爲散，每於食前，以井花水調下二錢匕。《產寶》治淋澀產後同。

經驗後方：治嬰兒童子患疹豆疾：用紫草二兩細剉，以百沸湯一大盞泡，便以物合定，勿令氣漏，放如人體温，量兒大小，服半合至一合。服此瘡雖出，亦當輕減。

〔箋釋〕

紫草也是植物性染料，《列仙傳》説昌容“能致紫草，賣與染家”。紫草早有栽種，《齊民要術》有“種紫草法”，故品種變化不大，即紫草科植物紫草 *Lithospermum erythrorhizon*。《爾雅·釋草》“藐，茈草”，《廣雅·釋草》“茈䓞，茈草也”，皆與本草及諸家注釋相合。《太平御覽》卷九百九十六引本草“一名地血”，則不見於《本草經》，曹元宇輯本據此補入，實屬多餘。

前胡　味苦，微寒，無毒。主療痰滿，胸脅中痞，心腹結氣，風頭痛，去痰實，下氣。治傷寒寒熱，推陳致新，

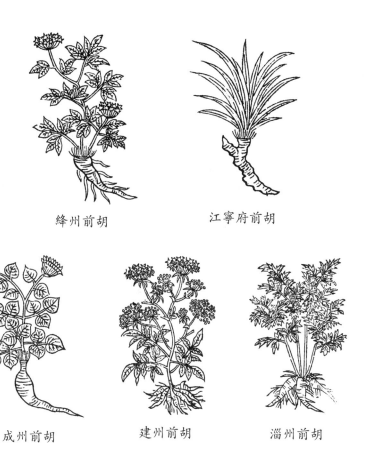

絳州前胡　　　　　　　江寧府前胡

成州前胡　　　建州前胡　　　淄州前胡

明目,益精。二月、八月採根,暴乾。半夏爲之使,惡皂莢,
畏藜蘆。

陶隱居云:前胡似茈胡而柔軟,爲療殆欲同,而本經上品有
茈胡而無此,晚來醫乃用之,亦有畏惡,明畏惡非盡出本經也。
此近道皆有,生下濕地,出吳興者爲勝。臣禹錫等謹按,藥性論
云:前胡,使,味甘、辛。能去熱實,下氣,主時氣內外俱熱。單煮
服佳。日華子云:治一切勞,下一切氣,止嗽,破癥結,開胃下食,

897

通五藏,主霍亂轉筋,骨節煩悶,反胃嘔逆,氣喘,安胎,小兒一切疳氣。越、衢、婺、睦等處皆好。七、八月採。外黑裏白。

圖經曰:前胡,舊不著所出州土,今陝西、梁漢、江淮、荆襄州郡及相州、孟州皆有之。春生苗,青白色,似斜蒿。初出時有白芽,長三四寸,味甚香美,又似芸蒿。七月内開白花,與葱花相類。八月結實。根細,青紫色。二月、八月採,暴乾。今鄜延將來者,大與柴胡相似,但柴胡赤色而脆、前胡黃而柔軟不同耳。一説,今諸方所用前胡皆不同。京師北地者,色黃白,枯脆,絶無氣味。江東乃有三四種,一種類當歸,皮斑黑,肌黃而脂潤,氣味濃烈。一種色理黃白,似人參而細短,香味都微。又有如草烏頭,膚黑而堅,有兩三歧爲一本者,食之亦戟人咽喉。中破以薑汁漬,搗服之,甚下膈,解痰實。然皆非前胡也。今最上者出吳中;又壽春生者,皆類柴胡而大,氣芳烈,味亦濃苦,療痰下氣最要,都勝諸道者。

【雷公云:凡使,勿用野蒿根,緣真似前胡,只是味粗酸。若誤用,令人胃反不受食。若是前胡,味甘微苦。凡修事,先用刀刮上蒼黑皮并髭土了,細剉,用甜竹瀝浸令潤,於日中曬乾用之。

外臺秘要:治小兒夜啼:前胡搗篩,蜜丸如小豆,日服一丸,熟水下,至五六丸,以差爲度。

〔箋釋〕

不解前胡因何得名,《唐韻》以"湔"爲前胡的專名,《廣韻》因之,也説:"湔,湔葫。"《本草綱目》亦表示"名義未解"。按,陶弘景以來諸家即以柴胡作比,《本草經》謂柴胡"主心腹,去腸胃中結氣,飲食積聚,寒熱邪氣,推陳致新",《名醫別録》説前胡"治傷寒寒熱,推陳致新",確實如陶弘景所言"前胡似茈胡而柔軟,爲療殆欲同"者。可能最初前胡只是柴胡之別種,名稱用"前"加以區別。"前"可通"翦",《周禮・春官》"木路,前樊鵠纓",鄭玄注:"前,讀爲緇翦之翦。翦,淺黑也。木路無龍勒,以淺黑飾韋爲樊。"如此則前胡似指根色"外黑裏白"(《日華子本草》),或外皮"蒼黑"(《雷公炮炙論》)。還有一種可能,以"湔"爲正字,指川西都江堰以下湔水流域所出者。

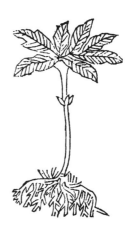

江寧府敗醬

敗醬 味苦、鹹,平,微寒,無毒。主暴熱火瘡赤氣,疥瘙,疽痔,馬鞍熱氣,除癰腫,浮腫,結熱,風痺不足,産後疾痛。一名鹿腸,一名鹿首,一名馬草,一名澤敗。生江夏川谷。八月採根,暴乾。

陶隱居云:出近道,葉似狶薟,根形似茈胡,氣如敗豆醬,故以爲名。唐本注云:此藥不出近道,多生崗嶺間。葉似水莨及薇銜,叢生,花黃根紫,作陳醬色,其葉殊不似狶薟也。臣禹錫等謹按,藥性論云:鹿醬,臣,敗醬是也。味辛、苦,微寒。治毒風痛痺,主破多年凝血,能化膿爲水及産後諸病,止腹痛,餘疹煩渴。日華子云:味酸。治赤眼障膜努肉,聤耳,血氣心腹痛,破癥結,産前後諸疾,催生落胞,血運,排膿,補瘻,鼻洪,吐血,赤白帶下,

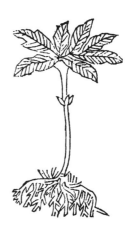

瘡痍疥癬,丹毒。又名酸益。七八十月採。

圖經曰:敗醬生江夏川谷,今江東亦有之,多生崗嶺間。葉似水莨及薇銜,叢生,花黃,根紫色,似柴胡,作陳敗豆醬氣,故以爲名。八月採根,暴乾用。張仲景治腹癰,腹有膿者,薏苡人附子敗醬湯:薏苡人十分,附子二分,敗醬五分,三物搗爲末,取方寸匕,以水二升,煎取一升,頓服之。小便當下,愈。

【雷公云:凡使,收得後便麄杵,入甘草葉相拌對蒸,從巳至未,出,焙乾,去甘草葉,取用。

楊氏産乳:治蠷螋尿遶腰者:煎敗醬汁塗之,差。

〔箋釋〕

敗醬因植株特殊氣味而得名,即陶弘景説:"氣如敗豆醬,故以爲名。"古今品種變化不大,應該都是敗醬科敗醬屬植物。《新修本草》説"花黃,根紫色",當爲黃花敗醬 *Patrinia scabiosifolia*。《本草綱目》集解項描述説:"處處原野有之,俗名苦菜,野人食之。江東人每採收儲焉。春初生苗,深冬始凋。初時葉布地生,似菘菜葉而狹長,有鋸齒,綠色,面深背淺。夏秋莖高二三尺而柔弱,數寸一節,節間生葉,四散如傘。顛頂開白花成簇,如芹花、蛇床子花狀。結小實成簇。其根白紫,頗似柴胡。"此即白花敗醬 *Patrinia villosa*。

陶弘景謂敗醬"出近道",《新修本草》斥責説:"此藥不出近道,多生崗嶺間。"其實這是蘇敬對陶説"近道"理解有誤。"近道"乃是周圍附近的意思,在陶弘景而言,以自己所在地茅山附近,遠至周圍數百里都可以算"近道"。

如《搜神記》卷一云:"公曰:今既得鱸,恨無蜀中生薑耳。放(指左慈)曰:亦可得也。公恐其近道買,因曰:吾昔使人至蜀買錦,可敕人告吾使,使增市二端。"蘇敬理解的"近道",乃是道路之兩旁、附近,用來反駁陶弘景,實屬郢書燕説。

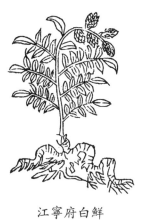

江寧府白鮮

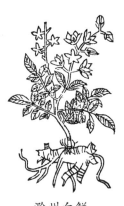

滁州白鮮

白鮮　味苦、鹹,**寒**,無毒。**主頭風,黃疸,欬逆,淋瀝**,女子陰中腫痛,濕痹死肌,不可屈伸,起止行步,療四肢不安,時行腹中大熱飲水,欲走大呼,小兒驚癎,婦人產後餘痛。生上谷川谷及冤句。四月、五月採根,陰乾。惡螵蛸、桔梗、茯苓、萆薢。

901

　　陶隱居云:近道處處有,以蜀中者爲良。俗呼爲白羊鮮,音仙。氣息正似羊羶,或名白羶。**唐本注**云:此藥葉似茱萸,苗高尺餘,根皮白而心實,花紫白色。根宜二月採,若四月、五月採,便虛惡也。**臣禹錫等謹按,藥性論**云:白鮮皮,臣。治一切熱毒風,惡風,風瘑疥癬赤爛,眉髮脫脆,皮肌急,壯熱惡寒,主解熱黃、酒黃、急黃、穀黃、勞黃等良。**日華子**云:通關節,利九竅及血脈,并一切風痺,筋骨弱乏,通小腸水氣,天行時疾,頭痛眼疼。根皮良,花功用同上,亦可作菜食。又名金雀兒椒。

圖經曰:白鮮生上谷川谷及冤句,今河中、江寧府、滁州、潤州亦有之。苗高尺餘,莖青,葉稍白如槐,亦似茱萸。四月開花淡紫色,似小蜀葵。根似蔓菁,皮黃白而心實。四月、五月採根,陰乾用。又云:宜二月採,差晚則虛惡也。其氣息都似羊羶,故俗呼為白羊鮮,又名地羊羶,又名金爵兒椒。其苗,山人以為菜茹。葛洪治鼠瘻已有口,膿血出者:白鮮皮煮汁服一升,當吐鼠子,乃愈。李兵部《手集方》療肺嗽,有白鮮皮湯方,甚妙。

〔箋釋〕

與敗醬一樣,白鮮也是因特殊的氣味得名,如《本草圖經》所言:"其氣息都似羊羶,故俗呼為白羊鮮,又名地羊羶,又名金爵兒椒。"《本草綱目》釋名項李時珍說:"鮮者,羊之氣也。此草根白色,作羊羶氣,其子累累如椒,故有諸名。"按,"鮮"本是魚名,引申為新鮮、鮮美、鮮艷等,與腥臊沒有關聯;《本草經考注》認為是"羴"的假借,《說文》"羴,羊臭也,或從亶作羶"。其原植物為芸香科白鮮 *Dictamnus dasycarpus*,古今沒有大變化。

酸漿 味酸,平、寒,無毒。**主熱煩滿,定志益氣,利水道,產難,吞其實立產。一名醋漿。**生荊楚川澤及人家田園中。五月採,陰乾。

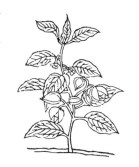

酸漿

陶隱居云：處處人家多有。葉亦可食，子作房，房中有子，如梅李大，皆黃赤色。小兒食之能除熱，亦主黃病，多效。臣禹錫等謹按，蜀本云：根如葫芹，白色，絕苦，搗其汁治黃病，多效。爾雅云：葴，寒漿。注：今酸漿草，江東人呼曰苦葴。

圖經曰：酸漿生荊楚川澤及人家田園中，今處處有之。苗似水茄而小，葉亦可食。實作房如囊，囊中有子，如梅李大，皆赤黃色。小兒食之尤有益，可除熱。根似葫芹，色白，絕苦。搗其汁飲之治黃病，多效。五月採，陰乾。《爾雅》所謂“葴，音針。寒漿”，郭璞注云“今酸漿草，江東人呼爲苦葴”是也。今醫方稀用。

【千金方：治婦人赤白帶下：三葉酸草陰乾爲末，空心酒下三錢匕。

靈苑方：治卒患諸淋，遺瀝不止，小便赤澀疼痛：三葉酸漿草，人家園林亭檻中，著地開黃花，味酸者是。取嫩者净洗，研絞自然汁一合，酒一合，攪湯煖，令空心服之，立通。

衍義曰：酸漿，今天下皆有之。苗如天茄子，開小白花，結青殼，熟則深紅；殼中子大如櫻，亦紅色；櫻中腹有細子，如落蘇之子，食之有青草氣。此即苦䕆也。今《圖經》又立苦䕆條，顯然重複，本經無苦䕆。

〔箋釋〕

　　《爾雅·釋草》“葴，寒漿”，郭璞注：“今酸漿草，江東人呼曰苦葴。”此即茄科植物酸漿 *Physalis alkekengi* var.

franchetii,《救荒本草》名姑娘菜,有云:"俗名燈籠兒,又名掛金燈,本草名酸漿,一名醋漿。生荊楚川澤及人家田園中,今處處有之。苗高一尺餘,苗似水茛而小,葉似天茄兒葉窄小,又似人莧葉,頗大而尖,開白花,結房如囊,似野西瓜,蒴形如撮口布袋,又類燈籠樣,囊中有實,如櫻桃大,赤黃色。味酸,性平、寒,無毒。葉味微苦。別條又有一種三葉酸漿草,與此不同,治證亦別。"所描述的也是本種。

　　按,本條墨蓋子下引《千金方》用三葉酸草、《靈苑方》提到三葉酸漿草,根據描述"人家園林亭檻中,著地開黃花,味酸者是",此實爲酢漿草科植物酢漿草 *Oxalis corniculata*,唐慎微誤引到酸漿條下,《救荒本草》説"別條又有一種三葉酸漿草,與此不同",即是此意。《通志·昆蟲草木略》酸漿條云:"酸漿曰寒漿,曰醋漿,江東曰苦葴,俗謂之三葉酸漿。"亦襲此誤。

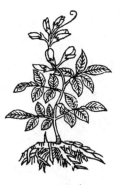

滁州紫參

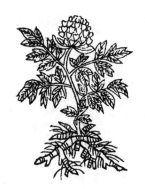

濠州紫參

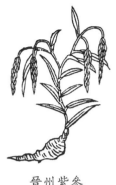
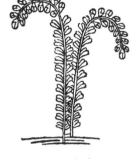

晉州紫參　　　　　眉州紫參

紫參　味苦、辛,寒、微寒,無毒。主心腹積聚,寒熱邪氣,通九竅,利大小便,療腸胃大熱,唾血、衄血,腸中聚血,癰腫,諸瘡,止渴,益精。一名牡蒙,一名衆戎,一名童腸,一名馬行。生河西及冤句山谷。三月採根,火炙使紫色。畏辛夷。

陶隱居云:今方家皆呼爲牡蒙,用之亦少。唐本注云:紫參,葉似羊蹄,紫花青穗,皮紫黑,肉紅白,肉淺皮深,所在有之。牡蒙,葉似及己而大,根長尺餘,皮肉亦紫色,根苗並不相似。雖一名牡蒙,乃王孫也。紫參,京下見用者是,出蒲州也。臣禹錫等謹按,吳氏云:牡蒙,神農、黃帝:苦;季氏:小寒。生河西或商山。圓聚生,根黃赤有文,皮黑中紫。五月華紫赤,實黑大如豆。藥性論云:紫參,使,味苦。能散瘀血,主心腹堅脹,治婦人血閉不通。

905

圖經曰:紫參生河西及冤句山谷,今河中解、晉、齊及淮、蜀州郡皆有之。苗長一二尺,根淡紫色如地黃狀,莖青而細,葉亦青似槐葉,亦有似羊蹄者。五月開花,白色似葱花,亦有紅紫而似水莄者。根皮紫黑,肉紅白色,肉淺而皮深。三月採根,火炙令紫色。又云:六月採,曬乾用。張仲景治痢,紫參湯主之。紫參半斤,甘草二兩,以水五升煎紫參,取二升,内甘草煎取半升,分温三服。

〔箋釋〕

　　《急就篇》"牡蒙甘草菀藜蘆"句,顔師古注:"牡蒙,一名黄昏。"王應麟補注:"本草:吴名白功草,楚名王孫,齊名長孫,一名黄孫,一名黄昏,一名海孫,一名蔓延。《藥對》有牡蒙,此一物。"按,本書卷二積聚癥痕諸病通用藥、凡藥不宜入湯酒者皆有牡蒙,又鍾乳惡牡蒙,當歸畏牡蒙,茯苓、茯神畏牡蒙;而牡蒙卻非藥物正名,只是在紫參條《本草經》文有"一名牡蒙",以及王孫條陶弘景注提到"今方家皆呼名黄昏,又云牡蒙"。《本草經集注》與《新修本草》對這兩處牡蒙的意見頗不一致。陶弘景在紫參條説:"今方家皆呼爲牡蒙。"沙參條也説:"又有紫參,正名牡蒙,在中品。"意指紫參爲牡蒙。蘇敬在王孫條説:"《小品》述本草牡蒙,一名王孫;《藥對》有牡蒙,無王孫,此則一物明矣。"則以王孫爲牡蒙,與顔師古的意見一致。

　　《本草經》乃至陶弘景所稱的紫參、王孫,與牡蒙的關係,信息不足,難於確定。《新修本草》描述紫參的形態:"葉似羊蹄,紫花青穗,皮紫黑,肉紅白,肉淺皮深,所在有之。"《本草圖經》説亦有開花"紅紫而似水菰者"。結合所繪晉州紫參圖例,此即蓼科植物拳參 *Polygonum bistorta*,因其根皮紫褐色,故名紫參,這或許便是宋代鼎鼎大名的紫團參的原植物。至於王孫(牡蒙),《新修本草》説"葉似及

證類本草箋釋

已而大"，蚤休條《蜀本草》引《圖經》"葉似鬼臼、牡蒙輩"，這應該是百合科重樓一類的植物，通常將其考訂爲巴山重樓 *Paris bashanensis*。

錢起有《紫參歌》，詩前有小序云："紫參，幽芳也。五葩連萼，狀飛禽羽舉，俗名之五鳥花。起故山道人蘭若尤豐此藥，校書劉公詠歌，俾予繼組。"詩云："遠公林下滿蒼苔，春藥偏宜間石開。往往幽人尋水見，時時仙蝶隔雲來。陰陽雕刻花如鳥，對鳳連雞一何小。春風宛轉虎溪旁，紫翼紅翹翻霽光。貝葉經前無住色，蓮花會裏暫留香。蓬山才子憐幽性，白雪陽春動新詠。應知仙卉老雲霞，莫賞夭桃滿蹊徑。"《本草綱目》紫參條引此，並增加別名五鳥花。按，《本草圖經》所繪滁州紫參，爲對生單數羽狀複葉，鐘狀花萼及花冠上下兩唇特徵明顯，郝近大、謝宗萬《紫參古今名實考》(《中國中藥雜誌》，1994 年 3 期)將其考訂爲唇形科鼠尾草屬植物。再看《紫參歌》序說紫參"五葩連萼，狀飛禽羽舉"，詩句"陰陽雕刻花如鳥""紫翼紅翹翻霽光"，應該也是指此屬植物如三葉鼠尾草 *Salvia trijuga* 之類。

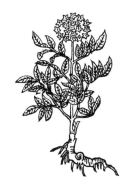

并州藁本

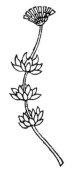

威勝軍藁本

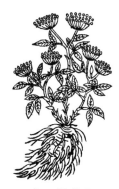

寧化軍藁本

藁本　味辛、苦，温、微温、微寒，無毒。主婦人疝瘕，陰中寒腫痛，腹中急，除風頭痛，長肌膚，悦顔色，辟霧露，潤澤，療風邪嚲曳，金瘡，可作沐藥面脂。

實　主風流四肢。一名鬼卿，一名地新，一名微莖。生崇山山谷。正月、二月採根，暴乾，三十日成。惡藺茹。

陶隱居云：俗中皆用芎藭根鬚，其形氣乃相類，而《桐君藥録》説芎藭苗似藁本，論説花實皆不同，所生處又異。今東山别有藁本，形氣甚相似，惟長大爾。唐本注云：藁本，莖葉根味與芎藭小别，以其根上苗下似藁根，故名藁本，今出宕州者佳也。臣禹錫等謹按，藥性論云：藁本，臣，微温。畏青葙子。能治一百六十種惡風，鬼疰，流入腰痛冷，能化小便，通血，去頭風，皯皰。日華子云：治癎疾并皮膚疵皯、酒齇、粉刺。

圖經曰：藁本生崇山山谷，今西川、河東州郡及兗州、杭州有之。葉似白芷香，又似芎藭，但芎藭似水芹而大，藁本葉細耳。根上苗下似禾藁，故以名之。五月有白花，七八月結子，根紫色。正月、二月採根，暴乾，三十日成。

〔箋釋〕

《淮南子·氾論訓》説："夫亂人者，芎藭之與藁本也，蛇床之與麋蕪也，此皆相似者。"故歷代本草家頗注意藁本與芎藭的區别。從本草圖文來看，歷代所用應該主要是傘形科藁本屬 *Ligusticum* 植物。

《名醫别録》提到藁本功效"辟霧露"，霧露乃是山嵐瘴氣的委婉表達，如《隋書》卷六十三《樊子蓋傳》説：“（大業）五年，車駕西巡，將入吐谷渾。子蓋以彼多瘴氣，獻青木香以禦霧露。”《本草經集注》酒條陶弘景注：“昔三人晨行觸霧，一人健，一人病，一人死。健者飲酒，病者食粥，死者空腹。”單稱“霧”也是指此。《本草蒙筌》云：“得白芷作面脂，同木香辟霧露。”《本草備要》謂：“（早行含之）辟霧露，山嵐瘴氣。”

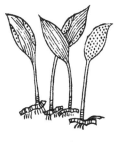

海州石韋

石韋　味苦、甘，平，無毒。主勞熱邪氣，五癃閉不通，利小便水道，止煩下氣，通膀胱滿，補五勞，安五藏，去惡風，益精氣。一名石䡽，之夜切。一名石皮。用之去黃毛，毛射人肺，令人欬不可療。生華陰山谷石上，不聞水及人聲者良。二月採葉，陰乾。滑石、臣禹錫等謹按，蜀本作絡石。杏人爲之使，得昌蒲良。

陶隱居云：蔓延石上，生葉如皮，故名石韋。今處處有。以不聞水聲、人聲者爲佳。出建平者，葉長大而厚。唐本注云：此物叢生石傍陰處，不蔓延生。生古瓦屋上，名瓦韋，用療淋亦好也。臣禹錫等謹按，藥性論云：石韋，使，微寒。治勞及五淋，胞囊結熱不通，去膀胱熱滿。日華子云：治淋瀝，遺溺。入藥須微炙。

圖經曰：石韋生華山谷石上，今晉、絳、滁、海、福州、江寧府皆有之。叢生石上,葉如柳,背有毛而斑點如皮,故以名。以不聞水聲者良。二月、七月採葉,陰乾用。南中醫人炒末,冷酒調服,療發背皆甚効。石韋一名石皮,而福州自有一種石皮,三月有花,其月採葉煎浴湯,主風。又有生古瓦屋上者,名瓦韋,用治淋亦佳。

〔箋釋〕

石韋一名石䩾,一名石皮。《字林》云:“韋,柔皮也。”石韋通常附生於石上,如皮覆石,故名石韋、石皮。《本草綱目》釋名項云:“柔皮曰韋,䩾亦皮也。”集解項又說:“多生陰崖險罅處。其葉長者近尺,闊寸餘,柔韌如皮,背有黃毛。亦有金星者,名金星草,葉淩冬不凋。又一種如杏葉者,亦生石上,其性相同。”所指代的即是水龍骨科植物石韋 *Pyrrosia lingua*。

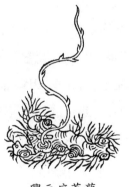 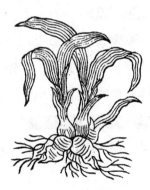

興元府草薢　　　荆門軍草薢

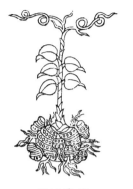

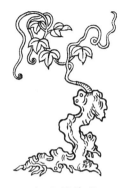

邛州萆薢　　　　　成德軍萆薢

萆薢　味苦、甘，平，無毒。主腰背痛强，骨節風寒濕周痹，惡瘡不瘳，熱氣，傷中，恚怒，陰痿失溺，關節老血，老人五緩。一名赤節。生真定山谷。二月、八月採根，暴乾。薏苡爲之使，畏葵根、大黄、柴胡、牡蠣。

陶隱居云：今處處有，亦似菝葜而小異，根大，不甚有角節，色小淺。唐本注云：此藥有二種：莖有刺者，根白實；無刺者，根虚軟。内軟者爲勝。葉似署預，蔓生。臣禹錫等按，藥性論云：萆薢能治冷風瘙痹，腰脚不遂，手足驚掣，主男子臀腰痛，久冷，是腎間有膀胱宿水。博物志云：菝葜與萆薢相亂。日華子云：治癱，緩軟，風頭旋，癇疾，補水藏，堅筋骨，益精，明目，中風失音。時人呼爲白菝葜。

圖經曰：萆薢生真定山谷，今河、陝、京東、荆、蜀諸郡有之。根黄白色，多節，三指許大。苗葉俱青，作蔓生，葉作三叉似山芋，又似菉豆葉。花有黄、紅、白數種，亦有無花結白子者。春、秋採根，暴乾。舊説此藥有二種，莖有刺者，根白實；無刺者，根虚軟，以軟者爲勝。今成德軍所産者，根亦如山芋，體硬，其苗

911

引蔓,葉似蕎麥,子三稜,不拘時月採。其根用利刀切作片子,暴乾用之。《正元廣利方》療丈夫腰脚痺緩急,行履不穩者:以萆薢二十四分,合杜仲八分,擣篩,每旦温酒和服三錢匕,增至五匕。禁食牛肉。又有萆薢丸大方,功用亦同。

【孫尚藥】治腸風痔漏如聖散:萆薢細剉,貫衆逐葉擘下了,去土,等分,擣羅爲末,每服二錢,温酒調下,空心食前服。

〔箋釋〕

今用草薢以薯蕷科綿萆薢 *Dioscorea spongiosa* 爲主,《博物志》云:"菝葜與萆薢相似。"所言與萆薢相似的菝葜,恐是指百合科無刺菝葜 *Smilax mairei* 之類,通常稱作"紅萆薢"。按,萆薢載《本草經》,菝葜見《名醫别録》,陶弘景論萆薢云:"今處處有,亦似菝葜而小異,根大,不甚有角,節色小淺。"又論菝葜云:"此有三種,大略根苗並相類。菝葜莖紫,短小,多細刺,小减萆薢而色深。"這似乎可以認爲陶弘景能區分百合科菝葜屬 *Smilax* 與薯蕷科薯蕷屬 *Dioscorea* 植物,但何者爲菝葜屬植物,何者爲薯蕷屬植物,則難於斷言。《本草圖經》所繪幾幅萆薢圖例,實包含兩類萆薢在内。

可堪注意的是,萆薢、菝葜、薯蕷,從植物形態來看,皆是蔓生,根莖肥大,富含澱粉;從名稱上看,都是連綿詞,構詞原理似乎有一定規律,但無論是《本草綱目》釋名,還是夏緯瑛《植物名釋札記》,解釋都很牽强。此存疑待考。

杜蘅　味辛,温,無毒。主風寒欬逆。香人衣體。生山谷。三月三日採根,熟洗,暴乾。

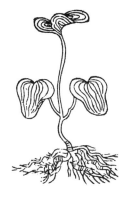

杜衡

陶隱居云：根、葉都似細辛，惟氣小異爾。處處有之。方藥少用，惟道家服之，令人身衣香。《山海經》云：可療瘻。唐本注云：杜衡葉似葵，形如馬蹄，故俗云馬蹄香。生山之陰，水澤下濕地。根似細辛、白前等。今俗以及己代之，謬矣。及己獨莖，莖端四葉，葉間白花，殊無芳氣，有毒，服之令人吐，惟療瘡疥，不可亂杜衡也。臣禹錫等謹按，爾雅云：杜，土鹵。注：杜衡也，似葵而香。山海經云：天帝山有草，狀如葵，其臭如蘪蕪，名曰杜衡，可以走馬，食之已瘦。郭璞注云：帶之令人便馬，或曰馬得之而健走。藥性論云：杜衡，使。能止氣奔喘促，消痰飲，破留血，主項間瘤瘻之疾。

圖經曰：杜衡，舊不著所出州土，今江淮間皆有之。苗、葉都似細辛，惟香氣小異，而根亦麁，黃白色，葉似馬蹄，故名馬蹄香。三月三日採根，熟洗，暴乾。謹按，《山海經》云："天帝之山有草，狀如葵，其臭如蘪蕪，名曰杜衡，可以走馬，食之已瘦。"郭璞注云："帶之可以走馬，或曰馬得之而健走。"《爾雅》謂之杜，又名土鹵。然杜若亦名杜衡，或疑是杜若，據郭璞注云"似葵而香"，故知是此杜衡也。今人用作浴湯及衣香甚佳。

衍義曰：杜衡用根，似細辛，但根色白，葉如馬蹄之下。市者往往亂細辛，須如此別之。《爾雅》以謂"似葵而香"是也。將杜衡與細辛相對，便見真偽。況[1]細辛惟出華州者良。杜衡其

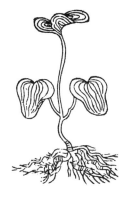

913

---

① 況：底本作"兄"，據文意改。

色黃白，拳局而脆，乾則作圓。

〔箋釋〕

《爾雅》云：“杜，土鹵。”郭璞注：“杜衡也，似葵而香。”此即馬兜鈴科植物杜衡 *Asarum forbesii*，與細辛同屬，形狀相似，葉多爲腎狀心形，似馬蹄，故名馬蹄香。

《山海經》説杜衡“可以走馬”，郭璞注：“帶之令人便馬，或曰馬得之而健走。”《荀子》云：“故天子大路越席，所以養體也；側載睪芷，所以養鼻也。”《爾雅翼》因此發揮説：“古者天子大輅，側載睪芷，所以養鼻。明車上亦有香草，此衡既便于馬，或當亦載之衡歟？”

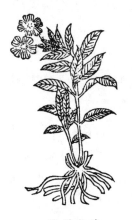
滁州白薇

白薇　味苦、鹹、平、大寒，無毒。主暴中風，身熱肢滿，忽忽不知人，狂惑邪氣，寒熱酸疼，溫瘧洗洗，發作有時，療①傷中淋露，下水氣，利陰氣，益精。一名白幕，一名薇草，一名春草，一名骨美。久服利人。生平原川谷。三月三日採根，陰乾。惡黃耆、大黃、大戟、乾薑、乾漆、山茱萸、大棗。

陶隱居云：近道處處有。根狀似牛膝而短小爾。方家用多療驚邪，風狂，疰病。臣禹錫等謹按，藥性論云：白薇，臣。能治

---

①　療：底本作白字《本草經》文，據本書體例改。

忽忽睡不知人,百邪鬼魅。

　　圖經曰：白薇生平原川谷,今陝西諸郡及滁、舒、潤、遼州亦有之。莖葉俱青,頗類柳葉。六七月開紅花,八月結實。根黃白色,類牛膝而短小。三月三日採根,陰乾用。今云八月採。

　　【**雷公云**：凡採得後,用糯米泔汁浸一宿,至明取出去鬚了,於槐砧上細剉,蒸,從巳至申,出用。

〔箋釋〕

　　白薇爲蘿藦科植物白薇 *Cynanchum atratum*,或同屬近緣植物。按,《爾雅·釋草》"葴,春草",郭璞注："一名芒草,本草云。"《本草圖經》莽草條引孫炎注也説："藥草,莽草也。"對應木部莽草條《名醫別錄》別名有葴與春草二名,此皆與《爾雅》注釋相合,所指代者爲一種有毒的木本植物,比較可能的是木蘭科窄葉茴香 *Illicium lanceolatum*。但《本草綱目》記白薇的別名爲葴,李時珍釋名項説："按《爾雅》:葴,春草也。微、葴音相近,則白微又葴音之轉也。《別録》以葴爲莽草之名,誤矣。"不知其何所依據。

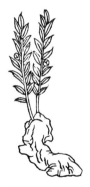

成德軍菝葜

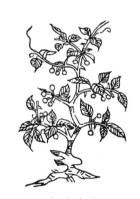

海州菝葜

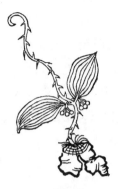

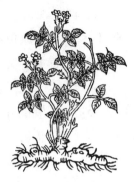

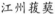
江州菝葜　　　　江寧府菝葜

菝蒲八切。葜棄八切。　味甘，平、溫，無毒。主腰背寒痛，風痹，益血氣，止小便利。生山野。二月、八月採根，暴乾。

陶隱居云：此有三種，大略根、苗並相類。菝葜莖紫，短小，多細刺，小減萆薢而色深，人用作飲。唐本注云：陶云三種相類，非也。萆薢有刺者，葉粗相類，根不相類。萆薢細長而白，菝葜根作塊結，黃赤色，殊非狗脊之流也。臣禹錫等謹按，日華子云：治時疾瘟瘴。葉治風腫，止痛，撲損，惡瘡。以鹽塗傅，佳。又名金剛根，又名王瓜草。

圖經曰：菝葜，舊不載所出州土，但云生山野，今近京及江浙州郡多有之。苗莖成蔓，長二三尺，有刺。其葉如冬青、烏藥葉，又似菱葉差大。秋生黃花，結黑子，櫻桃許大。其根作塊，赤黃色。二月、八月採根，暴乾用。江浙間人呼爲金剛根，浸赤汁以煑粉食，云噉之可以辟瘴。其葉以鹽搗，傅風腫惡瘡等，俗用有效。田舍貧家亦取以釀酒，以風毒脚弱，痹滿上氣，殊佳。

916

　　菝葜爲百合科植物菝葜 *Smilax china* 之類。宋人張耒
有《食菝葜苗》詩,基本根據本草内容發揮,詩云:“江鄉有
奇蔬,本草記菝葜。驅風利頑痺,解疫補體節。春深土膏
肥,紫笋迸玉裂。烹之芼薑橘,盡取無可輟。應同玉井蓮,
已過猫頭苗。異時中州去,買子攜根撥。免令食蔬人,區
區美薇蕨。”按,《救荒本草》記菝葜屬可食植物甚多,如牛
尾菜“採嫩葉煠熟,水浸淘净,油鹽調食”,即牛尾菜 *Smilax
riparia*;粘魚鬚“採嫩笋葉煠熟,油鹽調食”,即華東菝葜
Smilax sieboldii 或近似種;金剛刺“採葉煠熟,水浸淘净,油
鹽調食”,即菝葜 *Smilax china*;山梨兒“採果食之”,即菝葜
Smilax china 或近似種。以上又可以作爲張耒詩的注脚。

大青　味苦,大寒,無毒。主療
時氣頭痛,大熱口瘡。三四月採莖,
陰乾。

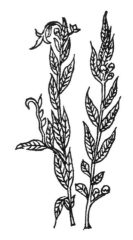

信州大青

陶隱居云:療傷寒方多用此,本經又
無。今出東境及近道。長尺許,紫莖。除
時行熱毒爲良。唐本注云:大青用葉兼
莖,不獨用莖也。臣禹錫等謹按,藥性論
云:大青,臣,味甘。能去大熱,治温疫,寒
熱。日華子云:治熱毒風,心煩悶渴疾,口
乾,小兒身熱疾,風癔,天行熱疾及金石藥
毒,兼塗罯腫毒。

圖經曰：大青，舊不載所出州土，今江東州郡及荆南，眉、蜀、濠、淄諸州皆有之。春生青紫莖似石竹，苗、葉、花紅紫色似馬蓼，亦似芫花，根黃。三月、四月採莖葉，陰乾用。古方治傷寒、黃汗、黃疸等有大青湯，又治傷寒頭身強，腰脊痛。葛根湯亦用大青。大抵時疾藥多用之。

〔箋釋〕

　　大青即後世常用之“大青葉”，《名醫別錄》僅用其莖，《新修本草》乃“用葉兼莖”。根據《本草綱目》的描述，大青“高二三尺，莖圓，葉長三四寸，面青背淡，對節而生，八月開小花，紅色成簇，結青實大如椒顆，九月色赤”，其原植物當是馬鞭草科大青 *Clerodendrum cyrtophyllum*。至於藍實條《名醫別錄》說“其莖葉可以染青”，而本條陶弘景則言大青“本經所無”，這是早期“藍”的來源未包括馬鞭草科大青的緣故。

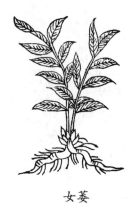

女萎

女萎 味辛，溫。主風寒洒洒，霍亂洩痢，腸鳴遊氣上下無常，驚癎寒熱百病，出汗。《李氏本草》云：止下，消食。

　　唐本注云：其葉似白歛，蔓生，花白，子細。荆、襄之間名爲女萎，亦名蔓楚。止痢有效。用苗不用根，與萎蕤全別。今太常謬以爲白頭翁者是也。唐本先附。

圖經：文具萎蕤條下。

【雷公云：凡採得，陰乾，去頭并白蘂，於槐砧上剉，拌豆淋酒蒸，從巳至未，出，晒令乾用。

〔箋釋〕

這條"女萎"是《新修本草》從《本草經集注》女萎萎蕤條分出，此幅女萎圖例也是根據卷六舒州萎蕤改造而來，恐不代表真實物種。

《法書要錄》卷十右軍書錄中有女萎（蓲）丸帖，其文曰："知足下哀感不佳，耿耿。吾下勢腹痛小差，須用女蓲丸，得應甚速也。"其中"女蓲丸"當據《墨池編》訂正爲"女萎丸"。按，《千金要方》卷十五治熱病時氣，下赤白痢遂成蠶方有女萎丸，用女萎、藜蘆、烏頭、桂心、黃連、雲實、代赭七物，治療大下痢，則"宿勿食，清旦以冷水服之，勿飲食，至日中過後乃飲食"；"亦可長服，虛羸，晝夜百行膿血，亦瘥"。吳其濬亦注意及此，《植物名實圖考》云："女萎見李當之《藥錄》。諸家誤以解委萎。《唐本草》以爲似白薇，主治痢泄。觀王羲之《女萎丸帖》云：腹痛小差，須用女萎丸，得應甚速。則必非今玉竹矣。"根據《新修本草》對女萎的描述來看，這種被誤用爲白頭翁的女萎，當是毛茛科植物女萎 *Clematis apiifolia*。

石香菜　味辛、香，温，無毒。主調中温胃，止霍亂吐瀉，心腹脹滿，臍腹痛，腸鳴。一名石蘇。生蜀郡陵、

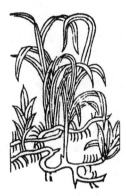

石香菜

榮、資、簡州及南中諸處,在山巖石縫中生。二月、八月採。苗、莖、花、實俱用。今附。

衍義曰:石香菜,處處有之,不必山巖石縫中,但山中臨水附崖處或有之。九月、十月尚有花。

〔箋釋〕

本書卷二十八香薷條引《四聲本草》云:“今新定、新安有石上者,彼人名石香菜,細而辛,更絕佳。”即是此。《玉篇》云:“菜,香菜菜,蘇類也。”

二十二種陳藏器餘

兜納香　味甘,溫,無毒。去惡氣,溫中,除暴冷。《廣志》云:生剽國。《魏略》曰:大秦國出兜納香。

【海藥:謹按,《廣志》云:生西海諸山。味辛,平,無毒。主惡瘡腫瘻,止痛生肌,並入膏用。燒之能辟遠近惡氣。帶之夜行,壯膽安神。與茆香、柳枝合爲湯浴小兒,則易長。

風延母　味苦,寒,無毒。小兒發熱發强,驚癇寒熱,熱淋,解煩,利小便,明目。主虵、犬毒,惡瘡,癰腫,黃疸。並煑服之。細葉蔓生,繚繞草木。《南都賦》云“風衍蔓延於衡皋”是也。

【海藥】：謹按，徐表《南州記》：生南海山野中。主三消五淋，下痰，小兒赤白毒痢，蚘毒瘴溪等毒，一切瘡腫。並宜煎服，袛出南中，諸無所出也。

〔箋釋〕

　　　　今本張衡《南都賦》中無"風衍蔓延於衡皋"，當屬佚文。

耕香　味辛，温，無毒。主臭鬼氣，調中。生烏滸國。《南方草木狀》曰：耕香，莖生細葉。

大瓠藤水　味甘，寒，無毒。主煩熱，止渴，潤五藏，利小便。藤如瓠，斷之水出。生安南。《太康地記》曰：朱崖、儋耳無水處，種用此藤，取汁用之。

【海藥云】：謹按，《太原記》云：生安南、朱崖上，彼無水，惟大瓠中有天生水。味甘冷，香美。主解大熱，止煩渴，潤五藏，利水道。彼人造飲饌皆瓠也。

〔箋釋〕

　　　　《海藥本草》引《太原記》云云，應該是從《本草拾遺》轉引，"太原記"恐是"太康記"之訛。

921

筋子根　味苦，温，無毒。主心腹痛，不問冷熱遠近，惡鬼氣注刺痛，霍亂，蠱毒，暴下血，腹冷不調，酒飲磨服。生四明山。苗高尺餘，葉圓厚光潤，冬不凋，根大如指,亦名根子。

土芋　味甘,寒,小毒。解諸藥毒。生研水服,當吐出惡物盡便止。煑食之,甘美不飢,厚人腸胃,去熱嗽。蔓如豆,根圓如卵。鵗鳩食後彌吐,人不可食。

優殿　味辛,温。去惡氣,温中消食。生安南,人種爲茹。《南方草木狀》曰:合浦有優殿,人種之,以豆醬汁食,芳香好味。

〔箋釋〕

　　《太平御覽》卷九百八十引《南方草木狀》云:"合浦有菜名優殿,以豆醬汁茹食,芳好。可食胡餅。"

土落草　味甘,温,無毒。主腹冷疼氣,痃癖。作煎酒,亦擣絞汁,温服。葉細長,生嶺南山谷,土人服之。

犿猪孝切。菜　味辛,温,無毒。主冷氣,腹内久寒,食飲不消,令人能食。《字林》曰:犿,辛菜,南人食之,去冷氣。

必似勒　味辛,温,無毒。主冷氣,胃閉不消食,心腹脹滿。生崑崙,似馬藺子。

胡面莽　味甘,温。去痃癖及冷氣,止腹痛。煮之。生嶺南。葉如地黄。

海蘊　味鹹,寒,無毒。主瘿瘤結氣在喉間,下水。生大海中,細葉如馬尾,似海藻而短也。

百丈青　味苦,寒、平,無毒。主解諸毒物,天行瘴瘧疫毒。並煮服,亦生搗絞汁。生江南林澤,藤蔓緊硬,葉如署預,對生。根服令人下痢。

斫合子　無毒。主金瘡,生膚,止血。搗碎傅瘡上。葉主目熱赤,挼碎滴目中。云昔漢高帝戰時,用此傅軍士金瘡,故云斫合子。籬落間藤蔓生,至秋霜,子如柳絮。一名薰桑,一名鷄腸。

獨自草　有大毒。煎傅箭鏃,人中之立死。生西南夷中,獨莖生。《續漢書》曰:出西夜國,人中之輒死。今西南夷獠中,猶用此藥傅箭鏃。解之法,在《拾遺》石部鹽藥條中。

〔箋釋〕

《太平御覽》卷九百九十四引《續漢書·五行志》云:"西夜國生獨白草,煎以爲藥,傅箭,所射輒死。"檢《後漢書》卷八十八《西域傳》云："（西夜國）地生白草，有毒，國人煎以爲藥，傅箭鏃，所中即死。"《本草綱目》因此將本條修訂爲"獨白草"，合併入烏頭條，以獨白草作爲烏頭的別名。釋名項李時珍説："陳藏器所引《續漢·五行志》言西國生獨白草，煎爲藥，敷箭，射人即死者，皆此烏頭，非川烏頭也。"所謂"非川烏頭"，意即獨白草是草烏頭之類，與川烏不同。

金釵股　味辛，平，小毒。解諸藥毒，人中毒者，煮汁服之。亦生研，更烈，必大吐下。如無毒，亦吐，去熱痰瘧瘴，天行蠱毒，喉閉。生嶺南山谷。根如細辛，三四十莖，一名三十根釵子股，嶺南人用之。

博落迴　有大毒。主惡瘡瘻根，瘤贅，瘜肉，白癜風，蠱毒，精魅溪毒。已上瘡瘻者，和百丈青、雞桑灰等爲末，傅瘻瘡；蠱毒、精魅，當有別法。生江南山谷。莖葉如草麻，莖中空，吹作聲如博落迴，折之有黃汁，藥人立死，不可入口也。

〔箋釋〕

　　博落迴爲罌粟科植物 *Macleaya cordata*。《酉陽雜俎》云："博落迴有大毒，生江淮山谷中。莖葉如麻，莖中空，吹作聲，如勃邏迴，因名之。"（據《太平廣記》引文）許逸民《酉陽雜俎校箋》認爲，博落迴或勃邏迴，疑即阿鞞迴或阿濫堆,引《碧雞漫志》云:"阿濫堆,《中朝故事》云:驪山多飛禽,名阿濫堆。明皇御玉笛采其聲,翻爲曲子名,左右皆傳唱之,播於遠近,人競以笛效吹。故張祐詩云:紅樹蕭蕭閣半開,玉皇曾幸此宮來。至今風俗驪山下,村笛猶吹阿濫堆。賀方回《朝天子》曲云:待月上,潮平波灔灔,塞管孤吹新阿濫。即謂阿濫堆。江湖間尚有此聲,予未之聞也。嘗以問老樂工,云屬夾鐘商。"

毛建草及子 味辛,溫,有毒。主惡瘡、癰腫疼痛未潰,煎擣葉傅之,不得入瘡,令人肉爛。主瘧,令病者取一握,微碎,縛臂上,男左女右,勿令近肉,便即成瘡。子和薑擣破,破冷氣。田野間呼爲猴蒜。生江東澤畔,葉如芥而大,上有毛,花黄,子如蒺藜。又有建,有毒。生水旁,葉似胡芹,未聞餘功,大相似。

數低 味甘,溫,無毒。主冷風冷氣,下宿食不消,脹滿。生西蕃,北土亦無有,似茴香,胡人作羹食之。

仰盆 味辛,溫,有小毒。主蠱、飛尸,喉閉,水磨服少許,亦磨傅皮膚惡腫。生東陽山谷。苗似承露仙,根圓如仰盆,子大如鷄卵。

離鬲草 味辛,寒,有小毒。主瘰癧丹毒,小兒無辜

寒熱,大腹痞滿,痰飮膈上熱。生研絞汁服一合,當吐出
胸膈間宿物。生人家階庭濕處,高三二寸,苗葉似羃羅。
去瘧爲上。江東有之,北土無。

　　盧藥　味鹹,温,無毒。主折傷内損血瘀,生膚止
痛,主産後血病,治五藏,除邪氣,補虚損,乳及水煮服
之,亦擣碎傅傷折處。生胡國,似乾茅,黄赤色。